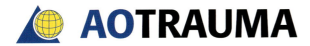

Jesse B Jupiter | Fiesky Nuñez | Renato Fricker
Manual of Fracture Management
Hand

AO法 骨折治療 Hand

監訳
田中　正 君津中央病院企業団・企業長

訳者代表
金谷文則 琉球大学大学院整形外科学・教授
澤口　毅 富山市民病院・副院長

訳者
峰原宏昌 北里大学医学部・講師
救命救急災害医療センター整形外科
宮本俊之 長崎大学病院外傷センター・准教授

翻訳協力
重本顕史 富山市民病院高齢者骨折センター・センター長

医学書院

注意

本書の情報の正確性を保持するために細心の注意が払われました．しかしながら本書に関する誤りや結果に関して出版元および配給元，編集者・執筆者，訳者は一切の責任を負いません．本書に記載された内容は著者個人の見解・解釈であり，出版元および配給元，AO Group のものではありません．

本書に記載されているインプラント，手術手技および治療法は危険を伴うものであり，基準を満たす施設でトレーニングを受けた医師のみが行うべきです．術者が専門家の目で見て正当でないと判断した場合は，試みに手術を行うことは避けるべきです．本書に記載されているインプラント，手術手技および治療法を行う場合は各自の自己責任において行うべきです．医療科学の進歩は急速であるために，個々の症例の治療前段階において診断，治療，薬，投与量および手術手技の正しい理解と確認を AO は薦めます．

すべての広告材料は倫理，医学基準に従っていると思われますが製品に対する申し立て，品質に関する一切の責任を負いません．

謹告

本書は AO Foundation(スイス)が制作したものであり，本書の著作権は AO Foundation が保有し，本書の内容はすべて著作権により保護されています．

出版社の承諾なしに著作権法の範囲外や使用上の規約を超えて宣伝や商品化することは違法であり，告訴されることがあります．これは商標の複製，複写，電子情報処理，インターネットおよびイントラネット上での情報公開に関しても適用されます．

本書にある商品名，器材，治療，ロゴ，デザインなどは特記していなくても，特許権や商標権，または知的財産権保護法により保護されているものもあります(AO，ASIF，AO/ASIF，TRIANGLE/GLOBE Logo などは登録商標です)．よって，特許として明示していない名称や器材が公有財産であると解釈すべきではありません．

使用規約：原著保有者は教育や研究目的のみに使用が許可されます．画像や図のみは教育や研究目的のみに使用が許可されます．画像や図は決して変更してはならず，"Copyright by AO Foundation, Switzerland" と明記しなくてはなりません．

上記の注意や謹告は www.aofoundation.org/legal でご確認ください．

Authorized translation of the original English language edition
"Manual of Fracture Management — Hand",
1st edition, by Jesse B Jupiter/Fiesky Nuñez/Renato Fricker
Copyright © of the original English language edition 2016
by AO Foundation, Davos Platz, Switzerland.
© First Japanese edition 2018 by Igaku-Shoin Ltd.,Tokyo

Printed and bound in Japan

AO 法骨折治療 Hand

発　行	2018 年 4 月 15 日　第 1 版第 1 刷
監　訳	田中　正 たなか　ただし
発行者	株式会社　医学書院 代表取締役　金原　俊 〒113-8719　東京都文京区本郷 1-28-23 電話　03-3817-5600(社内案内)
印刷・製本	アイワード

本書の複製権・翻訳権・上映権・譲渡権・貸与権・公衆送信権(送信可能化権を含む)は株式会社医学書院が保有します．

ISBN978-4-260-03241-4

本書を無断で複製する行為(複写，スキャン，デジタルデータ化など)は，「私的使用のための複製」など著作権法上の限られた例外を除き禁じられています．大学，病院，診療所，企業などにおいて，業務上使用する目的(診療，研究活動を含む)で上記の行為を行うことは，その使用範囲が内部的であっても，私的使用には該当せず，違法です．また私的使用に該当する場合であっても，代行業者等の第三者に依頼して上記の行為を行うことは違法となります．

JCOPY〈出版者著作権管理機構　委託出版物〉
本書の無断複製は著作権法上での例外を除き禁じられています．複製される場合は，そのつど事前に，出版者著作権管理機構(電話 03-3513-6969，FAX 03-3513-6979，info@jcopy.or.jp)の許諾を得てください．

日本語版の序

このたび"Manual of Fracture Management—Hand"の日本語版『AO法骨折治療 Hand』が出版される運びとなりました．初版のマニュアルは2005年に出版され，以後10年以上が経過しましたが，手の外科領域ではこの間さまざまな進歩があり，それらを踏まえた待望の改訂版となりました．また，初版では"Hand and Wrist"であったものが，今回"Hand"と"Wrist"の2つに分冊化され，この「Hand版」では新たな手術アプローチやロッキングプレートなどの新しいテクノロジーを含めた最新の知見がふんだんに盛り込まれております．

本書は「第1部 手術進入法」と「第2部 症例」の2つの部に大きく分かれ，前版と同様に症例をとおして学ぶという形式をとっています．すなわち，さまざまな部位のさまざまなタイプの骨折について，症例提示から始まり，術前計画，手術進入法，整復・固定手技，代替法，後療法などを述べ，要所要所で治療上のコツ(Pearl)とピットフォール(Pitfall)に言及して合併症やその回避法について説明するなど，1つの骨折について総括的な知識を得ることができます．

さらに，本書はX線や臨床写真などの画像とAO Surgery Referenceなどで使われているシェーマ(図)を組み合わせて解説することにより非常に読みやすくなっています．また，手術進入法や実際の固定手技などを動画で見ることができるなど，マニュアル全体をとおして読者が非常に理解しやすい視覚に訴える手法をとっていることが，本書の最大の特徴となっています．

手の骨折は日常よく遭遇する外傷であり，手外科専門医が治療する施設が多くなってきてはいるものの，現実にはまだまだ研修医や一般整形外科医，救急医が初療することも多いと思われます．本書はそのような先生方にとっても非常にわかりやすく，AOの治療原則に則った骨折治療のGold standardを学ぶのに最適な教科書であると確信しております．ぜひ，本書を座右の書として日常診療にお役立ていただきたいと願っております．

2018年3月

監訳者
田中　正

推薦の序

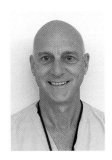

Terry S Axelrod, MD, MSc, FRCSC
Professor, Department of Surgery
Division of Orthopaedics
University of Toronto
Toronto, Canada

　Jesse Jupiter，Fiesky Nuñez，Renato Fricker らはそれぞれが手の骨折治療について数十年に及ぶ経験を有している．このようなユニークでインタラクティブ，そしてすばらしい図解付きの専門書『AO法骨折治療 Hand』を完成させるのに適した整形外科医は，実にこの3人をおいてほかにいないであろう．

　本書は単純な骨折から複雑なものまでのすべての手の骨折を取り上げている．ここには外傷後の合併症や必要とされる再建手術などの項が含まれる．本書は前版を改訂し，ユニークな手術アプローチを加え，角度安定性のあるデバイスを含む新しいインプラントや科学技術を提供している．本書は論理的で創造力に富み，わかりやすい編成となっている．まず手術進入法の詳細から始まり，手術戦略を説明した動画にリンクしている．次いで症例の部へとつながり，手のさまざまな外傷を提示している．加えて，症例は詳細なX線や臨床写真，フォローアップでの結果を含めわかりやすく解説されている．著者らは読者の最大の利益となるように，視覚に訴えるようなすばらしい画像と電子的なテクノロジーを活用したマニュアル作成に時間を費やしたのである．

　編集者である Jesse，Fiesky，そして Renato は，3つの異なる大陸で患者ケアを提供しているが，彼らの手の外傷に関連した経験は非常に似ている．何年もの間，彼らとともに働き，教えられた恩恵から，私は，彼らの患者ケアに対する献身と骨折治療の科学の熟達，そして，彼らがとても教育熱心であることを保証できる．本書には彼らの多大な献身が反映されている．

　私はこのマニュアルの改訂版が前版よりさらに多くの人に愛読され，世界中の手の外科医，外傷整形外科医の重要な参考書籍となることを確信している．

Terry Axelrod

序

　初版発行から10年を経る間に，われわれは手と手関節の両方において，骨・関節内骨折の手術治療の進歩の数々を目にしてきた．そして，共編者であるFiesky NuñezとRenato Frickerとともに，これらの大きな進歩に重点を置いて改訂版を世に出す時期であることに気づいた．しかし，それに値する新しい出版物を作成するにあたり，これまでのマニュアルを手の外科の革新と技術に特化した1冊と手関節のみに特化したもう1冊に分冊化することにした．

　これにより，このAO publicationの改訂版『AO法骨折治療 Hand』では，読者は手の外傷患者に影響を及ぼす一般的な手技と複雑な手技の両方について，広くより詳細なレビューを読むことになるだろう．本書には，特に近位指節間関節に特化したユニークな手術進入法，角度安定性のあるロープロファイルの新しいインプラントデザインや技術，そして膨大な数の，新しく，以前より良好な症例写真が掲載されている．

　本書は2つの大きなパートからなる．「第1部　手術進入法」では，手のあらゆる箇所におけるさまざまなタイプの外傷を有効に治療するために，推奨される進入法と展開について説明している．「第2部　症例」では，変形癒合や偽関節，切断例まで含んだ多くの難治性骨折とともに実際の症例の治療を数多くのテクニックと骨折型を紹介しながら明示している．さらに，症例説明と推奨される手段については，AO Foundation独自のオンライン教育サイトAO Surgery Referenceから多くの図が使用されている．これによって大変喜ばしいことに，これらの画像や図，さらには進入法，手技実演の動画によるサポートが可能となっている．読者は，それぞれの症例の実際の臨床画像と，図示された推奨手技を直接比較することができる，という非常に印象深い経験をしっかりと体験できる．

　最後に，このマニュアルは手のすべてのおこりうる骨折のための包括的なテキストとして扱うものではないということ，また編集者は骨格や関節の外傷において外科手術を必要としない多くの症例があることを理解していると明言しておきたい．マニュアルには1つだけ，あるいは別のやり方，骨折と再建例の2つのオプションが紹介されている．読者のなかには，提示された手技とは別の，独自のテクニック，変法や代替法を行っている人もいるであろうことは理解している．経験豊かな先生方からのフィードバックはいつでも歓迎する．われわれはこの出版の作成過程においてお力添えをいただいた多くの整形外科医，教育者，イラストレーター，そして編集スタッフに心から感謝し，自信をもって本書をあなた方と分かち合いたいと思う．

Jesse B Jupiter, MD
Fiesky Nuñez, MD
Renato Fricker, MD

謝辞

　貢献してくださった数多くの皆さまの献身と助力なしに『AO法骨折治療 Hand』は執筆，出版に至ることができなかった．多くの教育委員会とワーキンググループの合間を縫って時間をつくってくれた勤勉な AO surgeon たち，症例の説明文や図を無報酬で提供してくださった外科医の先生方，われわれ自身の医療施設のスタッフの方々，そして AOTrauma と AO Education Institute のチームの方々，われわれの価値ある出版物を作成することに協力していただいたそれぞれの，そしてすべての方々に感謝申し上げる．

　多くの方々への御礼を申し上げると同時に，特に以下の皆さまの名前をあげさせてもらいたい．

- AO Education Commission のメンバーの皆さまには，本書の作成に賛同していただき，教育の機会を認め，資料をご提供いただいた．
- AO Education Institute の Urs Rüetschi と Robin Greene からは，ご助言と専門的技術を提供していただいた．またこの出版を準備するために非常に多くの財源とスタッフを最大限に提供していただいた．
- 画像や症例のサポートを惜しみなく提供してくださった世界中の多くの外傷外科医の先生方，特に Doug Campbell, Lam Chuan Teoh, Ladislav Nagy, そしてこの改訂に特にかかわってはいないが，未来の世代の外科医を教育しトレーニングすることに関して同じ志を共有する人たち全体に御礼を述べたい．
- トロント大学外科教授である Terry Axelrod には思いやりのある推薦の序を書いていただいた．
- 出版マネージャーである Carl Lau，このプロジェクトのプロジェクトマネージャーである Michael Gleeson，本書の2,000を超えるイラストを考案し，調整，作画を手助けしてくれた信じられないくらい勤勉なチームの Jecca Reichmuth, Tamara Aepli, そして Roger Kistler．
- ハンドモジュールの編集作業に携わってくれた Lars Veum, そして元 AO Surgery Reference マネージャーの Tobias Hoevekamp, Mike Redies, Chris Colton, Matej Kastelec, そしてこの規格外のオンラインソースを開発し拡大した，多くの疲れ知らずな執筆者と編集者を含む AO Surgery Reference のチームの皆さま．
- Nougat design から Tom Wirth, Rolf Joray．われわれの出版パートナーである Thieme から Fiona Henderson．
- そして最後に，この（そして他の多くの）プロジェクトにかかわっている間，尽きることのないサポートと励ましで支え続けてくれた，われわれ自身のパートナーと家族に感謝を述べたい．

Jesse B Jupiter, MD
Fiesky Nuñez, MD
Renato Fricker, MD

編集・執筆者一覧

編集者

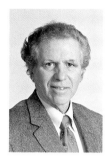

Jesse B Jupiter, MD
Hansjorg Wyss/AO Professor of
Orthopaedic Surgery
Harvard Medical School
Massachusetts General Hospital
Yawkey Center, Suite 2100
55 Fruit Street
Boston MA 02114
USA

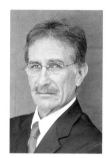

Fiesky Nuñez, MD
Chief of Hand Surgery
DETRAU
Centro Medico Guerra Mendez
Torre D, Mezzanina 001-A
Calle Rondon
Valencia 2001
Venezuela

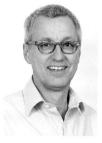

Renato Fricker, MD
Consultant (Hand and Peripheral Nerve Surgery)
Hirslanden Clinic Birshof
Reinacherstrasse 28
CH-4142 Münchenstein
Switzerland

著者

Doug Campbell, ChM, FRCS Ed, FRCS(Orth), FFSEM(UK)
Consultant Hand and Wrist Surgeon
Leeds General Infirmary
Great George St
Leeds LS1 3EX
United Kingdom

Renato Fricker, MD
Consultant (Hand and Peripheral Nerve Surgery)
Hirslanden Clinic Birshof
Reinacherstrasse 28
CH-4142 Münchenstein
Switzerland

Jesse B Jupiter, MD
Hansjorg Wyss/AO Professor of
Orthopaedic Surgery
Harvard Medical School
Massachusetts General Hospital
Yawkey Center, Suite 2100
55 Fruit Street
Boston MA 02114
USA

Fiesky Nuñez, MD
Chief of Hand Surgery
DETRAU
Centro Medico Guerra Mendez
Torre D, Mezzanina 001-A
Calle Rondon
Valencia 2001
Venezuela

略語一覧

APL	abductor pollicis longus	長母指外転筋
CM	carpometacarpal	手根中手（関節）
DCP	dynamic compression plate	
DIP	distal interphalangeal	遠位指節間（関節）
EDC	extensor digitorum communis	総指伸筋
EDM	extensor digitorum minimi	小指伸筋
EPB	extensor pollicis brevis	短母指伸筋
EPL	extensor pollicis longus	長母指伸筋
ExFix	external fixator	創外固定
FDP	flexor digitorum profundus	深指屈筋
FDS	flexor digitorum superficialis	浅指屈筋
IP	interphalangeal	指節間（関節）
LCP	locking compression plate	ロッキングコンプレッションプレート
MP	metacarpophalangeal	中手指節（関節）
ORIF	open reduction and internal fixation	観血的整復内固定
PIP	proximal interphalangeal	近位指節間（関節）
TRL	transverse retinacular ligament	横支靱帯
UCL	ulnar collateral ligament	尺側側副靱帯

目次

日本語版の序	III
推薦の序	V
序	VI
謝辞	VII
編集・執筆者一覧	VIII
略語一覧	IX

第1部
手術進入法

1　進入法　　3

1.1	MP 関節に対する背側進入法	5
1.2	基節に対する軸正中進入法	9
1.3	基節に対する背側進入法	13
1.4	PIP 関節に対する掌側進入法	19
1.5	PIP 関節への軸正中進入法	27
1.6	PIP 関節に対する背側進入法	33
1.7	中節への軸正中進入法	41
1.8	中節に対する背側進入法	47
1.9	DIP 関節に対する掌側進入法	53
1.10	DIP 関節に対する背側進入法	57
1.11	母指 MP 関節に対する背側進入法	63
1.12	母指 MP 関節に対する背尺側進入法	67
1.13	母指 IP 関節に対する背側進入法	73
1.14	母指基部に対する橈掌側進入法	77
1.15	中手骨に対する背側進入法	83
1.16	母指中手骨に対する背側進入法	87
1.17	第 2 中手骨に対する背橈側進入法	91
1.18	第 5 中手骨に対する背側進入法	95
1.19	第 5 中手骨基部に対する背尺側進入法	99

第 2 部
症 例

2 基節 105

2.1 基節，基部関節内骨折—
LCP T-プレートと骨移植による治療 **107**

2.2 基節，基部関節内骨折—
ミニコンディラープレートと骨移植による治療 **119**

2.3 基節，基部剪断骨折—
ラグスクリューによる治療 **129**

2.4 基節，基部関節内開放骨折—
ラグスクリューによる治療 **137**

2.5 基節，基部裂離骨折—
引き寄せ締結法による治療 **143**

2.6 基節，基部裂離骨折—
ラグスクリューによる治療 **151**

2.7 基節，骨端部斜骨折—
ミニコンディラープレートによる治療 **159**

2.8 基節，骨端部横骨折—
ロッキング T-プレートによる治療 **171**

2.9 基節，骨端部不安定型骨折—
K-ワイヤによる経皮的治療 **179**

2.10 基節，骨端部多発骨折—
ミニコンディラープレートによる治療 **185**

2.11 基節，骨幹横骨折—
ミニコンディラープレートによる治療 **193**

2.12 基節，骨幹螺旋骨折—
ラグスクリューによる治療 **203**

2.13 基節，骨幹開放性多骨片骨折—
架橋プレートによる治療 **215**

2.14 基節，遠位骨端部頚部横骨折—
ミニコンディラープレートによる治療 **229**

2.15 基節単顆骨折—ラグスクリューによる治療 **239**

2.16 基節両顆骨折—ラグスクリューによる治療 **251**

2.17 基節両顆骨折の変形癒合—
骨切り術とラグスクリューによる治療 **257**

3 近位指節間（PIP）関節 263

3.1 PIP 関節脱臼骨折—
ラグスクリューもしくは創外固定による治療 **265**

3.2 PIP 関節脱臼骨折—
掌側ラグスクリューを用いた治療 **277**

3.3 PIP 関節脱臼骨折—
スクリューで治療した中央嵌入骨折 **291**

3.4 PIP 関節脱臼骨折—
半有鉤骨関節形成術による再建 **299**

3.5 PIP 関節脱臼骨折—
変形癒合に対する骨切り術とラグスクリュー **313**

4 中節と末節 323

4.1 中節骨欠損を伴った開放骨折—
架橋プレートならびに骨移植による治療 **325**

4.2 中節単顆骨折—ラグスクリューによる治療 **329**

4.3 末節マレット骨折—石黒法による治療 **337**

4.4 末節マレット指—ラグスクリューによる治療 **347**

5　母指　359

5.1	母指基節長斜骨折―ラグスクリューによる治療	361
5.2	母指基節ピロン骨折― LCP T-プレートによる治療	373
5.3	母指中手骨基部関節外骨折― LCP コンディラープレートによる治療	381
5.4	母指中手骨基部 Bennett 骨折―非観血的整復 ならびに経皮 K-ワイヤ固定による治療	389
5.5	母指中手骨基部 Bennett 骨折― ラグスクリューによる治療	397
5.6	母指中手骨基部 3 パート関節内 Rolando 骨折― LCP T-プレートを用いた治療	409
5.7	母指中手骨基部多骨片関節内骨折― 創外固定器による治療	417
5.8	母指中手骨変形癒合― 骨切り術ならびに LCP による治療	423
5.9	骨欠損を伴った母指基節複雑骨折― 複数の固定法による治療	433
5.10	母指基節萎縮性偽関節― ミニコンディラープレートを用いた治療	437

6　中手骨　441

6.1	中手骨横骨折― LCP による治療	443
6.2	中手骨長斜骨折― 骨片間ラグスクリューによる治療	449
6.3	中手骨短斜骨折― ラグスクリューと中和プレートによる治療	461
6.4	中手骨，骨幹部多骨片骨折― 架橋プレートによる治療	473
6.5	中手骨骨頭下骨折― K-ワイヤによる治療	481
6.6	中手骨，骨頭関節内骨折― スクリューによる治療	489
6.7	中手骨，基部関節内骨折― T-プレートによる治療	497
6.8	中手骨，頚部変形癒合―骨切り術，テンション バンド縫合および K-ワイヤ髄内釘による治療	509
6.9	中手骨，骨幹部偽関節― LCP および骨移植による治療	517
6.10	中手骨，基部遷延骨癒合―ラグスクリュー， 中和プレートおよび骨移植による治療	525

7	**複雑な損傷**	**535**
7.1	基節骨折の回旋変形― 骨切り術およびT-プレートによる治療	537
7.2	中手骨レベルでの切断再接着― T-プレート，K-ワイヤによる固定	545

付録

参考文献	553
索引	555

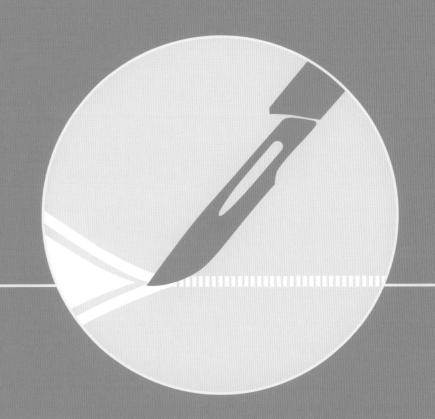

第1部
手術進入法

1 進入法

1.1 MP関節に対する背側進入法

1 手術進入法

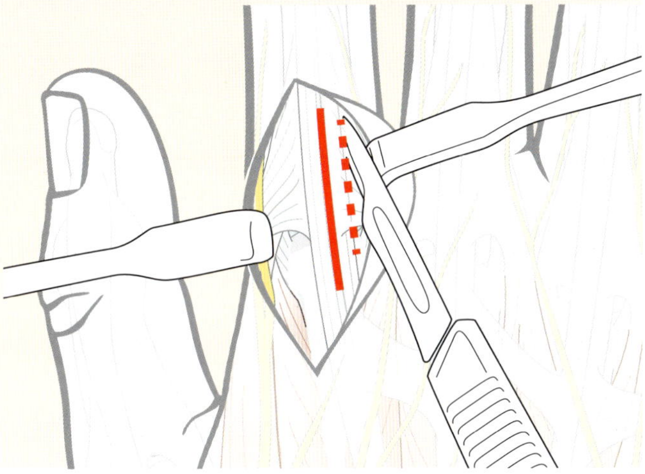

図 1.1-1 中手指節（MP）関節を含んだ外傷は背側進入法で治療できる．

2 適応

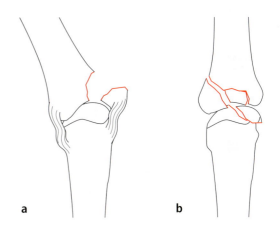

図 1.1-2a-b MP関節に対する背側進入法はMP側副靱帯損傷（a）（裂離骨折あるいは靱帯断裂），中手骨骨頭関節内骨折あるいは基節基部の関節内か関節外骨折（b）に適応がある．

3　外科解剖

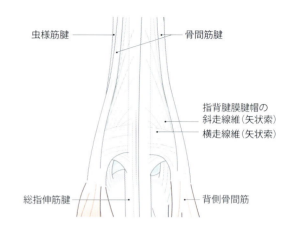

図 1.1-3　総指伸筋腱と指背腱膜腱帽は MP 関節を背側より覆う．骨間筋腱と虫様筋腱は伸筋帽を経て伸筋腱に停止する．

示指 MP 関節の近位には，示指伸筋腱が総指伸筋腱の尺側にあり，小指では，小指伸筋腱が総指伸筋腱の尺側に位置する．

4　皮切

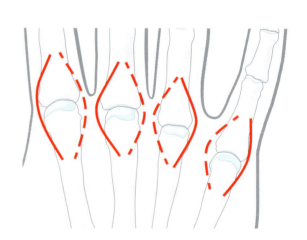

図 1.1-4　MP 関節上にゆるい曲線状の縦切開を置く．骨折型により，皮切は MP 関節の背橈側か背尺側上に置く．一般的に第 2 MP 関節上には橈側に弧を描く皮切が，第 5 MP 関節上には背尺側に弧を描く皮切が好まれる．

皮切の延長

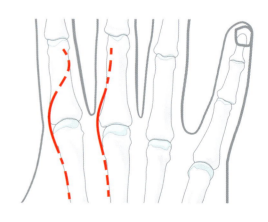

図 1.1-5　必要があれば，皮切は曲線か縦線状に近位あるいは遠位に延長できる．

4　皮切（つづき）

伸筋腱膜の露出

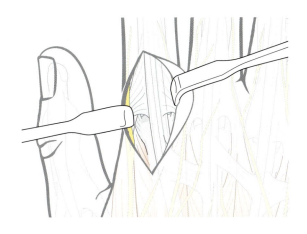

図 1.1-6　皮弁は伸筋腱膜より挙上し，周囲の疎性結合組織である神経の感覚枝や縦走静脈の損傷を避ける．

関節包の露出

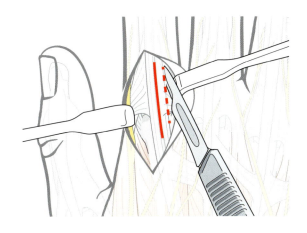

図 1.1-7　指伸筋腱は縦割可能である．示指・小指では，皮切は2つの伸筋腱間に置く．別の方法として，伸筋帽を指伸筋腱に平行に切開できるが，その後の修復のために縫い代を残しておく．骨折型によるが，腱帽切開は背尺側か背橈側である．修復ができないようであれば，一般的に，尺側への伸筋腱の脱臼を予防するために背尺側の切開が望ましい．

4 皮切（つづき）

関節包切開

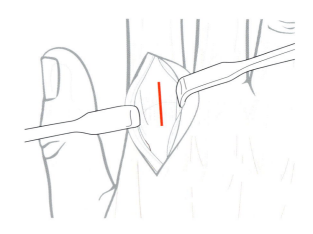

図 1.1-8 MP 関節を展開するためには関節包を縦切する．

5 閉創

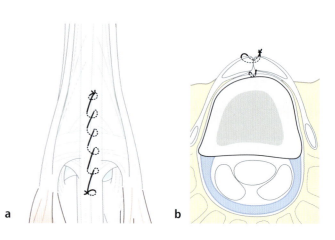

図 1.1-9a-b 関節包は細い縫合糸で修復する．伸筋腱は連続縫合で修復でき，縫合糸は緩徐に吸収される吸収糸か非吸収糸を用いる．

動画

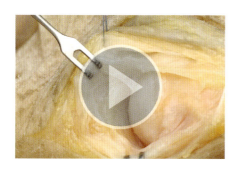

動画 1.1-1 指の MP 関節への背側進入法．

1.2　基節に対する軸正中進入法

1　手術進入法

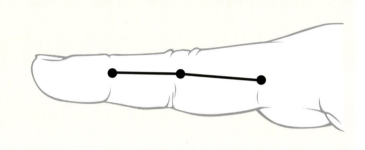

図 1.2-1　基節を含む外傷は軸正中(正側方)進入法を用いることで治療できる．

〔訳注：軸正中進入法(midaxial approach)は正側方進入法(mid-lateral approach)と同義〕

2　適応

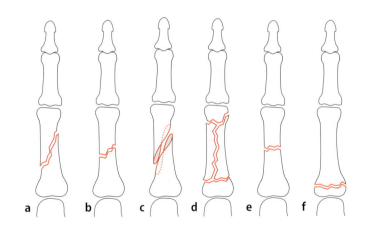

図 1.2-2a-f　軸正中進入法は，骨幹部の斜骨折(a-b)，螺旋骨折(c)，多骨片骨折(d)，横骨折(e)，骨幹端の同様の骨折(f)に適応がある．近位骨幹端骨折にも用いてよいであろう．

母指基節への軸正中進入法も可能である．

3　外科解剖

神経の同定

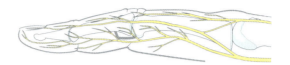

図 1.2-3　橈骨，尺骨，正中神経の背側枝を同定・保護する．

4　皮切の計画

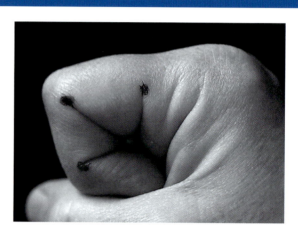

図 1.2-4　皮切線を計画する際，写真のように指を完全に屈曲させ，指節間皮線の背側端に点で印をつける．

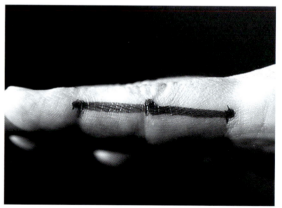

図 1.2-5　指を伸展させ，点を線でつなげる．書かれた線は皮切として安全である．指動脈や指神経はこの線の掌側にある．

5　皮切

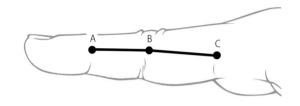

図 1.2-6　近位側の骨折では，B から C に皮切を置く．さらなる展開は A のほうに切開を拡大する．

側索の斜走線維の牽引

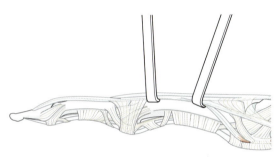

図 1.2-7　2 本のレトラクターを用いて，側索の斜走線維を牽引する．

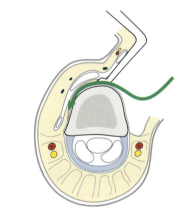

図 1.2-8　瘢痕形成，腱の癒着や骨片の血流障害を避けるため，骨折線に隣接した骨膜のみを剥離する程度にとどめ，温存に努める．

代替法：側索の斜走線維の切除

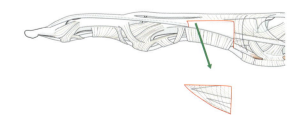

図 1.2-9　最近位の骨折を確認するため，側索の斜走線維を片側のみ切除することが時折必要となる．この切除により，プレートとのインピンジメントや内在筋の癒着を防ぐことにもなる．

5　皮切（つづき）

掌側への到達法

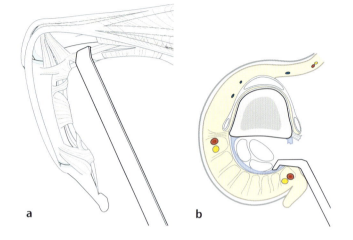

図 1.2-10a–b　屈筋腱鞘への進入を避ける．しかし，腱断裂時には腱の修復を行うため，軸正中進入法が使用できる．

動画

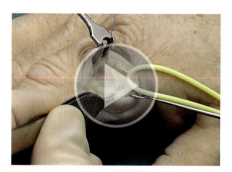

動画 1.2-1　基節への軸正中進入法．

1.3　基節に対する背側進入法

1　手術進入法

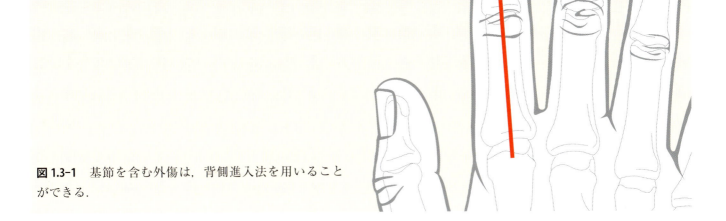

図 1.3-1　基節を含む外傷は，背側進入法を用いることができる．

2　適応

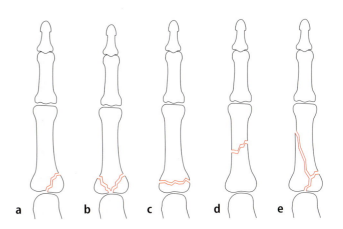

図 1.3-2a–e　背側進入法は，基節の関節内骨折（**a–b**），骨幹端骨折（**c**），骨幹部骨折（**d**），あるいは骨幹端や骨幹部に骨折が及ぶすべての基部関節内骨折（**e**）に適応がある．

母指基節への背側進入法も可能である．

3 外科解剖

神経の同定

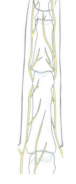
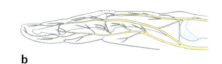

図 1.3-3a-b 薄い皮下組織は鈍的に剥離し，橈骨，尺骨，正中神経の背側感覚枝を同定・保護するよう注意する．

静脈の同定

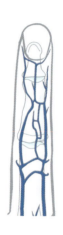

図 1.3-4 指の背側の静脈系は，縦走・横走する枝を有する．縦走する枝は温存するよう気をつける．横走する枝はより良好な視野を得るために結紮するか，バイポーラにて焼灼するが，静脈性うっ血や腫脹を回避するために，できるだけ多くの背側静脈を温存する．

4 皮切

直線状の皮切

図1.3-5 MP関節から始まり，PIP関節までの直線上の皮切を置く．骨折形状によっては，皮切は短くできる．この皮切により，血行と静脈還流が良好に温存される．近位により長い皮切が必要であれば，曲線状の皮切がよいであろう．

直線状皮切の場合，早期可動域訓練をすることで皮膚，腱，骨との瘢痕化を防ぐ．しかしながら，この皮切の不利な点は皮膚と腱の瘢痕が同一線上におこることである．

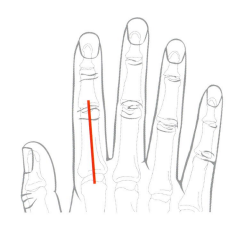

代替法：曲線状の皮切

図1.3-6 別の方法として，基節基部からPIP関節へ拡大する緩やかな曲線状の皮切を置く．皮切の凸状部は瘢痕部が示指の橈側縁や小指の尺側縁を含まないようにする．皮切を計画するときには，骨折形状やインプラント設置を考慮しなくてはならない．

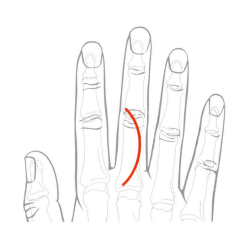

図1.3-7 曲線状皮切の有利な点は，皮膚と腱の瘢痕化が同一線上におこらないことである．不利な点は，曲線の先端での血流の減少により，壊死と創治癒の遅延するリスクがあることである．

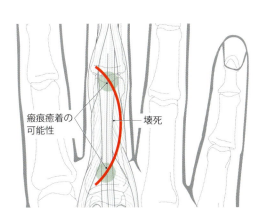

1.3 基節に対する背側進入法 15

4　皮切（つづき）

腱の分割

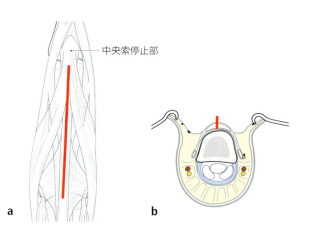

図 1.3-8a-b　腱の縦走線維の中線に沿って，伸筋腱部（伸展機構）を分割する．中節の基部の中央索停止部を剥がすことは避ける．さもないと，二次性ボタン穴変形をおこすことになる．腱切開は，基節の背側縁の骨隆起まで遠位に伸ばすことができる．

代替の切開法

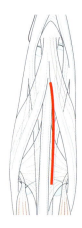

図 1.3-9　別の方法として，切開を伸筋腱の側索と中央索の間に置いてもよい．

4 皮切（つづき）

骨折部の露出

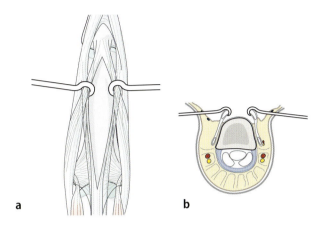

図 1.3-10a-b 骨折部を露出するように腱を牽引する．骨膜は温存するように心がけ，骨折線に沿った部分のみ挙上すべきである．

5 閉創

腱縫合

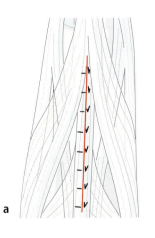
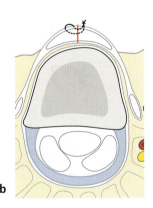

図 1.3-11a-b 骨接合が終わったあと，図に示すような複数の細かいマットレス縫合，あるいは連続縫合により腱切開部を閉じて処置を終える．

動画

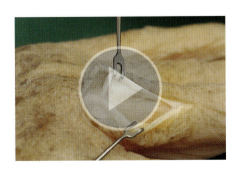

動画 1.3-1 基節への背側進入法．

1.3 基節に対する背側進入法

1.4 PIP関節に対する掌側進入法

1 手術進入法

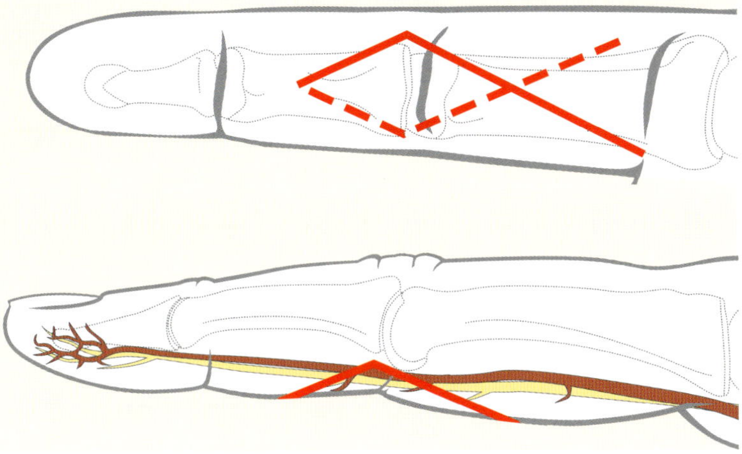

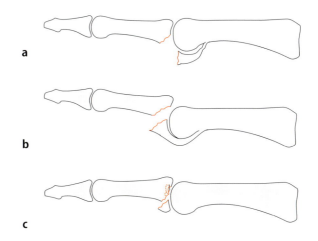

図 1.4-1 近位指節間(PIP)関節を含む外傷は，掌側進入法で治療できる．

2 適応

図 1.4-2a–c 掌側進入法は，主に中節基部の掌側板の裂離骨折(**a**)，PIP関節の脱臼骨折(**b**)，あるいは，中節の多骨片で陥没した骨折(**c**)に適応がある．

上記の例外は，掌側からアプローチできない掌側脱臼を伴う中節基部背側の中央索の裂離骨折で，背側進入法が第一選択となる．

掌側進入法は，掌側板関節形成術でも適応となる．

3 外科解剖

指動脈と指神経

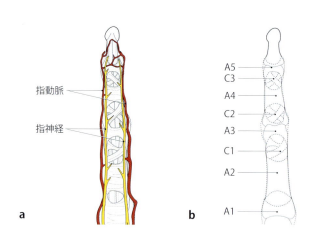

図 1.4-3a-b　PIP 関節に進入する際には，指動脈と指神経を温存するように気をつける(a)．

屈筋腱の滑車は横方向(A)か十字形(C)をしている．それらは近位から遠位に順番に番号がついている(b)．

外科解剖

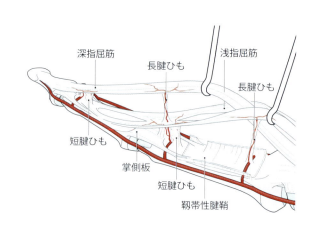

図 1.4-4　腱ひもの動脈は繊細であるが，屈筋腱の血管分布に重要である．腱の血流を保つためできるだけ温存すべきである．

4 皮切

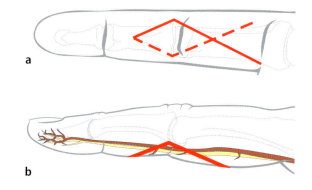

図 1.4-5a-b　屈側の皮線をガイドに(a)，注意深く計画したジグザグ皮切(Bruner のジグザグ線)を掌側に置く．角の先端は PIP 関節レベルで屈側皮線の端にくるようにする(b)．

4 皮切（つづき）

皮弁の挙上

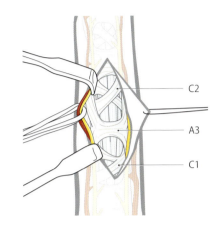

図 1.4-6 角状の皮弁を薄い皮下組織内の鈍的剥離によって挙上し，先端に細い糸をかけて牽引する．指動脈と指神経を同定して愛護的に牽引する．

C1，A3，C2 滑車のある屈筋腱鞘が確認できるようになる．

滑車の区分

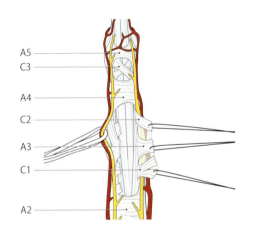

図 1.4-7 C1，A3，C2 滑車の外側，骨付着部近傍を切開するが，のちの再縫着のため十分に（最低 2 mm）縫い代を残して，縫合糸で持ち上げる．

A2，A4 滑車は指の自動屈曲の生体力学に重要であるため，切開しない．

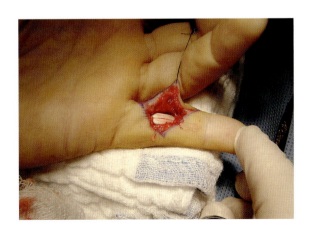

図 1.4-8 この臨床写真は，滑車を切開したあとの良好な屈筋腱の展開を示している．

4 皮切（つづき）

掌側関節包の露出

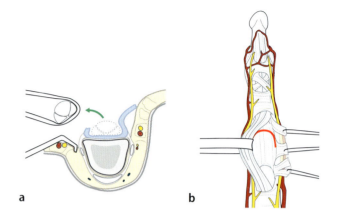

図1.4-9a–b　ラテックスのループで，屈筋腱を牽引する（ペンローズドレーンなど）.

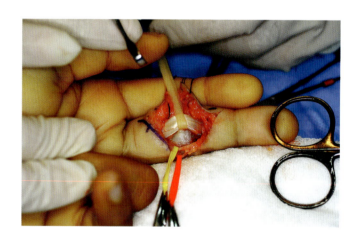

図1.4-10　掌側の関節包を展開する.

掌側板の露出

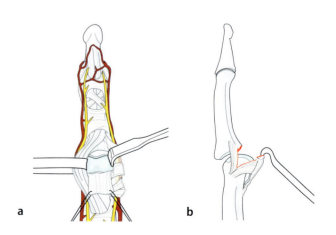

図1.4-11a–b　PIP関節の伸展により掌側板の遠位端が露出されるが，しばしば骨片を伴う（a）.骨片は掌側板とともに持ち上げられ，近位方向に牽引することができる（b）.

4 皮切（つづき）

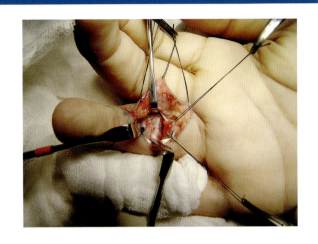

図 1.4-12　掌側板が固定に適さない掌側小骨片が付着していたり，掌側板を用いた関節形成術が適応となる場合は，掌側板遠位に横切開を加える．

"ショットガン"過伸展進入法の適応

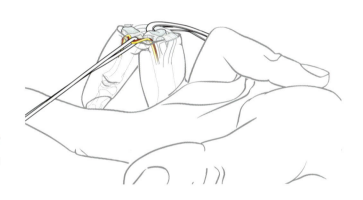

図 1.4-13　中節基部に整復を必要とする掌側板多骨片や骨片の嵌入がある場合，両側の側副靱帯は切離する必要がある．

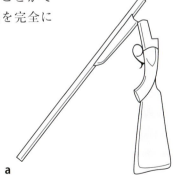 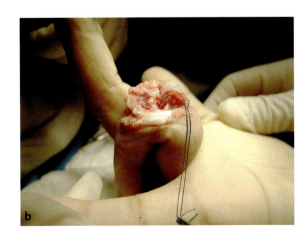

図 1.4-14a-b　ショットガンを開くような過伸展（a）によりPIP関節を完全に展開することができ，これによって中節基部を完全に露出する（b）．

4 皮切（つづき）

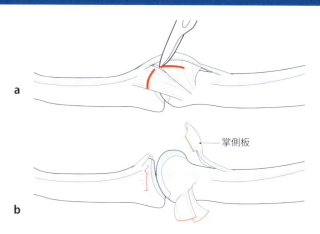

図 1.4-15a-b 両側の側副靱帯の遠位と掌側の付着部を両側で切離し（a），背側に牽引する（b）．

指の過伸展

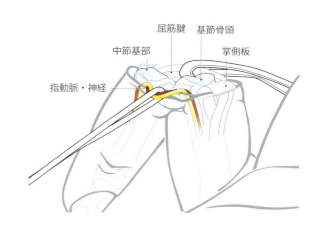

図 1.4-16 側副靱帯を切離したあとは，指は完全に過伸展できる．

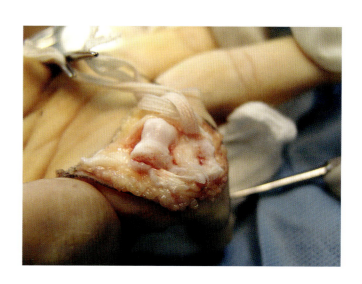

図 1.4-17 これにより中節と基節両顆の全関節面を露出できる．

5 閉創

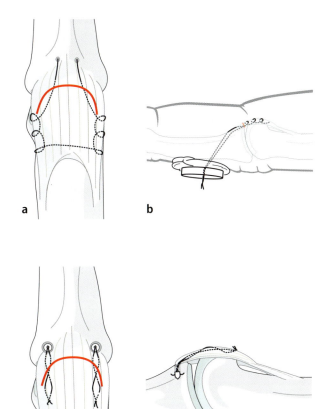

図 1.4-18a–d 掌側板とすべての小さな付着骨片を引き抜き縫合（**a–b**）か最低でも2つのアンカー縫合糸（**c–d**）を用い再縫着する．

滑車

A3滑車を修復することが非常に望ましいが，可能であれば，C1とC2滑車も再縫着する．

5 閉創（つづき）

動画

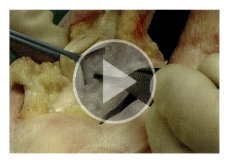

動画 1.4-1 PIP 関節への掌側進入法.

1.5 PIP関節への軸正中進入法

1 手術進入法

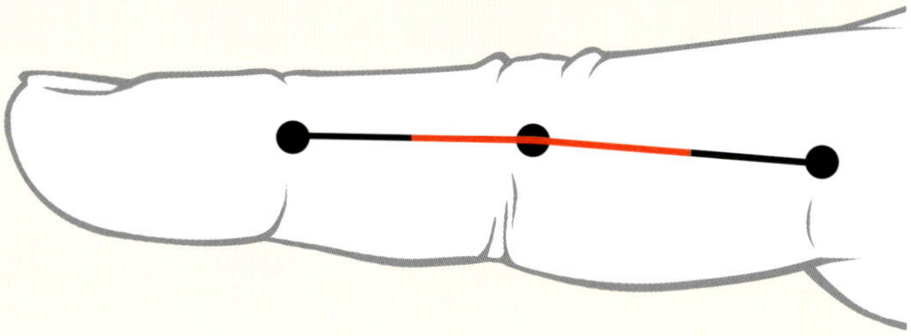

図 1.5-1　PIP関節を含む外傷は，軸正中（正側方）進入法で治療できる．

2 適応

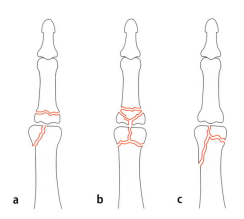

図 1.5-2a–c　この進入法は，関節内および関節外の基部あるいは顆部骨折に適応がある（a–c）．側副靱帯の修復を伴う整復不能な脱臼にも使用される．

2 適応 (つづき)

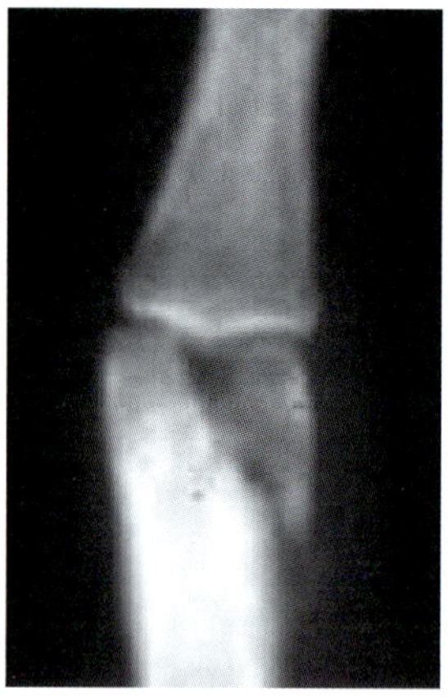

図 1.5-3　このX線像は真の単顆骨折を示し，この進入法のよい適応である．

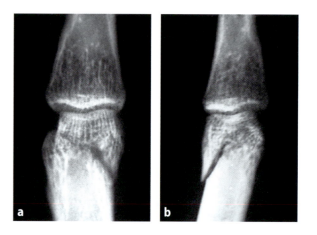

図 1.5-4a–b　この進入法は関節近傍の骨折にも使用される．

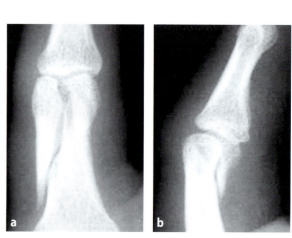

図 1.5-5a–b　時に，骨幹部に骨折が及ぶ両顆骨折にも使用されるが，反対側の顆部骨折の整復と固定が可能な場合にのみ用いる．

2　適応　(つづき)

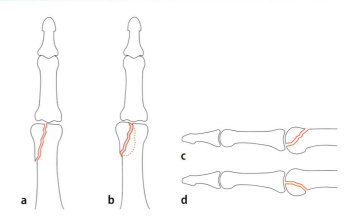

図 1.5-6a-d　指節間関節の関節内骨折は矢状面や冠状面にみられる．複雑な骨折（例：螺旋）では矢状面と冠状面両方に多面状の骨折を認める．
- **a**　矢状骨折面
- **b**　螺旋骨折面
- **c-d**　冠状骨折面

Pitfall：限られた展開

側方進入法では，特に整復不能な両顆骨折の際に必要となる反対側の顆部へアプローチできない．

3　外科解剖

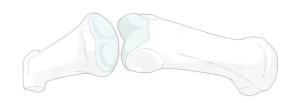

図 1.5-7　指節間関節は蝶番関節である．基節と中節骨頭にはそれぞれ2つの関節面を含んだ顆部があり，溝のある滑車に似ており，側副靱帯とともに，内転・外転や回旋がおこることを防いでいる．

動的安定性は，つまみと握りによって上昇する圧迫力より生じる．受動的安定性は骨の形態や側副靱帯と掌側板の緊張に由来する．この受動的安定性は完全伸展で最大となる．

3　外科解剖（つづき）

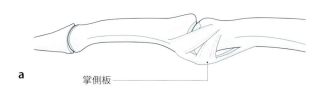

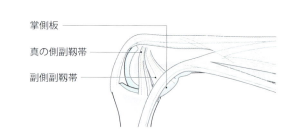

図 1.5-8a-b　指節間を安定化させ冠状面（外転・内転）での転位を防ぐための一次構造は掌側板（**a**）と2つの側副靱帯（**b**）である．側副靱帯は横方向の転位も防ぐ．

副側副靱帯は屈曲で緩み，真の側副靱帯は顆部の掌側幅が大きいことから屈曲でさらに緊張する．外側進入法を用いるときは，これらの構造への傷害を避けるべきである．

4　皮切の計画

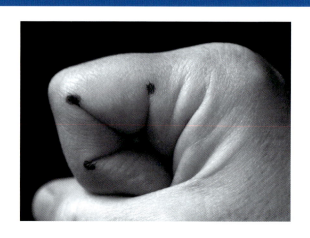

図 1.5-9　皮切線を計画する際，写真のように指を完全に屈曲させ，指節間皮線の背側端に点で印をつける．

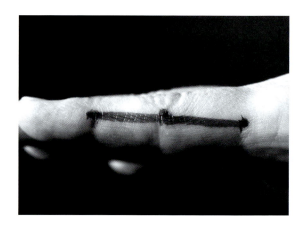

図 1.5-10　指を伸展させ，点を線でつなげる．書かれた線は軸正中進入の皮切として安全である．指動脈や指神経はこの線の掌側にある．

5　皮切

図 1.5-11　AとBの間の中点からBとCの間の中点に皮切を置く．このような皮切線の短い部分のみを使用する限局された進入法は，経皮的固定の手技の補助として使用することができる．

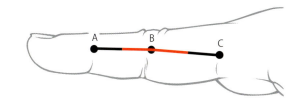

皮切は感圧性瘢痕を予防するため，示指の橈側や小指の尺側をできるだけ避ける．

横支靭帯の分割

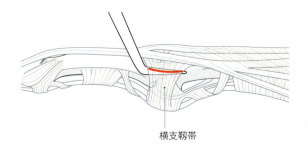

図 1.5-12　側副靭帯を誤って切離するのを避けるために，デンタルピックを側副靭帯と横支靭帯（TRL）の間に差し込む．デンタルピック上を切離すれば安全にTRLを分割することができる．

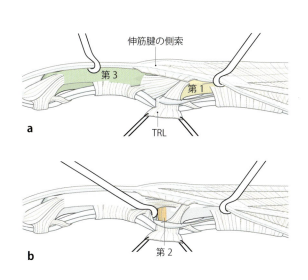

図 1.5-13a-b　側副靭帯を露出するために，TRLの背側の切離端を背側に伸筋腱の側索とともに引き上げる．掌側の残りのTRL切離端は2本の細い縫合糸を用いて，掌側に引き下げる．

3つのウィンドウが上記により作成できる．

第1ウィンドウ
第1ウィンドウは側副靭帯の近位にあり（**a**に黄色で示す），基節骨幹部遠位端の展開を可能にする．

第2ウィンドウ
次に，真の側副靭帯と副側副靭帯の間に小さな中間のウィンドウがある（**b**に橙色で示す）．この部分は小さな関節内骨片を展開して固定するのに必要となることがある．

第3ウィンドウ
第3ウィンドウ（**a**に緑で示す）は側副靭帯の遠位にあり，中節骨幹部への展開を可能にする．

5 皮切（つづき）

関節面へのウィンドウ作成の代替法

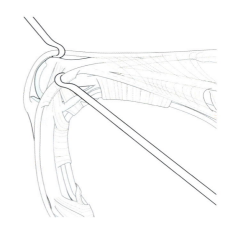

図 1.5-14 側副靱帯にさらにウィンドウを作成することができる．まず PIP 関節を屈曲させて伸展機構である中央索と側索の間に間隙をつくる．関節包の縦切開により関節を観察することができる．

中央索停止部は温存すべきであり，損傷するとボタン穴変形をきたす．

6 閉創

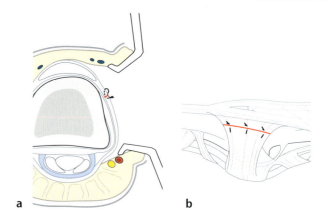

図 1.5-15a–b TRL は皮膚の閉創前に複数の細かいマットレス縫合にて修復できる．

動画

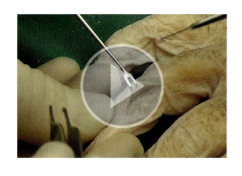

PIP 関節への軸正中進入法の動画は**動画 1.7-1**〔p.45 参照〕で見ることができる．

1.6　PIP 関節に対する背側進入法

1　手術進入法

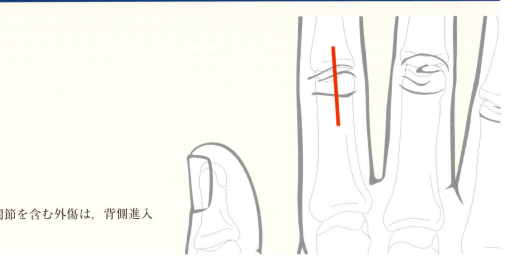

図 1.6-1　近位指節間（PIP）関節を含む外傷は，背側進入法で治療できる．

2　適応

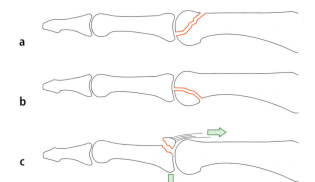

図 1.6-2a–c　PIP 関節への背側進入法は関節内骨折はもちろん，基節顆部の冠状面の骨折にも適応がある（**a–b**）．中節背側基部からの中央索裂離骨折（**c**）も，この進入法の非常によい適応である．

3 外科解剖

神経の同定

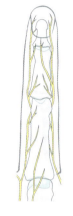
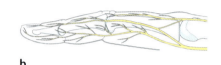

図 1.6-3a–b 鈍的剥離は薄い皮下組織の中を展開する．橈骨，尺骨，正中神経の背側感覚枝を同定・保護するよう注意する．

静脈の同定

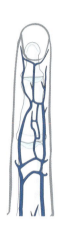

図 1.6-4 指の背側の静脈系は，縦走・横走する枝を有する．縦走する枝は温存するよう気をつける．横走する枝はより良好な視野を得るために結紮するかバイポーラで焼灼するが，静脈性うっ血や腫脹を回避するために，できるだけ多くの背側静脈を温存する．

4　皮切

直線状の皮切

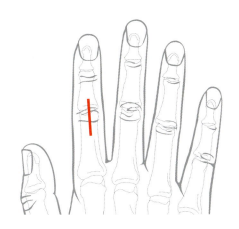

図 1.6-5　PIP 関節上に直線状の正中背側皮切を置く．この皮切により，血行と静脈還流は良好に温存される．早期可動域訓練をすることで皮膚，腱，骨の間の瘢痕化を防ぐ．

この皮切の不利な点は皮膚と腱の瘢痕が同一線上におこることである．

代替法：曲線状の皮切

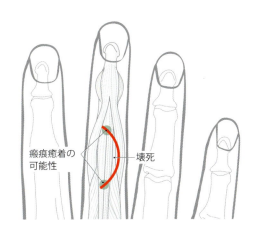

図 1.6-6　別の方法として，PIP 関節に曲線状の皮切を置く．皮切の凸状部は，瘢痕部が示指の橈側縁や小指の尺側縁を含まないようにする．皮切を計画するときには，骨折形状やインプラント設置を考慮しなくてはならない．

曲線状皮切の有利な点は，皮膚と腱の瘢痕化が同一線上におこらないことである．不利な点は，曲線の先端での血流の減少により，壊死と創治癒が遅延するリスクがあることである．

4　皮切（つづき）

皮膚の展開

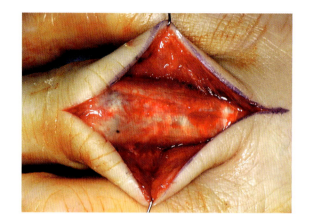

図 1.6-7　皮膚と皮下組織を1つの層として展開して挙上する．伸展機構は完全に露出され，損傷はない．

伸展機構の展開

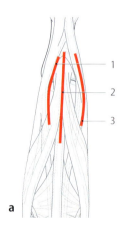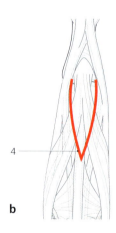

図 1.6-8a-b　各種の伸展機構の展開法を示す．
- 1：伸筋腱の中央索と側索の間から進入する方法
- 2：伸筋腱を中央で分割して進入する方法
- 3：伸展機構の側索の外側から進入する方法
- 4：遠位側に基部を置いたV字弁として中央索を挙上して進入する方法（Chamay法）

4 皮切（つづき）

1：推奨される進入法

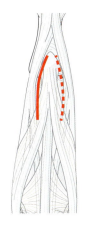

図 1.6-9 推奨進入法は，伸筋腱の中央索と側索の間から進入する方法である．まず，中央索と側索の間を切開する．

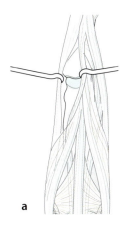
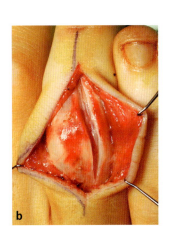

図 1.6-10a-b それぞれの索を牽引し，PIP関節の背側関節包を露出する．

関節包切開

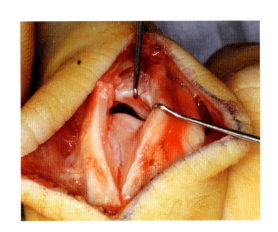

図 1.6-11 垂直に関節包を切開し関節を露出する．伸筋腱中央索と側副靱帯を切離しないように注意する．

4　皮切（つづき）

よりよい露出のために PIP 関節を屈曲する

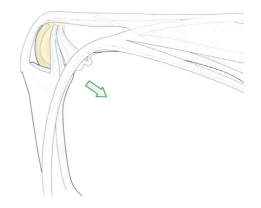

図 1.6-12　PIP 関節を屈曲すると側索が掌側に移動し，関節内を良好に観察できる．

2：中央で分割する

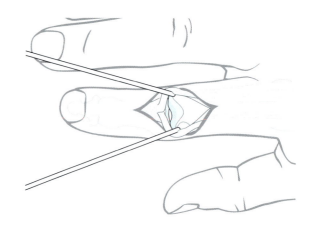

図 1.6-13　直線状に切開し正中で縦に腱を切開する代替法もある．中央索を切離しないようにする．

この進入法の欠点は，ボタン穴変形あるいは伸展障害を引きおこす可能性があることである．

4　皮切（つづき）

3：伸筋腱の側索の外側から

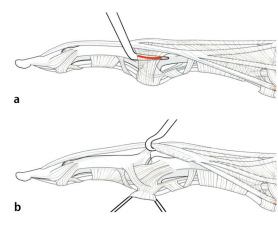

図 1.6-14a-b　側索の外側を愛護的に切開する．誤って側副靱帯を切らないように，横支靱帯と側副靱帯の間にデンタルピックを挿入し，横支靱帯を分割する（**a**）．縦に関節包を切開することにより，関節内の観察ができる（**b**）．

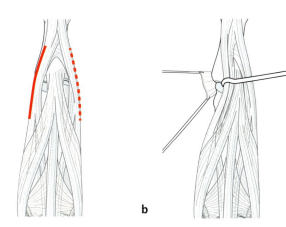

図 1.6-15a-b　展開が限定的なことに注意する．この背外側進入法では，ある状況下で必要とされる反対側の顆部の展開はできず，特に整復不能の両顆骨折には適さない．

4：V字弁として伸筋腱中央索を挙上する（Chamay法）

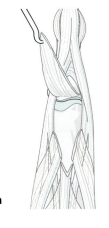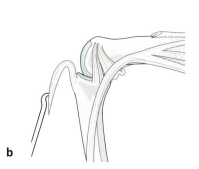

図 1.6-16a-b　遠位側に基部を置いたV字弁として伸筋腱中央索を挙上して，中節基部に付着させた状態に保つ．関節に背側より横切開を置く．関節を屈曲させることにより側索が掌側方向に滑り込み，全関節面が露出する．

この進入法の欠点は伸筋腱と骨の間が瘢痕化するリスクが高まることである．

5 閉創

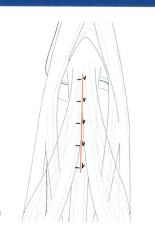
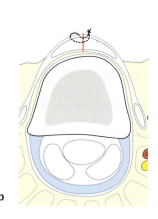
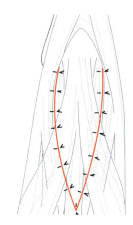
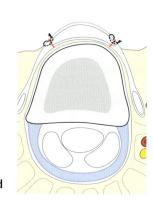

図 1.6-17a–d どの進入法を選択したとしても，閉創前にすべての切離した腱を縫合する必要がある．

動画

以下の動画は PIP 関節への各種背側進入法を示す．

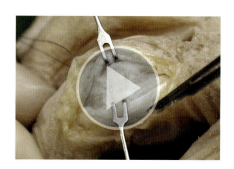
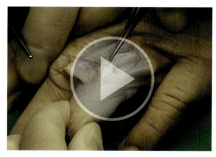
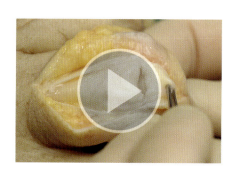

動画 1.6-1 曲線状の正中進入法　　**動画 1.6-2** 背尺側外側進入法　　**動画 1.6-3** 背側 Chamay 進入法

1.7　中節への軸正中進入法

1　手術進入法

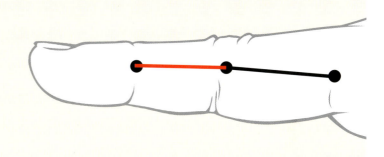

図 1.7-1　中節を含む外傷は，軸正中（正側方）進入法で治療できる．

2　適応

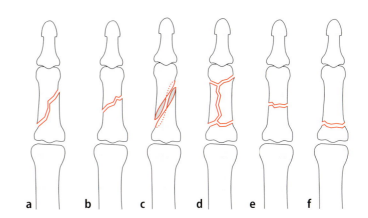

図 1.7-2a–f　軸正中進入法は，中節の斜骨折（**a–b**），螺旋骨折（**c**），多骨片骨折（**d**），骨幹部（**e**）や骨幹端部（**f**）の横骨折に適応がある．

3 外科解剖

神経の同定

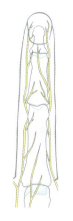
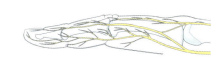

図 1.7-3a-b 薄い皮下組織を鈍的に剝離する．橈骨，尺骨，正中神経の背側感覚枝を同定・保護するよう注意する．　a　b

静脈の同定

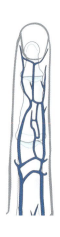

図 1.7-4 指の背側の静脈系は，縦走・横走する枝を有する．縦走する枝は温存するよう気をつける．横走する枝はより良好な視野を得るために結紮するかバイポーラにて焼灼するが，静脈性うっ血や腫脹を回避するために，できるだけ多くの背側静脈を温存する．

4　皮切の計画

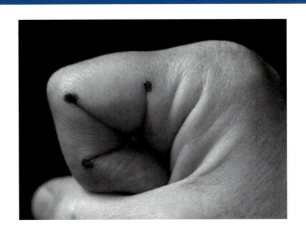

図 1.7-5　皮切線を計画する際，写真のように指を完全に屈曲させ，指節間皮線の背側端に点で印をつける．

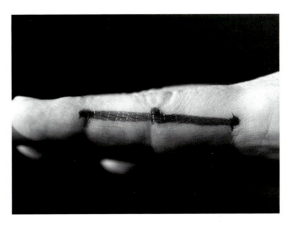

図 1.7-6　指を伸展させ，点を線でつなげる．書かれた線は皮切として安全である．指動脈や指神経はこの線の掌側にある．

5　皮切

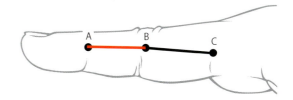

図 1.7-7　AからBに皮切を置く．さらなる展開は，皮切を近位に延長する．

皮切は感圧性瘢痕を予防するため，示指の橈側や小指の尺側をできるだけ避ける．

5　皮切（つづき）

鈍的剝離

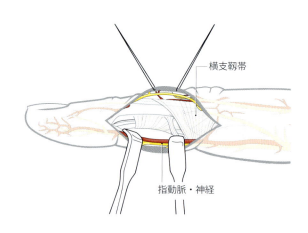

図 1.7-8　薄い皮下組織を鈍的に剝離して挙上する．掌側の指動脈と指神経を同定して保護し，愛護的に鉤で引く．ここで横支靱帯（TRL）を露出する．

横支靱帯の分割

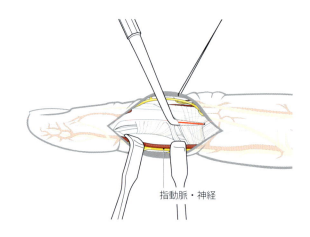

図 1.7-9　側副靱帯の切離を避けるために，デンタルピックを側副靱帯と TRL の間に差し込み，TRL を分割する．

骨折部の露出

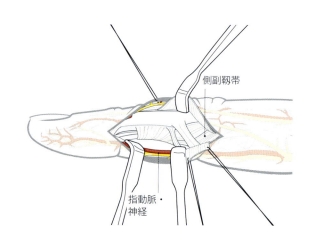

図 1.7-10　側副靱帯を露出するために，TRL の背側の切離端を背側に伸筋腱の側索とともに引き上げる．掌側の残りの TRL 切離端は 2 本の細い縫合糸を用いて，掌側に引き下げる．これにより骨膜外で骨折部を露出する．骨膜は骨折線に隣接した部分だけ剝離する．

6 閉創

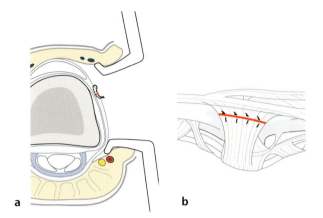

図 1.7-11a–b TRL は皮膚の閉創前に複数の細かいマットレス縫合にて修復する．

動画

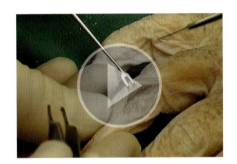

動画 1.7-1 PIP 関節を含んだ中節への軸正中進入法．

1.8 中節に対する背側進入法

1 手術進入法

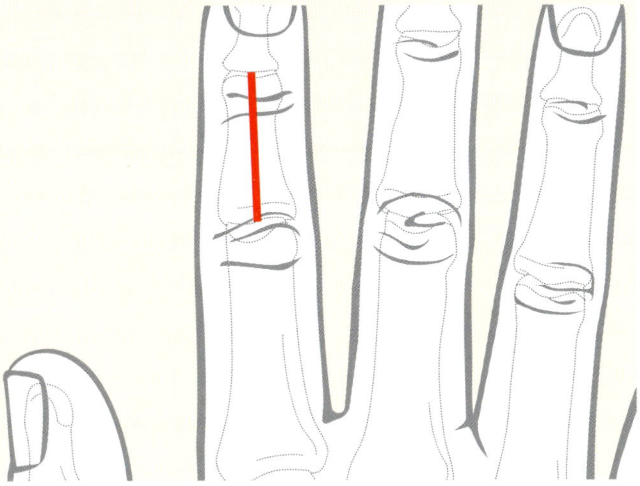

図 1.8-1 中節を含む外傷は，背側進入法で治療できる．

2 適応

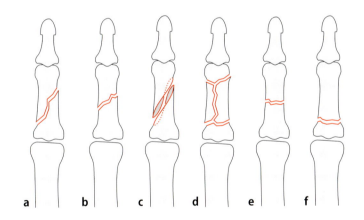

図 1.8-2a–f 背側進入法は，中節の斜骨折（**a–b**），螺旋骨折（**c**），多骨片骨折（**d**），あるいは骨幹部（**e**）か骨幹端部（**f**）の横骨折に適応がある．また骨折の変形癒合に対する矯正骨切りにも使用できる．

3　外科解剖

神経の同定

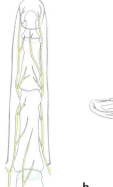
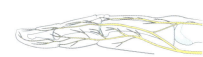

図 1.8-3a-b　薄い皮下組織を鈍的に剝離する．橈骨，尺骨，正中神経の背側感覚枝を同定・保護するよう注意する．　a　　　b

静脈の同定

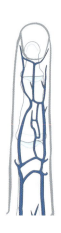

図 1.8-4　指の背側の静脈系は，縦走・横走する枝を有する．縦走する枝は温存するよう気をつける．横走する枝はより良好な視野を得るために結紮するかバイポーラにて焼灼するが，静脈性うっ血や腫脹を回避するために，できるだけ多くの背側静脈を温存する．

4 皮切

直線状の皮切

図 1.8-5 PIP 関節から始まり，遠位指節間（DIP）関節までの直線上の皮切を置く．骨折形状によるが，皮切は短くできることがある．この皮切により，血行と静脈還流が良好に温存される．早期可動域訓練をすることで皮膚，腱，骨の瘢痕化を防ぐ．

この皮切の不利な点は皮膚と腱の瘢痕が同一線上におこることである．

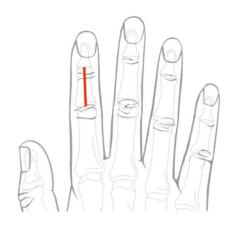

代替法：曲線状の皮切

図 1.8-6 別の方法として，PIP 関節から DIP 関節へ拡大する緩やかな曲線状の皮切を置く．皮切の凸状部は，瘢痕部が示指の橈側縁や小指の尺側縁を含まないようにする．皮切を計画するときには，骨折形状やインプラント設置を考慮しなくてはならない．

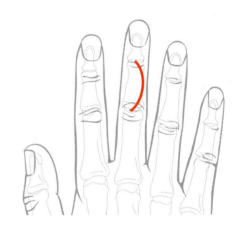

図 1.8-7 曲線状皮切の有利な点は，皮膚と腱の瘢痕が同一線上におこらないことである．不利な点は，曲線の先端での血管分布の減少により，壊死と創治癒が遅延するリスクがあることである．

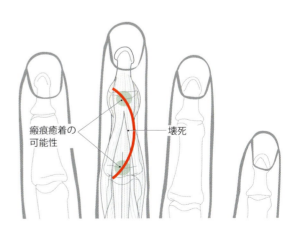

1.8 中節に対する背側進入法

4　皮切（つづき）

終止伸筋腱の露出

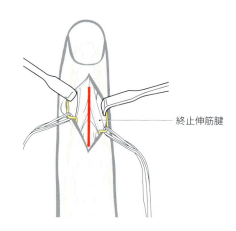

図 1.8-8　薄い皮下組織を鈍的に剝離する．血流障害を避けるために皮膚と皮下組織を一層として挙上する．指三角靱帯とともに終止伸筋腱を露出する．終止伸筋腱と指三角靱帯の両方をとおる縦切開を置く．

骨の露出

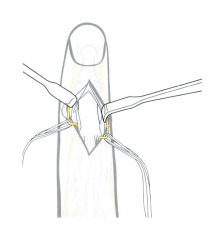

図 1.8-9　終止伸筋腱とその指三角靱帯を切開したあと，2本の小さなレトラクターを用い，骨を露出する．

5 閉創

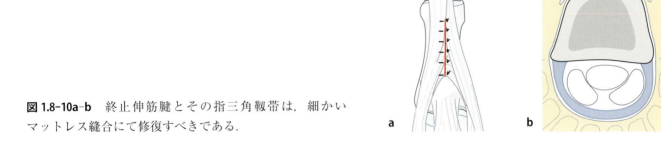

図 1.8-10a–b 終止伸筋腱とその指三角靱帯は，細かいマットレス縫合にて修復すべきである．

動画

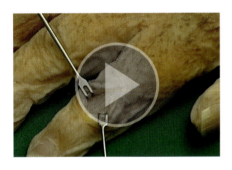

動画 1.8-1 中節への背側進入法．

1.9 DIP関節に対する掌側進入法

1 手術進入法

図 1.9-1　遠位指節間(DIP)関節を含む外傷は,掌側進入法で治療できる.

2 適応

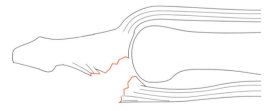

図 1.9-2　掌側進入法は,深指屈筋の停止部での末節掌側基部の裂離骨折に適応がある.

3　外科解剖

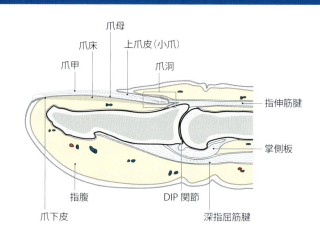

図 1.9-3　掌側板は深指屈筋腱の深部に隣接している．掌側板の分割は避けるべきである．指神経と指動脈は確実に同定して保護する．

4　皮切

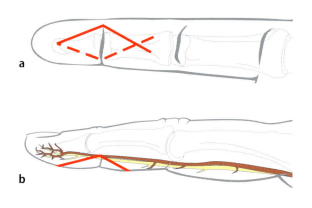

図 1.9-4a–b　図に示すように，屈側の皮線をガイドに（**a**），注意深く計画したジグザグの皮切（Bruner のジグザグ線）を掌側に置く．

角の先端は DIP 関節レベルで，遠位の屈側皮線位置にすべきである（**b**）．

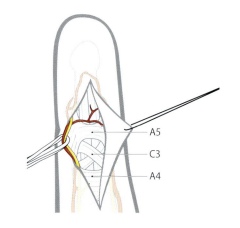

図 1.9-5　角状の皮弁を薄い皮下組織内の鈍的剥離によって挙上し，先端に細い糸をかけて牽引する．指動脈と指神経は同定して愛護的に剥離する．屈筋腱と C3 と A5 滑車が展開できる．

4　皮切（つづき）

鈍的剝離

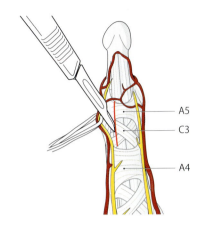

図 1.9-6　指腹の鈍的剝離を行う．A5とC3滑車をそれらの骨付着部近くで外側に剝離するが，のちの再縫着のため縫い代を十分に残すようにする（最低2mm）．指の自動屈曲に重要であるため，A4滑車は切離しないようにする．

滑車弁の挙上

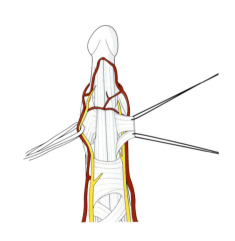

図 1.9-7　滑車弁を細い糸で牽引して，屈筋腱，掌側のDIP関節，そして末節を露出する．

5　閉創

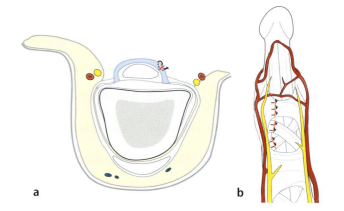

図 1.9-8a–b　皮膚を閉創する前に，細かいマットレス縫合を用いて A5 と C3 滑車を再縫合する．

動画

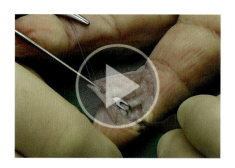

動画 1.9-1　DIP 関節への掌側進入法．

1.10 DIP関節に対する背側進入法

1 手術進入法

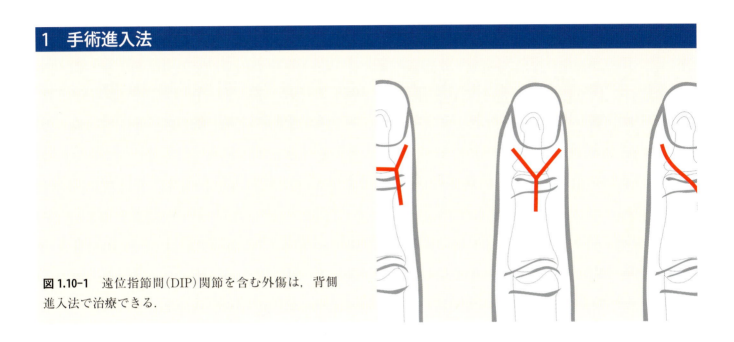

図 1.10-1 遠位指節間（DIP）関節を含む外傷は，背側進入法で治療できる．

2 適応

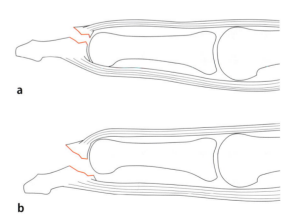

図 1.10-2a-b DIP関節への背側進入法は，末節背側基部の伸筋腱の裂離骨折（**a**），あるいは掌側脱臼を伴う関節内骨折（**b**）に適応がある．

DIP関節固定術にも適応がある．

3　外科解剖

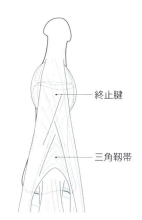

図 1.10-3　終止腱と三角靱帯の十字構造に注意する．

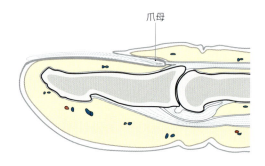

図 1.10-4　爪母の損傷は，爪の変形が永久的になるため避けなければならない．

4　皮切

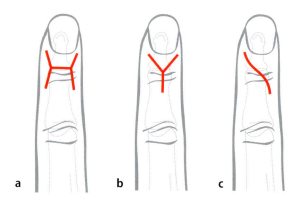

図 1.10-5a-c　3つのよく使用される皮切がある．
a H型皮切
b Y型皮切
c 緩やかなS型皮切

H型皮切は，血行を温存するためにやや横にデザインする．

4 皮切（つづき）

横皮切

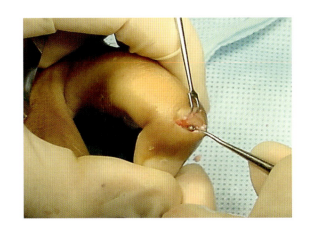

図 1.10-6 ほかの皮切としては，単純横皮切がある．軟部組織損傷が少なく，骨接合や関節固定のための関節面の処理に十分な展開が得られる．

皮弁の挙上

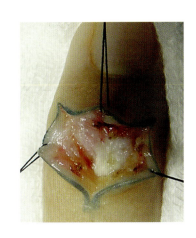

図 1.10-7 皮切の計画にもよるが，皮弁は軟部組織損傷を軽減するために細い縫合糸で挙上し保持すべきである．小さい静脈は必要に応じてバイポーラで焼灼し，関節を展開する．

伸筋腱の分割

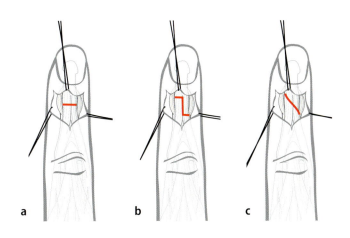

図 1.10-8a-c 下記の手技の1つを用いて終止腱を切開する．
- **a** 横方向の腱切りは，のちの修復のため最低でも遠位に伸筋腱の2mmを残す．
- **b-c** ステップカットの腱切りや長い斜めの腱切りも，修復を容易にする．

1.10 DIP関節に対する背側進入法

4　皮切（つづき）

Landsmeer 靱帯の温存

図 1.10-9　Landsmeer の斜支靱帯は A3 滑車の付着部の掌側面から終止腱に向かう．この靱帯はマレット変形を防ぐために温存しなければならない．この靱帯を切離した場合は，注意深く修復しなければならない．

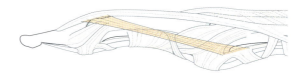

関節の露出

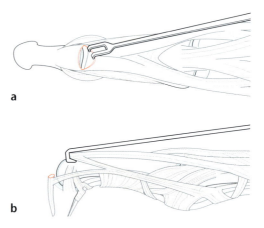

図 1.10-10a-b　DIP 関節を露出するために終止腱を近位方向へ牽引する．

5　閉創

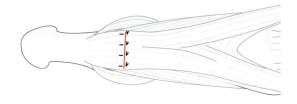

図 1.10-11　複数の細い非吸収糸を用いたマットレス縫合で終止腱を修復する.

動画

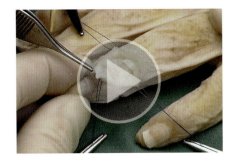

動画 1.10-1　DIP 関節への背側進入法.

1.11 母指 MP 関節に対する背側進入法

1 手術進入法

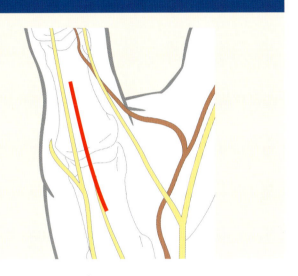

図 1.11-1 母指中手指節（MP）関節を含んだ外傷は，背側進入法で治療できる．

2 適応

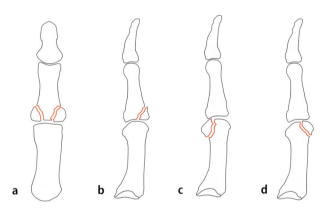

図 1.11-2a–d この進入法は，母指 MP 関節の関節内骨折あるいは関節近傍骨折に対して適応がある（**a–d**）．また MP 関節固定にも用いられる．

3 皮切

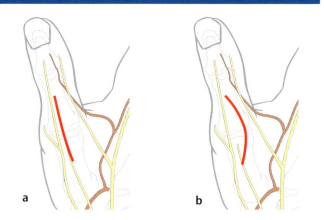

図 1.11-3a-b 直線(**a**)あるいは緩やかな曲線(**b**)の皮切を置く．MP 関節の2cm 近位から皮切を開始し，MP 関節のおよそ2cm 遠位まで延長する．橈骨神経の背側感覚枝と背側静脈を同定して保護する．

伸筋腱の露出

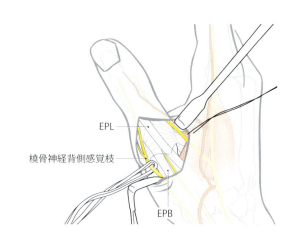

図 1.11-4 皮膚と薄い皮下組織を1つの層として鈍的に剥離して挙上し，長母指伸筋(EPL)腱と短母指伸筋(EPB)腱を露出する．

腱の分割

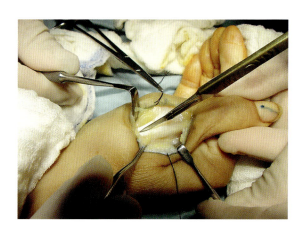

図 1.11-5 EPL と EPB の腱の間を切開する．

3 皮切（つづき）

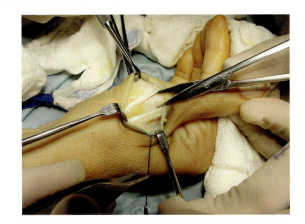

図 1.11-6 基節基部より EPB の付着部を切り離さないよう注意する．

関節包切開

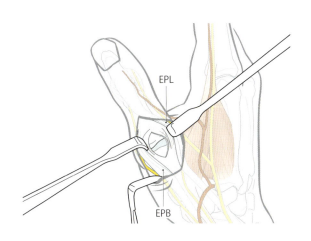

図 1.11-7 伸筋腱を分けたあと，関節包が露出される．関節を展開するために関節包縦切開を行う．

側副靱帯を切離しないように注意する．

関節の露出

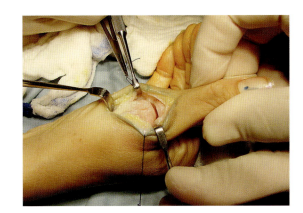

図 1.11-8 MP 関節を完全に露出するために，母指を屈曲する．

4 閉創

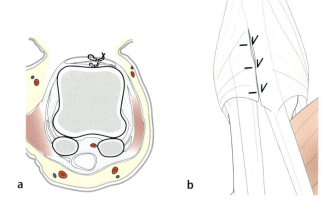

図 1.11-9a–b MP 関節包切開部は細かいマットレス縫合か連続縫合で修復する．切離した EPL 腱と EPB 腱を縫合する．

動画

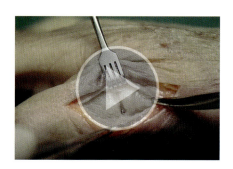

動画 1.11-1 母指の MP 関節への背側進入法．

1.12 母指 MP 関節に対する背尺側進入法

1 手術進入法

図 1.12-1 母指中手指節（MP）関節を含んだ外傷は背尺側進入法で治療できる．

2 適応

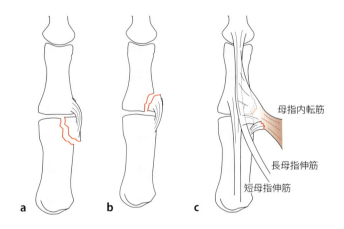

図 1.12-2a-c この進入法は，以下の骨折型に適応がある．
a 母指中手骨頭尺側辺縁部の関節内骨折
b 母指基節基部の裂離骨折
c 母指基節基部の尺側側副靱帯（UCL）付着部の裂離骨折（Stener 損傷，ゲームキーパー母指，スキーヤー母指）．

3 外科解剖

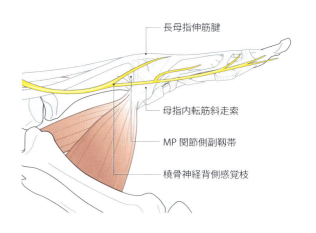

図 1.12-3 母指 MP 関節の尺側面に母指内転筋腱膜の横走・斜走線維があり，長母指伸筋腱に付着し，すべてが UCL 上にある．橈骨神経の背側感覚枝はこの部分の皮下組織浅層に存在する．

4 皮切

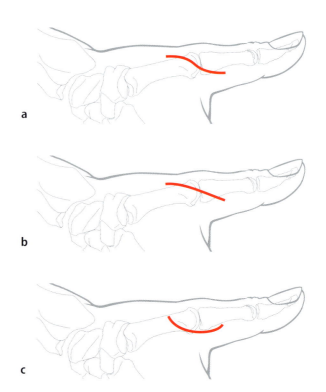

図 1.12-4a-c MP 関節背側の 1 cm 近位から皮切を開始し関節の尺側面周囲の掌側方向へ進め，関節からおよそ 1 cm 遠位に至る．皮切の形状は緩やかな S 状（**a**），斜状（**b**），あるいは曲線状（**c**）とする．

4 皮切（つづき）

構造の同定

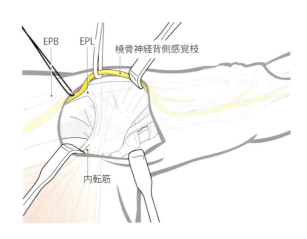

図 1.12-5 橈骨神経の背側感覚枝を同定し，ベッセルループをかけて保護する．

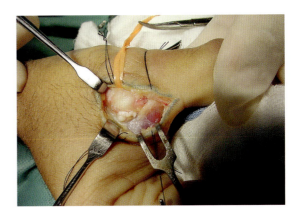

図 1.12-6 母指内転筋（ADP）とその腱膜をともに同定し，長母指伸筋（EPL）腱と短母指伸筋（EPB）腱を同定する．

腱膜の挙上

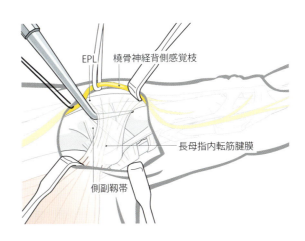

図 1.12-7 デンタルピックを母指内転筋腱膜下に差し込み，腱膜と UCL および背側関節包間を触知する．

4 皮切（つづき）

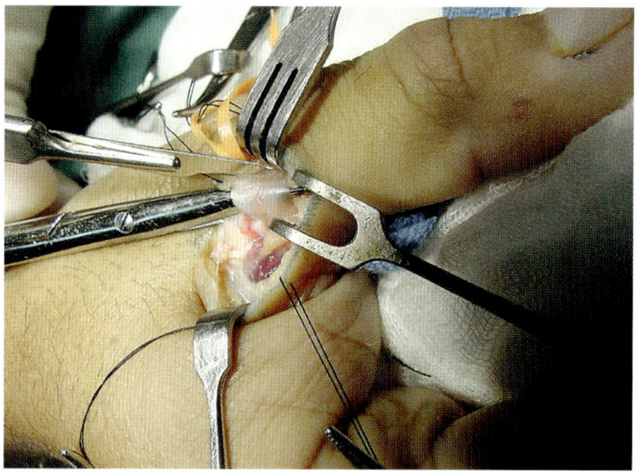

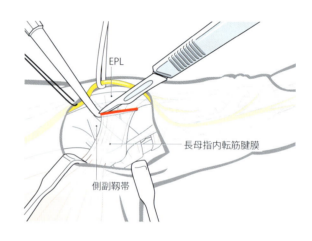

図 1.12-8　この処置が，内転筋腱膜を切離する際に腱膜下の組織の保護に役立つ．

内転筋腱膜の分割

図 1.12-9　EPL 腱への付着部付近で内転筋腱膜を縦切開する．

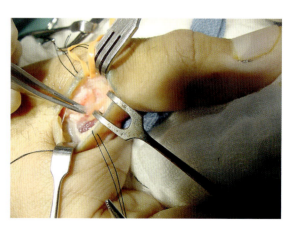

図 1.12-10　腱膜には 3〜5 mm の縫い代を残しておく．

4　皮切（つづき）

尺側側副靱帯の露出

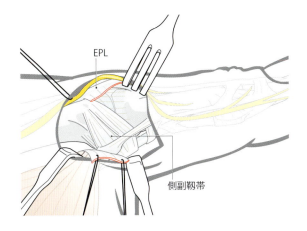

図 1.12-11　細い縫合糸を用いて腱膜を掌側へ牽引する．

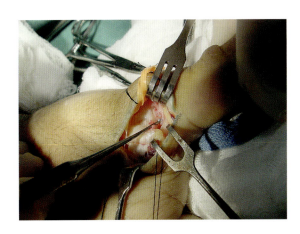

図 1.12-12　小さなレトラクターで EPL を背側に牽引し，UCL と背側関節包を露出する．

関節包切開

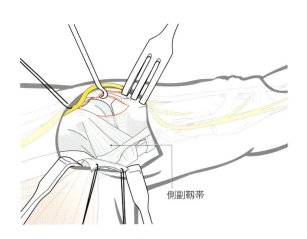

図 1.12-13　縦に背側関節包切開を行うが，側副靱帯の中手骨結節付着部の切離は避ける．

1.12　母指 MP 関節に対する背尺側進入法

5 閉創

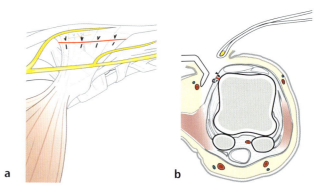

図 1.12-14a-b 関節包を縫合し，細かいマットレス縫合か連続縫合で内転筋腱膜を再縫着する．

動画

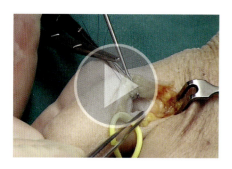

動画 1.12-1 母指の MP 関節への背尺側進入法．

1.13 母指 IP 関節に対する背側進入法

1 手術進入法

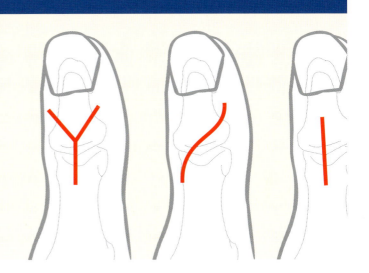

図 1.13-1 母指の指節間（IP）関節を含んだ外傷は，背側進入法で治療できる．

2 適応

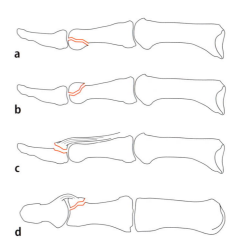

図 1.13-2a–d この進入法は，以下の骨折型に適応がある．
a–b 母指 IP 関節の関節内骨折
c 長母指伸筋（EPL）腱による末節基部の背側裂離骨折
d IP 関節の側副靱帯の裂離骨折

この進入法は IP 関節固定術にも適応がある．

3　皮切

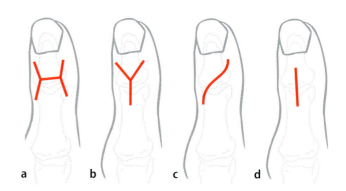

図 1.13-3a–d　よく使用される4つの皮切がある．
a　H 型皮切
b　Y 型皮切
c　緩やかな S 型皮切
d　正中線上の縦皮切

横皮切

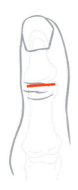

図 1.13-4　ほかの皮切としては，単純横皮切がある．軟部組織損傷が少なく，骨接合や関節固定のための関節面の処理をするのに十分な展開が得られる．

Pearl：皮切の位置

関節面のレベルはもっとも遠位の背側伸筋皮線の深部にあることに留意する．経験の浅い外科医がよく陥る誤りであるが，横皮切が近位すぎると，末節基部への展開が制限されてしまう．

3 皮切（つづき）

皮弁の挙上

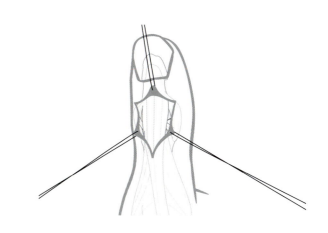

図 1.13-5 皮切の形状にもよるが，皮弁は軟部組織損傷を軽減するために細い縫合糸で挙上し保持すべきである．小さい静脈は，必要に応じて，バイポーラで焼灼する．

伸筋腱の分割

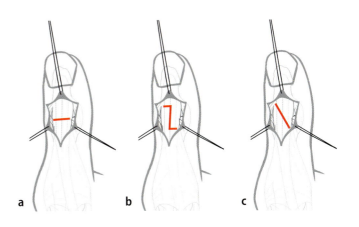

図 1.13-6a–c 下記の手技の1つを用いて EPL の腱遠位部を分割する．
a 横方向の腱切り
b–c ステップカットや長い斜めの腱切りも，修復を容易にする

代替法：腱の牽引

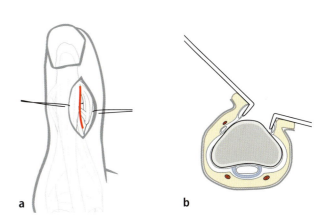

図 1.13-7a–b 直線の背橈側あるいは背尺側皮切によって，腱の分割をせずに EPL の腱遠位部を牽引することができる．この代替法は片側の顆部のみへ到達ができるが，両側には展開できない．

3　皮切（つづき）

関節の露出

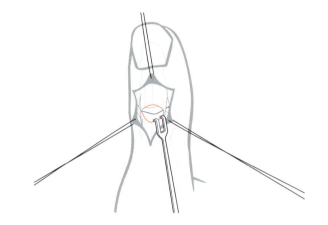

図 1.13-8　IP 関節を露出するために，近位側に EPL 腱を牽引する．

4　閉創

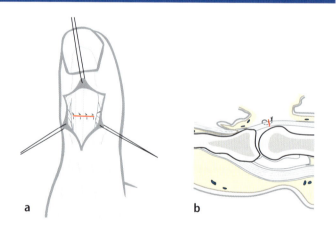

図 1.13-9a-b　細いマットレス縫合を用いて腱切離部を修復する．

動画

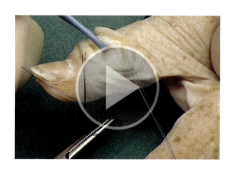

動画 1.13-1　母指の IP 関節への背側進入法．

1.14　母指基部に対する橈掌側進入法

1　手術進入法

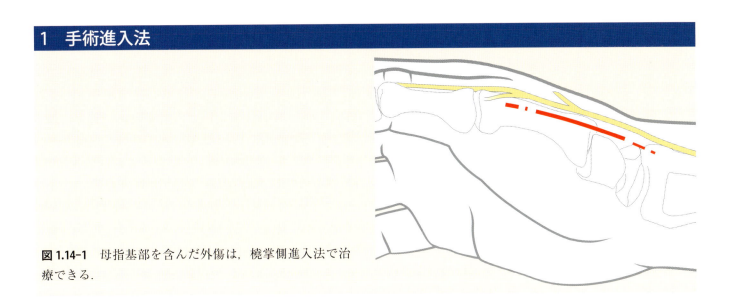

図 1.14-1　母指基部を含んだ外傷は，橈掌側進入法で治療できる．

2　適応

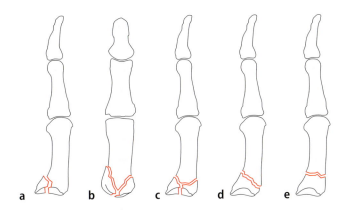

図 1.14-2a-e　この進入法は第1手根中手（CM）関節の関節内骨折，すなわち Bennet 骨折や Rolando 骨折に対して適応がある（**a-c**）．また中手骨基部骨折（**d-e**）や大菱形骨骨折にも適応がある．

3　外科解剖

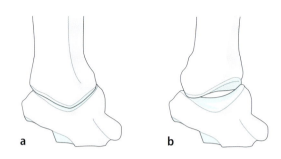

図 1.14-3a-b　大菱形骨と母指中手骨の関節面は2つの相反的に噛み合う鞍関節を成す．この関節の構造，靱帯による支持機構，そして母指の筋のすべての共同効果により，母指と他の指との対立が可能になっている．

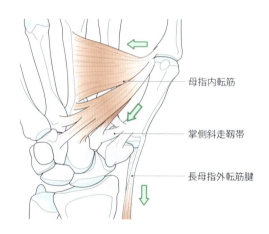

図 1.14-4　強靱な掌側斜走靱帯は母指中手骨基部の安定化機構として重要であり，母指中手骨基部尺側面の掌側突起の関節辺縁に付着する．中手骨基部橈側には長母指外転筋（APL）腱が停止する．母指内転筋は母指を掌側と尺側に引っ張る際に力を発揮する．Bennet骨折ではこれらの対抗する筋力により母指基部の典型的な変形がおこる．

母指内転筋
掌側斜走靱帯
長母指外転筋腱

4　皮切

2つの異なる皮切が使用できる．
- 直線状の橈掌側での皮切
- 弧状皮切（Wagner）

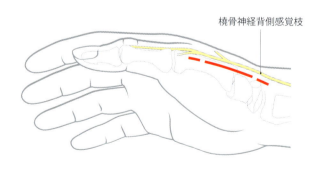

図 1.14-5　母指球背橈側面の背側と掌側の皮膚間の移行部に，直線上の皮切を置く．橈骨茎状突起の先端より1cm遠位より始まり，4〜5cm遠位方向へ延長する．

橈骨神経の背側感覚枝は，この領域でいくつかの枝に分かれる．神経腫形成を予防するため，これらの枝を同定し保護する．

橈骨神経背側感覚枝

4 皮切（つづき）

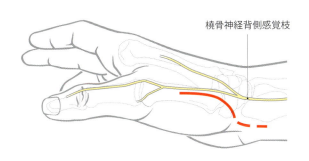

図 1.14-6　Wagner の皮切は母指球上に掌側面へ緩やかな曲線を描く．この皮切の不利なところは，手くび皮線を横切る瘢痕形成のリスクがある点と神経枝の損傷である．

皮弁の挙上

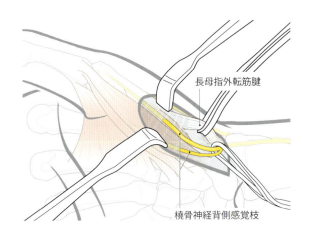

図 1.14-7　鈍的剝離により皮弁と皮下組織を挙上し，橈骨神経背側感覚枝，さらに APL 腱を同定して保護する．弾力のあるベッセルループを用いて愛護的に牽引すると展開しやすくなる．

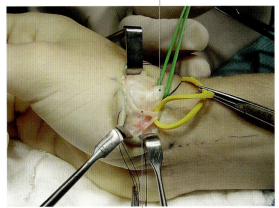

図 1.14-8　過度の牽引は組織の循環を損ねる可能性がある．

1.14　母指基部に対する橈掌側進入法

4　皮切（つづき）

母指球筋の剥離

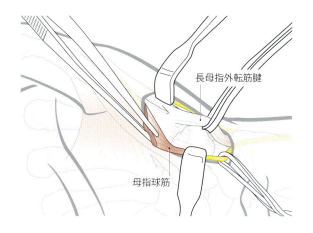

図 1.14-9　これらの組織をよけると，母指球筋が視野に入ってくる．そして第1中手骨基部の起始部より母指球筋を剥離し，掌側方向へ翻転する．

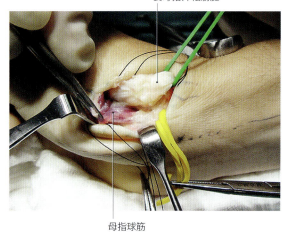

図 1.14-10　母指球筋停止の一部を温存しておくことで，のちの母指球筋の再縫着が容易になる．

関節包切開

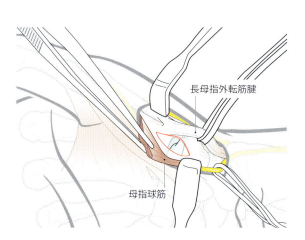

図 1.14-11　関節を露出するために関節包の横切開あるいは縦切開を行う．

4 皮切（つづき）

関節の観察

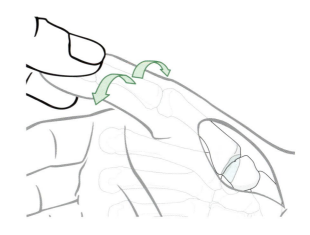

図 1.14-12 母指を長軸方向に牽引しながら，回内・回外を行い回旋させて関節を観察する．この手技は骨折の形状評価と，Bennet 骨折の整復に役立つ．

5 閉創

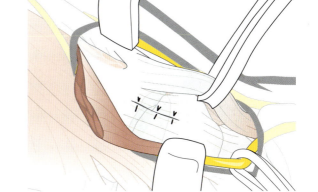

図 1.14-13 結節縫合で関節包を縫合する．母指球筋は結節縫合を用いて第1中手骨基部に再縫着する．

動画

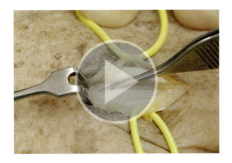

動画 1.14-1 母指基部への橈掌側進入法．

1.15 中手骨に対する背側進入法

1 手術進入法

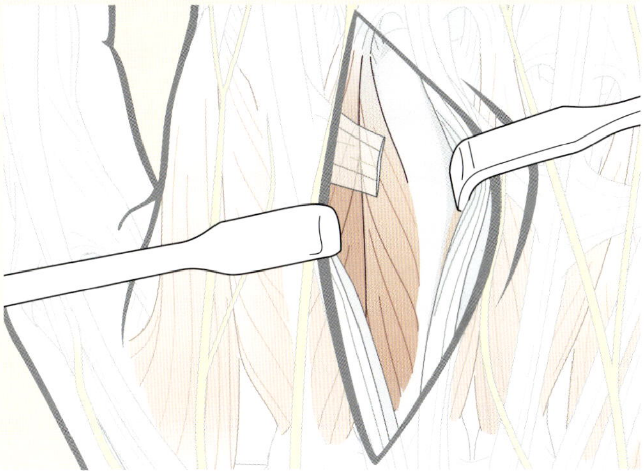

図 1.15-1 中手骨を含んだ外傷は背側進入法で治療できる．

2 適応

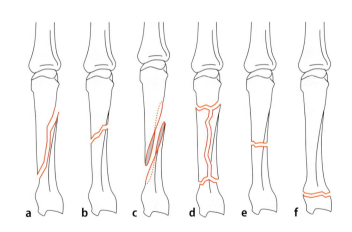

図 1.15-2a-f 背側進入法は，中手骨骨幹部の斜骨折（a-b），螺旋骨折（c），多骨片骨折（d），横骨折（e），骨幹端の同様の骨折（f）に適応がある．骨折後の変形癒合に対する矯正骨切り術にも用いることができる．

3　外科解剖

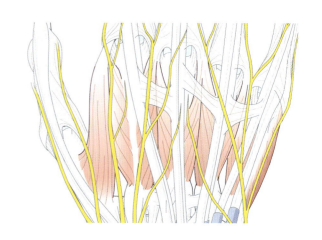

図 1.15-3　中指と環指の伸筋腱は中手骨の背側直上にある．示指と小指の伸筋腱は中手骨骨軸から手関節中心に向かってやや収束する．中手骨の遠位1/3にある腱間結合に注意する．感覚神経枝や縦走静脈を保護しなければならない．

4　皮切

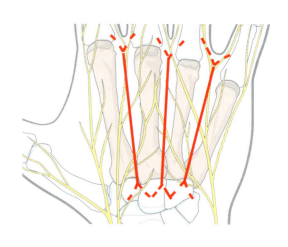

図 1.15-4　隣接する中手骨間に直線上の皮切を置き，伸筋腱の直上は避ける．皮切は近位側と遠位側に斜方向に延長することができる．

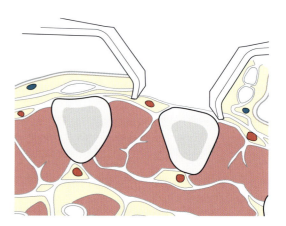

図 1.15-5　隣接する中手骨は，1つの皮切で進入が可能である．

4 皮切（つづき）

伸筋腱の牽引

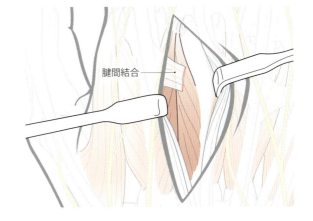

図 1.15-6　隣接する伸筋腱は周囲の疎な結合組織とともに牽引する．必要に応じて腱間結合を分割することができる．

骨間筋の剝離

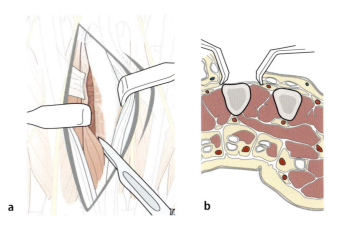

図 1.15-7a-b　骨膜下に背側骨間筋を一部剝離する．

Pitfall：筋の完全剝離を避ける

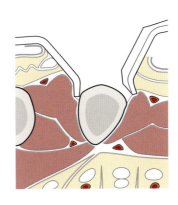

図 1.15-8　筋は完全に剝離せず掌側組織の損傷を避ける．Hohmann 鉤より短い，鈍なレトラクター（Langenbeck）を使用する．

5 閉創

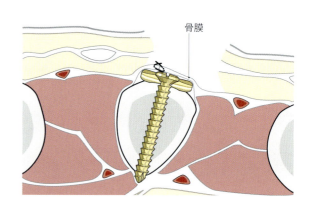

図 1.15-9　できるだけ，骨膜でインプラントを覆う．これにより伸筋腱とインプラントの接触を最小限にできる．腱間結合を分割した場合は，修復すべきである．

動画

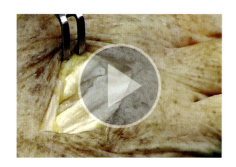

動画 1.15-1　中手骨への背側進入法．

1.16 母指中手骨に対する背側進入法

1 手術進入法

図 1.16-1 母指中手骨を含んだ外傷は，背側進入法で治療できる．

2 適応

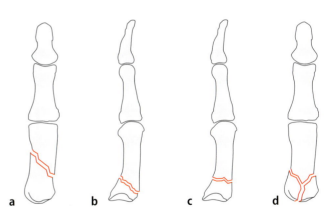

図 1.16-2a–d この進入法は，母指中手骨の関節外骨折（**a–c**），第1手根中手（CM）関節の関節周囲骨折（**d**）に適応がある．また母指CM関節の関節固定にもよい適応である．

3　外科解剖

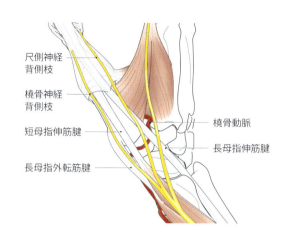

図 1.16-3　皮下組織では，橈骨神経背側感覚枝の背尺側部と背橈側部を保護しなければならない．手術進入は，長母指伸筋（EPL）腱と短母指伸筋（EPB）腱の間より入る．橈骨動脈は大菱形骨を横切っている．

4　皮切

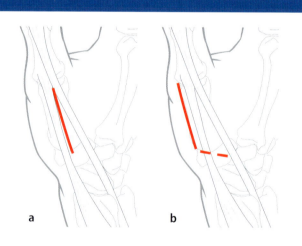

図 1.16-4a–b　直線上の皮切を EPL と EPB 間に第1中手骨全長にわたって置く（**a**）．代替法として，EPB の橈側に皮切を置き，さらに近位側に拡大する場合は，尺側方向に曲げる（**b**）．橈骨神経背側感覚枝と縦走静脈を確実に同定し保護する．

腱膜切開

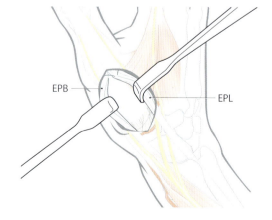

図 1.16-5　EPL 腱と EPB 腱の間で腱膜を切開し，腱を別方向へ牽引する．

4 皮切（つづき）

腱膜切開の代替法

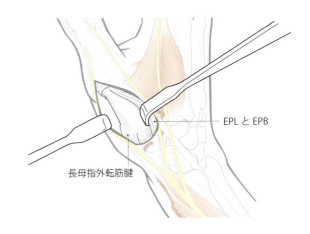

図 1.16-6　より橈側の皮切を選択した場合は，EPB の橈側で腱膜を切開し，両方の腱を尺側に牽引する．

関節包切開

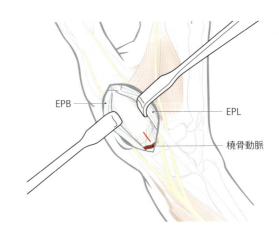

図 1.16-7　関節内骨折，あるいは関節固定の際は，母指 CM 関節の関節包切開が必要となる．

5 閉創

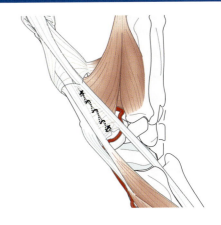

図 1.16-8　EPB 腱と EPL 腱の間の腱膜は，複数の細かいマットレス縫合か連続縫合にて修復する．

5 閉創（つづき）

Pearl：骨膜の挙上

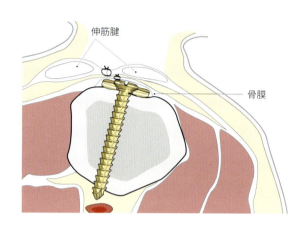

図 1.16-9　展開時にできるだけ骨膜を挙上して，閉創時にインプラントを骨膜で覆うことにより伸筋腱とインプラントの接触を最小限にできる．腱は骨膜上を滑走するため，さらなる損傷を抑える．

動画

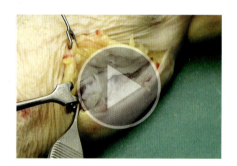

動画 1.16-1　母指中手骨への背側進入法．

1.17 第2中手骨に対する背橈側進入法

1 手術進入法

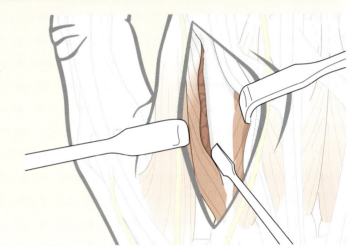

図 1.17-1 第2中手骨への外傷は背橈側進入法で治療できる．

2 適応

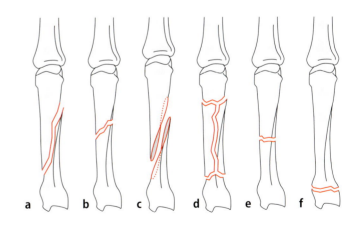

図 1.17-2a-f 背橈側進入法は，第2中手骨骨幹部の斜骨折（**a-b**），螺旋骨折（**c**），多骨片骨折（**d**），横骨折（**e**），骨幹端の同様の骨折（**f**）に適応がある．骨折後の変形癒合に対する矯正骨切り術にも用いることができる．

3 外科解剖

図 1.17-3 第2中手骨の背側面は，示指の2本の伸筋腱が手関節の中心に向かい，やや斜めに走行するため，容易に展開することができる．感覚神経枝と縦走静脈を保護しなければならない．

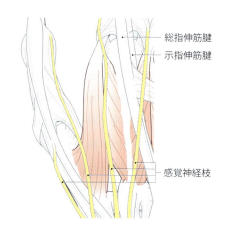

4 皮切

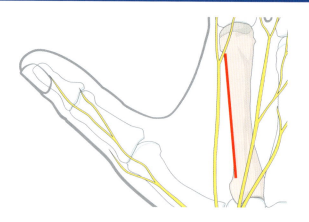

図 1.17-4 直線上の縦皮切を第2中手骨の背橈側に置く．

伸筋腱の牽引

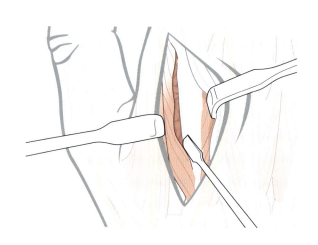

図 1.17-5 伸筋腱は尺側方向に，周囲の疎な結合組織とともに牽引する．必要に応じて，背側骨間筋を骨から骨膜下に部分的に剝離する．

4　皮切（つづき）

Pitfall：筋の完全剥離を避ける

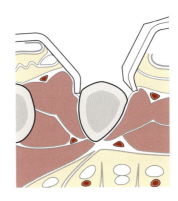

図 1.17-6　筋を完全に剥離せず掌側組織の損傷を避ける．Hohmann 鉤よりも短い，鈍なレトラクター（Langenbeck）を使用する．

5　閉創

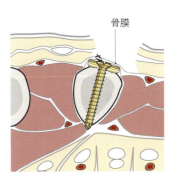

図 1.17-7　可能な限り骨膜でインプラントを覆う．これにより伸筋腱とインプラントの接触を最小限にできる．

動画

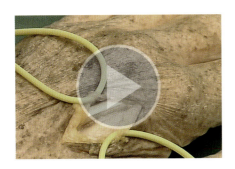

動画 1.17-1　第 2 中手骨への背橈側進入法．

1.18　第5中手骨に対する背側進入法

1　手術進入法

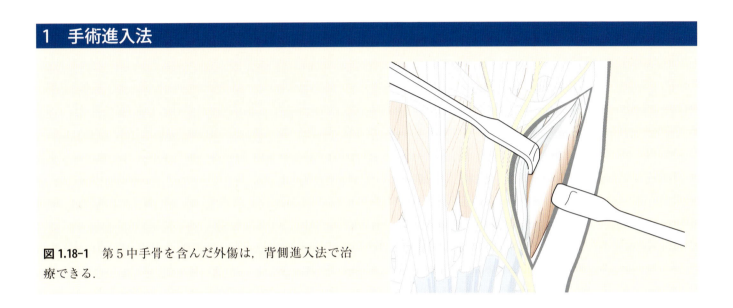

図1.18-1　第5中手骨を含んだ外傷は，背側進入法で治療できる．

2　適応

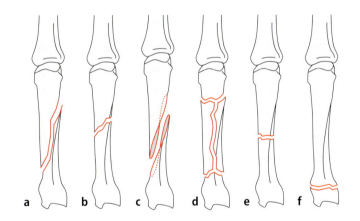

図1.18-2a–f　背側進入法は，第5中手骨骨幹部の斜骨折(**a–b**)，螺旋骨折(**c**)，多骨片骨折(**d**)，横骨折(**e**)，骨幹端の同様の骨折(**f**)に適応がある．骨折後の変形癒合に対する矯正骨切り術にも用いることができる．

3　外科解剖

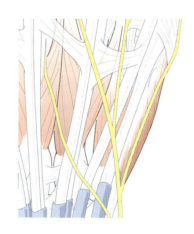

図 1.18-3　小指の伸筋腱は手関節の中心に向かい，収束する．尺骨神経の背側感覚枝と縦走静脈を保護しなければならない．

4　皮切

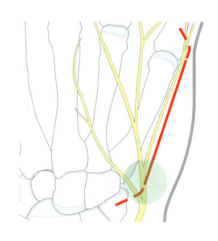

図 1.18-4　直線上の縦皮切を第5中手骨の背尺側に置く．皮切は近位と遠位へ斜め方向に拡大できる．尺側神経の背側感覚枝は，皮切の近位1/3で特に損傷されやすい．

伸筋腱の牽引

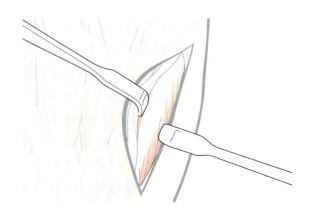

図 1.18-5　伸筋腱は橈側方向に，周囲の疎な結合組織とともに牽引する．

4　皮切（つづき）

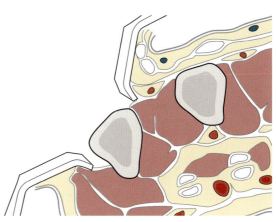

図 **1.18-6**　必要に応じて，小指外転筋と対立筋を骨膜下に部分的に剥離する．

Pitfall：筋の完全剥離を避ける

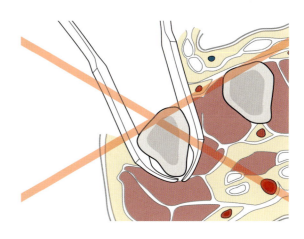

図 **1.18-7**　筋をすべて剥離せず掌側組織の損傷を避ける．Hohmann 鉤より短い，鈍なレトラクター（Langenbeck）を使用する．

5 閉創

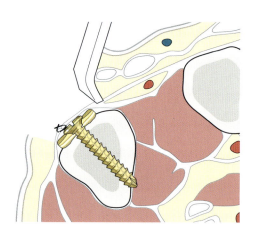

図 1.18-8 可能な限り骨膜でインプラントを覆う．これにより伸筋腱とインプラントの接触を最小限にできる．腱間結合を切離した場合は，修復すべきである．

動画

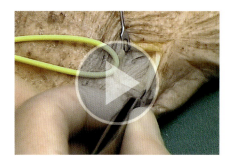

動画 1.18-1 第5中手骨への背側進入法．

1.19 第5中手骨基部に対する背尺側進入法

1 手術進入法

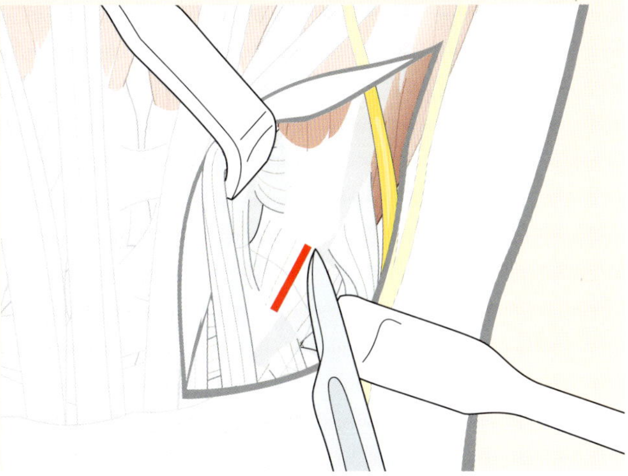

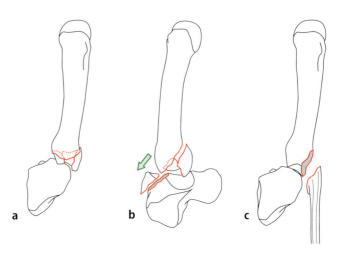

図 1.19-1 第5中手骨基部を含んだ外傷は，背尺側進入法で治療できる．

2 適応

図 1.19-2a–c この進入法は，以下の骨折型に適応がある．
a 第5中手骨基部の関節内骨折
b 第5手根中手関節の脱臼骨折
c 尺側手根伸筋腱の裂離骨折

この進入法は稀ではあるが，転位した第5中手骨基部関節外骨折にも使用できる．さらには，中手骨骨頭下骨折に対する髄内K-ワイヤ固定の際のK-ワイヤ刺入のための短い皮切にも使う．

3　外科解剖

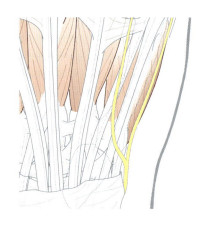

図 1.19-3　小指の伸筋腱は手関節の中心に向かい，収束する．尺骨神経の背側感覚枝と縦走静脈を保護しなければならない．尺側手根伸筋腱の付着部は第5中手骨基部尺側にある．

4　皮切

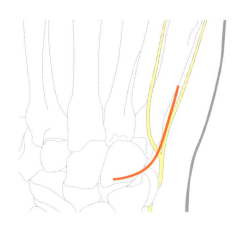

図 1.19-4　曲線状の皮切を使用する．第5中手骨の背尺側辺縁上では中手骨に平行で，有鉤骨上で橈側に曲げる．

伸筋腱の牽引

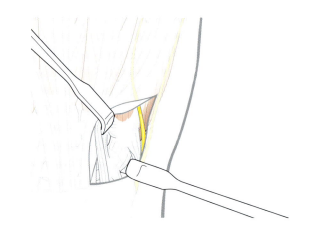

図 1.19-5　伸筋腱は橈側方向に，周囲の疎な結合組織とともに牽引する．尺骨神経背側感覚枝は尺側に，可能なら尺側手根伸筋腱とともに牽引する．

4 皮切（つづき）

関節包切開

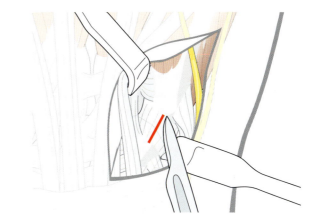

図 1.19-6 関節包切開は関節内骨折の症例で行う．多くの症例では関節包はすでに裂けており，そこから拡大できる．

Pearl：皮下注射針を用いた目印

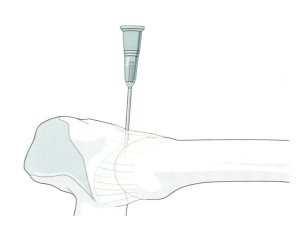

図 1.19-7 関節包切開が必要なければ，スクリューでの不注意による損傷を防ぐために皮下注射針か小さなK-ワイヤを用いて関節位置の目印とする．

動画

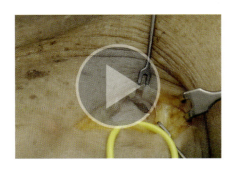

動画 1.19-1 第5中手骨基部への背尺側進入法．

第2部
症例

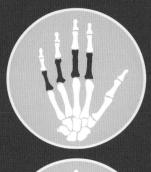
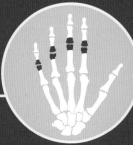
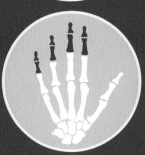
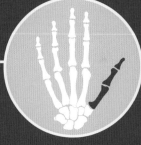
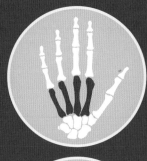
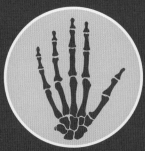

2 基節

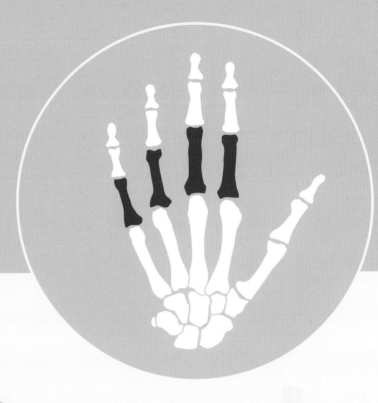

2.1 基節,基部関節内骨折— LCP T-プレートと骨移植による治療

1 症例の説明

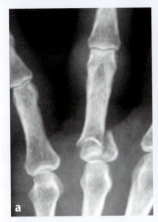
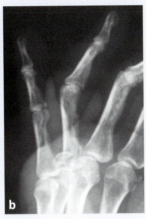

図 2.1-1a–b　59歳女性,退職した教師.強盗ともみ合って受傷し,環指基節関節内多骨片骨折と診断された.X線正面像と斜位像で基節基部の骨折を認める.

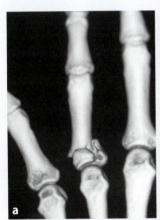
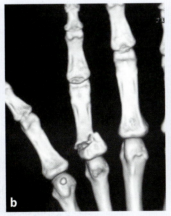
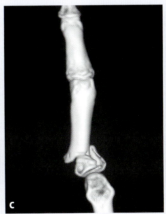
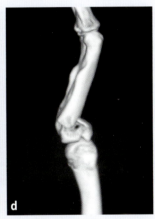

図 2.1-2a–d　3DCTで,複雑骨折がさらに認められた.

2 適応

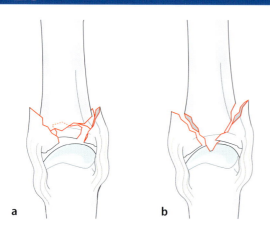

図 2.1-3a–b 軸圧による垂直圧迫力が指に働いたとき，多骨片の関節内骨折がおこる．これらの骨折は非常に不安定である．一般的には，中央に嵌入した多骨片骨折（**a**）を含むか，あるいは，T型やY型の骨折形状（**b**）を示す．早期運動と変形性関節症のリスクを減らすために安定性を維持できる固定法が望ましい．

3 術前計画

手術器具

- LCP モジュラーハンドセット 2.0
- 0.8 mm K-ワイヤ
- 自家骨採骨用器具

患者の準備と肢位

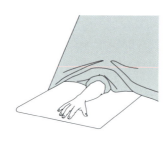

図 2.1-4 手台に前腕を回内位に置く．未滅菌空気止血帯を装着する．予防的抗菌薬投与はオプションである．

〔訳注：予防的抗菌薬投与は日本整形外科学会の『骨・関節症術後感染予防ガイドライン 2015』で，GradeA の推奨とされている〕

4 手術進入法

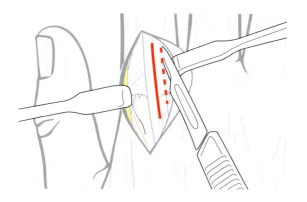

図 2.1-5 背側進入法を用いた〔p.5 参照〕．

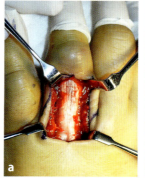 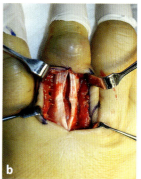

図 2.1-6a–b 術中写真．伸筋腱に正中切開を加え，腱中央部を分割して進入した．

5 整復

直接的整復

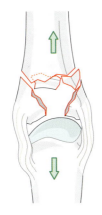

図 2.1-7 中央に嵌入した骨片には軟部組織が付着していないため、嵌入骨片は靱帯性整復（ligamentotaxis）では整復できない。そのため直接的整復が必要となる。嵌入骨折を固定するコツは、関節面をできる限り正常の位置に戻すことであり、骨移植と内固定で支持する。

嵌入骨片整復

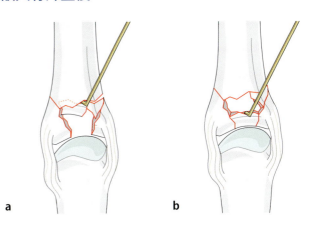

図 2.1-8a–b K-ワイヤやデンタルピックを用いて、嵌入骨片を整復し、指骨関節面の適合性を確実にするようテンプレートとした中手骨骨頭に向かって押しつける。軟骨面の段差が1mm以上残存する場合は変形性関節症となるであろう。

骨幹端の海綿骨は圧縮されているため、嵌入骨片整復により欠損部が生じる。これは2つの理由で骨折部を危険にする。
- 骨折部が非常に不安定になり、骨片が再転位する（陥没）。
- 骨折治癒が遅れる。

そのため、欠損部に橈骨遠位端から採取した海綿骨を充填する。

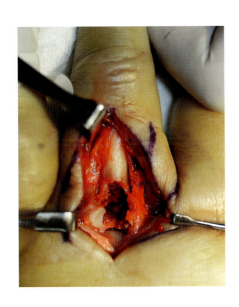

図 2.1-9 患指の嵌入した関節面の整復後に欠損が認められた。

5　整復 （つづき）

骨移植

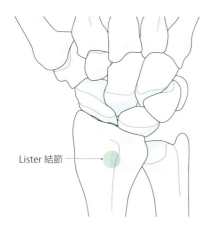

図 2.1-10　橈骨遠位より移植骨を採取する．採骨に安全で最適な部位は Lister 結節近位部のやや橈側である．

採骨

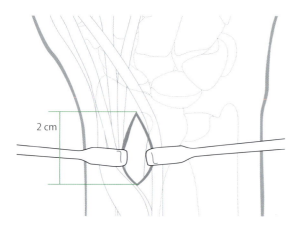

図 2.1-11　Lister 結節から近位に約 2 cm の縦皮切を置く．第 2 コンパートメントの腱を橈側に，長母指伸筋腱を尺側方向に牽引する．

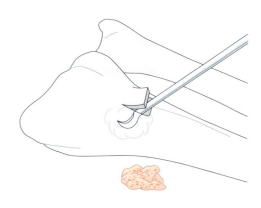

図 2.1-12　開窓する四角形の 3 か所をノミで切り，橈骨背側皮質をフラップとして挙上する．海綿骨を採取したあとに蓋を閉め骨膜を縫合し閉創する．

5 整復 （つづき）

移植骨の圧迫

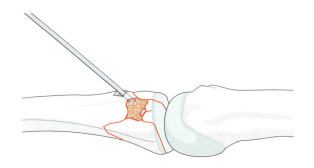

図 2.1-13　骨片打ち込み器で，骨折部に生じた間隙に移植骨を圧迫充填する．X線透視装置で整復を確認する．

6 固定

プレートの選択と設置

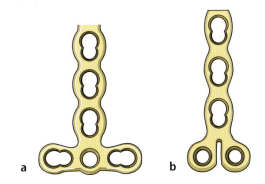

図 2.1-14a–b　適切な LCP T-プレート(**a**)あるいは(T型)LCP コンディラープレート(**b**)を選択する．プレートは指骨の背側に置き，できるだけ近位で，関節と干渉しないようにする．プレートが骨幹部の長軸中央にあることを確かめる．この患者では，LCP T-プレート 2.0 を用いる．

6 固定 （つづき）

T型とY型関節内骨折に対するプレートのベンディングと成形

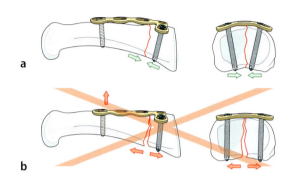

図 2.1-15a–b　基節の背側面はゆるやかな凸状をしている．このため，T型やY型の関節内骨折では，プレートは骨形状よりも少しオーバーベンディングすることにより，スクリューを締めると反対側の皮質に圧迫が加わり，すべての骨折面に均等な圧迫が加わる（a）．この指骨基部の凸面と形状に対してプレートが適切に成形されないと，スクリューを締めることで骨折部が開大し，反対側の皮質にギャップができてしまうことになる（b）．

プレートのオーバーベンディングは大きな骨片をもつ骨折のみに適応があり，小さな多骨片骨折には整復位が損なわれたり，崩れたりするため，用いられない．

多骨片関節内骨折に対するプレートのベンディングと成形

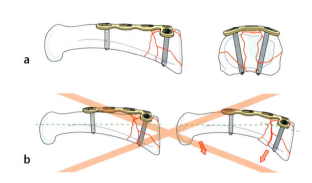

図 2.1-16a–b　多骨片骨折では，プレートを骨に完全に合うように成形することが重要である（a）．整復が損なわれるため，スクリュー締結により圧迫力も離開力も生じてはならない（b）．

Pitfall：角状変形

プレートを過度に曲げると，矢状面で多骨片部に圧迫力が加わり，指が角状変形をきたす．

近位スクリュー孔のドリリング

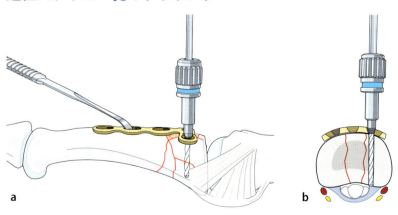

図 2.1-17a–b　ロッキングヘッドスクリューを使用する場合，ネジ付きドリルガイドを使用し，1.5 mmドリル先（2.0 mmスクリュー用）を用い，プレートの横軸部分の最初のスクリュー孔を注意深くドリリングする．同じように横軸部分の2番目の孔をドリリングする．

6 固定 （つづき）

Pitfall：腱と血管

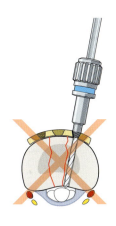

図 2.1-18　屈筋腱，指動脈，指神経を損傷しないよう注意する．

近位スクリュー長の計測

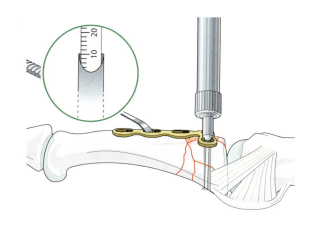

図 2.1-19　デプスゲージを用いてスクリュー長を決定する．

スクリューの選択

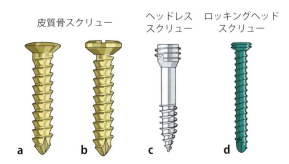

図 2.1-20a-d　骨折治療のためのスクリューは各種あり，適応や選択したプレートによってスクリューを選択できる．たとえば，セルフタッピング皮質骨スクリュー（a-b）はドリリング後にタッピングの必要なしにスクリュー挿入が可能である．ヘッドレススクリュー（c）は主に関節内骨折に使用され，ロッキングヘッドスクリュー（d）はロッキングホールのネジ切り部に噛み合わせることで角度安定性のあるプレート固定ができる．本書の図がスクリュー選択のガイドになるが，術者は特に推奨されているスクリューや手術で用いるインプラントの使用方法に常に精通しているべきである．

近位スクリューの挿入

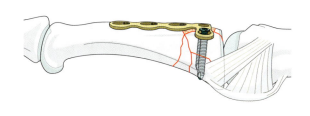

図 2.1-21　最初の近位スクリューを挿入する．スクリューが対側皮質を確実にとらえるようにして，屈筋腱がとおる線維・骨性管には突出しないようにする．同じ方法で，プレートの横軸の部分の対側端に2本目のスクリューを挿入し，両方のスクリューを交互に締めていく．

6 固定 （つづき）

Pitfall：スクリューの収束

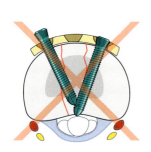

図 2.1-22 プレートの横軸部分のスクリュー同士の先端の衝突や関節への穿孔を避けなければならない．

遠位スクリューのドリリング

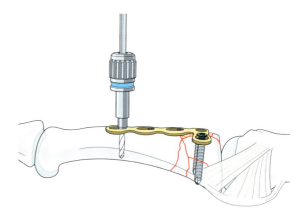

図 2.1-23 ネジ付きドリルガイドと1.5 mmドリル先を用いプレートの遠位端に（軸方向圧迫用のコンプレッションホールではない）中和スクリュー孔を作成する．ここで示すように，最遠位のプレート穴にはロッキングヘッドスクリューも挿入できる．多骨片骨折では，偏心性のドリリングによる軸方向の圧迫は推奨されない．

遠位スクリュー長の計測

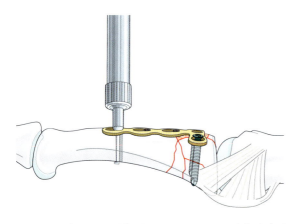

図 2.1-24 デプスゲージを用いてスクリュー長を決定する．

遠位スクリューの挿入

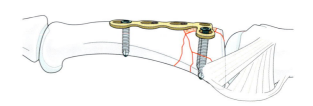

図 2.1-25 2.0 mmのセルフタッピングスクリューを挿入して締めていく．ドリリングは中和位置で行っているためスクリューを締めていく際の軸方向の圧迫はかからない．

6　固定 （つづき）

固定の完了

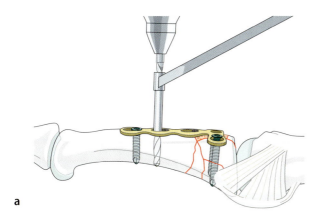
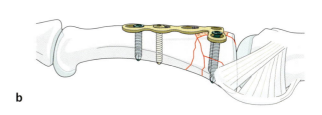

図 2.1-26a–b　固定を完了するため，より近位骨幹部にもう1本のスクリューのためのドリリングを行い（**a**），通常のスクリュー（ロッキングヘッドスクリューではない）を中和位置で挿入する（**b**）．通常の皮質骨スクリューで固定する場合は，通常のドリルスリーブを使用する．

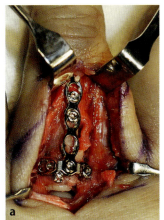
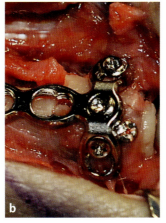

図 2.1-27a–b　骨折部の固定は背側設置の LCP T-プレート 2.0 を用いる（**a**）．整復保持をサポートするため，骨片間圧迫のスクリューも関節面を含んだ骨片を横切って挿入されていることに注意する（**b**）．

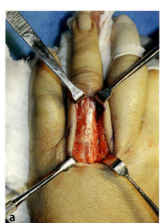
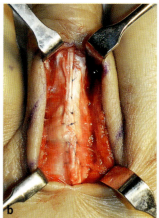

図 2.1-28a–b　伸展機構を注意深く修復する．

2.1　基節，基部関節内骨折—LCP T-プレートと骨移植による治療

6　固定（つづき）

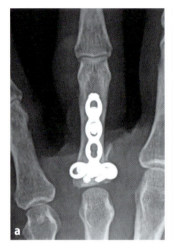
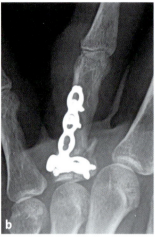

図 2.1-29a–b　術後 X 線．正面像と斜位像．

7　リハビリテーション

術後ケア

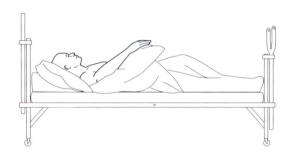

図 2.1-30　腫脹軽減のため，ベッド上にいる間は枕を使用し，手を心臓より高い位置に置く．移動する際には三角巾などで腕が心臓より高い位置になるよう固定する．

経過観察

創部観察のために 2～5 日後に診察する．10 日後に抜糸し，X 線で二次的な転位がないことを確認する．

機能訓練

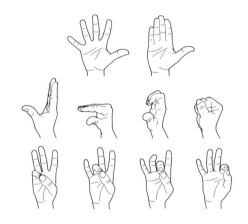

図 2.1-31　疼痛と腫脹が緩和するに従い，早期に指の自動可動域訓練（6-パック運動）を緩やかに開始する．患者には運動の重要性を強調し，セラピストの指導のもとにリハビリテーションを行う．

8 術後経過

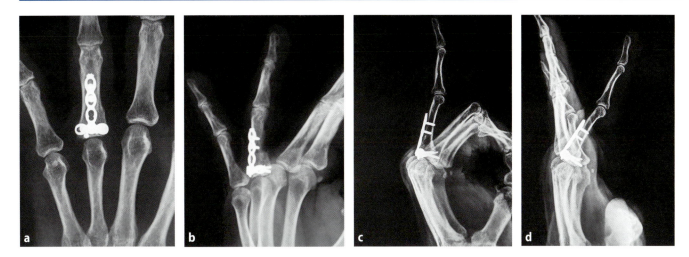

図 2.1-32a–d　4 年後の経過観察時の X 線正面像と側面像.

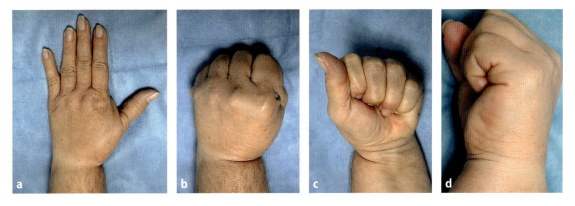

図 2.1-33a–d　関節面の解剖学的整復が得られ，機能回復も優良であった.

2.2　基節，基部関節内骨折—ミニコンディラープレートと骨移植による治療

1　症例の説明

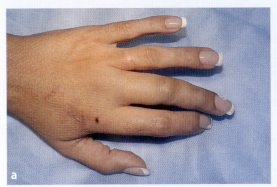
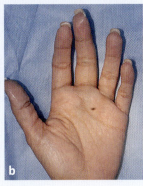
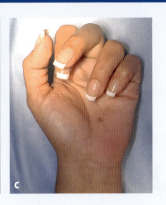

図 2.2-1a–c　37歳女性の建築家が左中指に直達外傷を受けた．臨床的外観は屈曲，回旋変形を認めた．

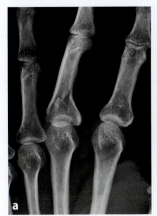
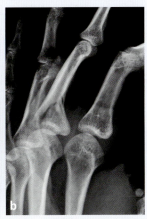

図 2.2-2a–b　X線斜位像と側面像で，多骨片関節内骨折が明らかになった．

2　適応

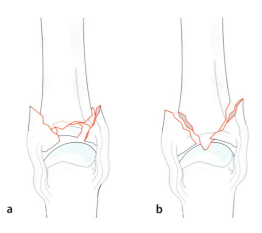

図 2.2-3a-b　軸圧による垂直圧迫力が指に働いたとき，多骨片の関節内骨折がおこる．これらの骨折は非常に不安定である．一般的には，中央に嵌入した多骨片骨折(**a**)を含むか，あるいは，T型やY型の骨折形状(**b**)を示す．早期運動と変形性関節症のリスクを減らすために安定性を維持できる固定法が望ましい．

3　術前計画

手術器具

- モジュラーハンドセット 1.5
- ミニコンディラープレート 1.5
- 0.8 mm K-ワイヤ
- 先端鋭の整復用鉗子
- 自家骨採骨用器具

患者の準備と肢位

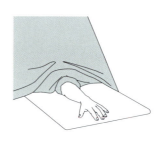

図 2.2-4　手台に前腕を回内位に置く．未滅菌空気止血帯を装着する．予防的抗菌薬投与はオプションである．
〔訳注：p.108 参照〕

4　手術進入法

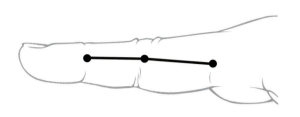

図 2.2-5　軸正中（正側方）進入法を用いた〔p.9 参照〕.

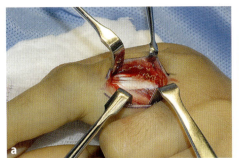
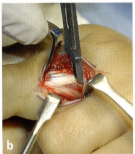

図 2.2-6a-b　総指伸筋腱と側索の境界を同定する.

5　整復

直接的整復

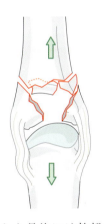

図 2.2-7　中央に嵌入した骨片には軟部組織が付着していないため，靱帯性整復（ligamentotaxis）では整復できない．そのため直接的整復が必要となる．嵌入骨折を固定するコツは，関節面をできる限り正常の位置に戻すことであり，骨移植と内固定で支持する．

嵌入骨片整復

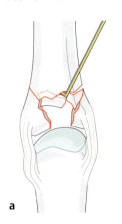
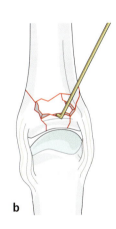

図 2.2-8a-b　K-ワイヤやデンタルピックを用いて，嵌入骨片を整復し，指骨関節面の適合性を確実にするようテンプレートとした中手骨骨頭に向かって押しつける．軟骨面の段差が 1 mm 以上残存する場合は変形性関節症となるであろう．

骨幹端の海綿骨は圧縮されており，嵌入骨片整復により欠損部が生じる．これは 2 つの理由で骨折部を危険にする．
- 骨折部が非常に不安定になり，骨片が再転位する（陥没）．
- 骨折治癒が遅れる．

そのため，欠損部に橈骨遠位端から採取した海綿骨を充填する．

5 整復 (つづき)

骨移植

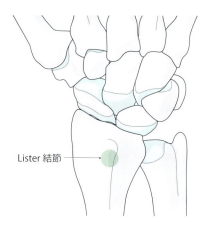

図 2.2-9　橈骨遠位より移植骨を採取する．採骨に安全で最適な部位は Lister 結節近位部のやや橈側である．

採骨

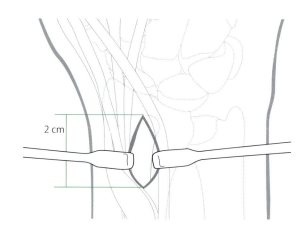

図 2.2-10　Lister 結節から近位に約 2 cm の縦皮切を置く．第 2 コンパートメントの腱を橈側に，長母指伸筋腱を尺側方向に牽引する．

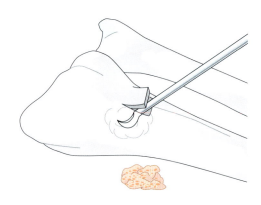

図 2.2-11　開窓する四角形の 3 か所をノミで切り，橈骨背側皮質をフラップとして挙上する．海綿骨を採取したあとに蓋を閉め骨膜を縫合し閉創する．

5 整復 （つづき）

移植骨の圧迫

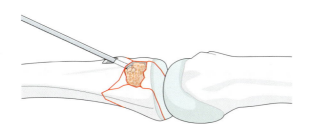

図 2.2-12 骨片打ち込み器で，骨折部に生じた間隙に移植骨を圧迫充填する．X 線透視装置で整復を確認する．

選択肢：K-ワイヤ

この時点で，必要であれば 1 本の K-ワイヤで仮固定してもよい．

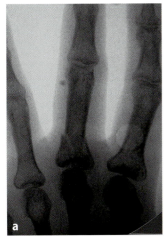
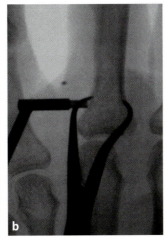

図 2.2-13a-b 整復操作の術中透視画像．
a 牽引した位置での術中写真では，不完全な関節面整復が認められる．
b 先端鋭の整復用鉗子による骨折の解剖学的整復．

6 固定

プレートの選択

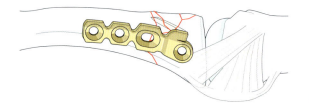

図 2.2-14　この患者では，ミニコンディラープレートを選択した．

ドリル孔の位置の決定

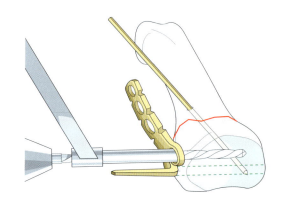

図 2.2-15　最初のドリル孔の位置を決定するためにプレートを裏返してテンプレートとして使用すると非常に便利である．

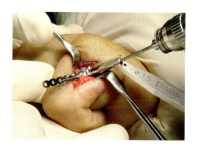

図 2.2-16　正しいドリル孔の位置を決定するためにテンプレートとしてプレートを使用する．

プレートの調整

基節の長さに合うようにプレートの長さを合わせる．腱に傷害をもたらすような尖った角をなくす．プレートには骨折部から近位と遠位で最低2穴を固定できるようにする．スクリューを挿入しない1つのプレート穴が骨折部上にくることが多い．骨幹部に最低2本のスクリューを挿入すべきである．

Pearl：横にブレードを切る

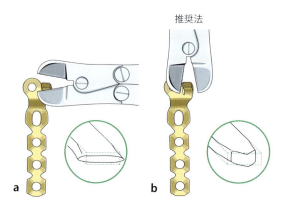

図 2.2-17a-b　ブレードをフラット面で切った場合，図のように押しつぶされてほんの少しだけ横に広がる(**a**)．これにより最大幅が1.5 mm より少しだけ広くなりドリルされた1.5 mm 穴に合わなくなる可能性がある．そこで，ブレードは（歪みをより少ない範囲にするため）フラット面の垂直方向に切るようにする．結果として断端は矢のような形状になる(**b**)．

6 固定 （つづき）

プレートの成形

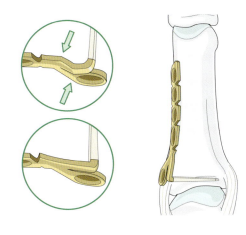

図 2.2-18 プレート成形のためにペンチを用い，基節基部の解剖学的形状にぴったりと合うようにする．プレートは顆部骨折用にデザインされ顆部周囲に合うように前もって成形されている．より曲がりの少ない基節基部の形に適合させなければならない．

ドリリング

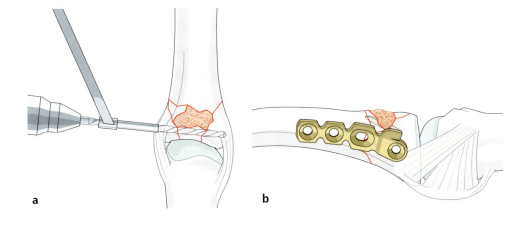

図 2.2-19a–b プレートのブレード部の通り道として，関節面に隣接し基節基部を貫く横孔を 1.5 mm でドリリングする（**a**）．プレートの最近位のスクリュー孔に十分なスペースを残すために，ドリル孔は十分背側に作成する必要がある（**b**）．

ブレード長の計測

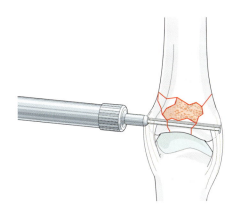

図 2.2-20 デプスゲージを用いてドリル孔の長さを計測する．決定した長さにブレードを切り，ドリル孔をちょうどよい長さで埋めるようにする．

6　固定　(つづき)

プレート設置

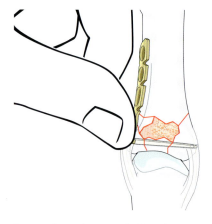

図 2.2-21　ドリル孔にブレードを挿入する．プレートが完全に差し込まれるまで母指で愛護的に押し込む．

プレートを骨幹部に沿わせる

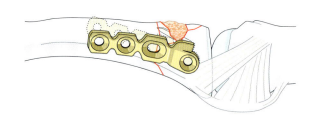

図 2.2-22　最初の（遠位）スクリューを挿入する前に，プレートを回旋させて，プレートが矢状面で指骨骨幹部に合っていることを確かめる．

遠位孔のドリリング

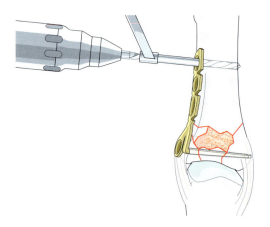

図 2.2-23　1.1 mm ドリル先を用いてプレートの遠位端のスクリュー孔に最初のスクリューの準備をする．多骨片骨折では，偏心性のドリリングによる軸方向の圧迫は推奨されない．

遠位スクリューの挿入

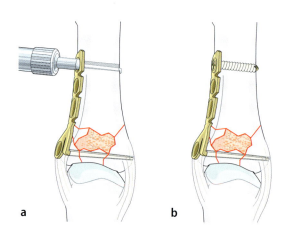

a　　　　　　　b

図 2.2-24a-b　スクリューの長さを計測して 1.5 mm のセルフタッピングスクリューを挿入する．ドリリングは中和位置であるため，スクリューを締めても軸方向の圧迫はかからない．

6 固定 （つづき）

近位スクリューの挿入

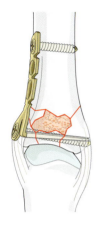

図 2.2-25　続いて近位スクリューを中和位置に挿入する．スクリューは確実に対側皮質をとらえるように挿入する．運動時の摩擦により靱帯損傷がおこりうるため，対側皮質からのスクリューの突出を避けるように注意する．

固定の完了

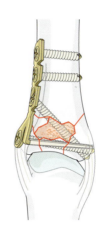

図 2.2-26　固定を完了するために骨幹部のプレート穴の中和位置にさらにスクリューを挿入する．状況によっては，固定の安定性向上の目的で楕円形の穴に斜め方向のスクリューを挿入することもできる．

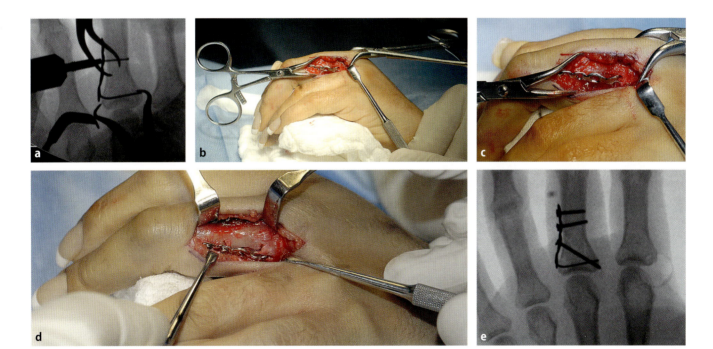

図 2.2-27a-e　プレート設置の術中透視画像（a-d）．術中 X 線像は，プレートの楕円形の穴に斜めに挿入したスクリューを示す（e）．このスクリューは確実に指骨基部の対側皮質をとらえる位置に挿入すべきである．

7 リハビリテーション

術後ケア

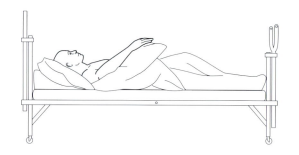

図 2.2-28 腫脹軽減のため，ベッド上にいる間は枕を使用し，手を心臓より高い位置に置く．移動する際には三角巾などで腕が心臓より高い位置になるよう固定する．

経過観察

創部観察のために 2〜5 日後に診察する．10 日後に抜糸し，X 線で二次的な転位がないことを確認する．

機能訓練

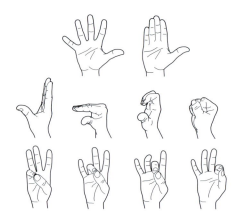

図 2.2-29 疼痛と腫脹が緩和するに従い，早期に指の自動可動域訓練(6-パック運動)を緩やかに開始する．患者には運動の重要性を強調し，セラピストの指導のもとにリハビリテーションを行う．

8 術後経過

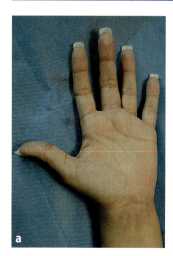
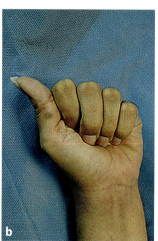

図 2.2-30a-b 1 年後の経過観察時では，正常な解剖学的アライメントが保たれ，良好な機能を示している．

2.3 基節，基部剪断骨折—
ラグスクリューによる治療

1 症例の説明

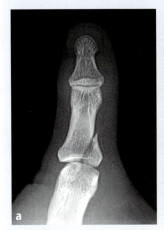
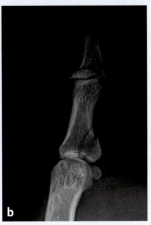

図 2.3-1a-b 33歳男性，工業エンジニア．スポーツ中に右母指（他部位損傷もあり）基節基部の複雑な垂直剪断型骨折を受傷した．X線正面および斜位像で母指剪断型骨折がみられる．

2 適応

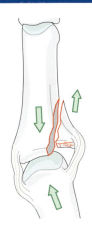

図 2.3-2 この骨折の機序は圧迫と剪断力の混合である．患者は角状変形と回旋変形を伴うことが多い．

3　術前計画

手術器具

- モジュラーハンドセット 1.5 と 2.0
- 1.3 mm か 1.5 mm と 2.0 mm スクリュー
- 0.8 mm K-ワイヤ
- 先端鋭の整復用鉗子

患者の準備と肢位

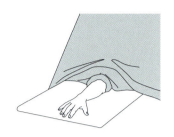

図 2.3-3　手台に前腕を回内位に置く．未滅菌空気止血帯を装着する．予防的抗菌薬投与はオプションである．
〔訳注：p.108 参照〕

4　手術進入法

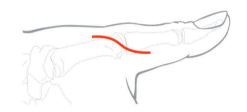

図 2.3-4　背尺側進入法を用いた〔p.67 参照〕．

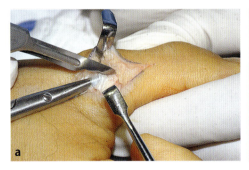
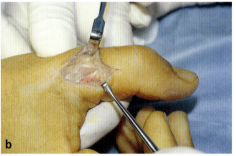

図 2.3-5a-b　術中の透視画像で，骨折部の位置を確認し，伸筋腱と母指内転筋筋膜の間から進入することにした．

5　整復

靭帯性整復

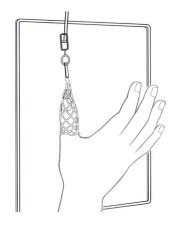

図 2.3-6　通常，骨折はフィンガートラップで牽引することで整復できる．

直接的整復

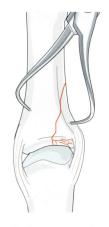

図 2.3-7　より正確な整復のため，小さな先端鋭の整復用鉗子を用いて愛護的に骨折部を操作する．過度の力を加えると骨折部が壊れてしまう．透視装置を用いて整復位を確認する．慢性的な不安定性あるいは外傷後関節症を予防するために解剖学的整復が重要である．

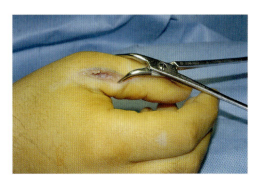

図 2.3-8　先端鋭の整復用鉗子を用いて直接的整復が行われた．

6　固定

K-ワイヤによる仮固定

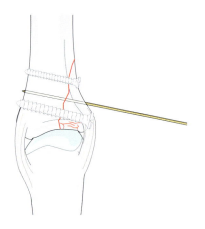

図 2.3-9　K-ワイヤ刺入により骨片を仮固定する．のちのスクリュー固定を阻害しないように注意する．

スクリュー設置

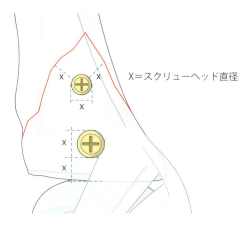

図 2.3-10　スクリューを骨片頂部や軟骨下骨に近づけすぎないようにする．骨折線からの距離は少なくともスクリューヘッド径と同じ長さになるようにする．スクリューの長さは対側皮質を貫通し，とらえる適切な長さでなくてはならない．

スクリューサイズの選択

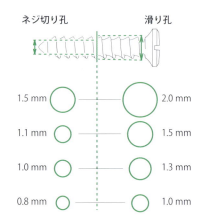

図 2.3-11　使用するスクリュー径の適合サイズは，骨片のサイズと骨折の形状により決定される．さまざまなスクリュー用の滑り孔(gliding hole)やネジ切り孔(thread hole)用のドリルサイズがある．

Pitfall：スクリュー長

適切な長さのスクリューが用いられていることを確認しなければならない．短すぎるスクリューはネジ切り部が対側皮質を適切にとらえられない．この問題はセルフタッピングスクリューを用いた際には，その先端の特徴のため固定性が不十分になる．長すぎるスクリューは軟部組織損傷，特に腱や神経血管束を傷害する危険性があり，セルフタッピングスクリューではカッティングフルートが特に危険で，フルートが対側の皮質骨表面から突出しないように十分注意しなければならない．

6 固定 （つづき）

ドリリングと別の仮固定法

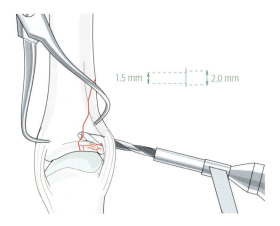

図 2.3-12 整復用鉗子を使用した状態で，2.0 mm スクリュー用の 2.0 mm ドリル先を用いて，できるだけ骨折面に対して垂直に滑り孔をドリリングする．2.0 mm ドリルスリーブ〔訳者注：2.0/1.5 ドリルスリーブの 1.5 mm ドリルスリーブ側〕を滑り孔にはめ込む．1.5 mm ドリル先を用いて反対側の骨片に対側皮質を確実に貫く長さになるようにネジ切り孔をドリルで作成する．K-ワイヤを使用しない場合は，整復位を仮に保持するためドリル孔にドリル先を置いておく．

遠位スクリューのドリリング

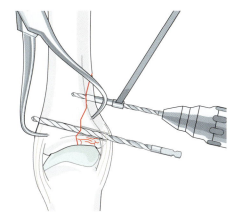

図 2.3-13 骨折線の遠位部頂点に近いところに 2 本目のラグスクリューの滑り孔をドリリングする．このスクリューも 1.3 mm スクリュー用の 1.3 mm のドリル先を用いて，できるだけ骨折面に垂直な位置に挿入すべきである．そして，対側皮質を確実に貫く長さになるように，対側骨片にネジ切り孔を 1.0 mm ドリル先でドリリングする．

近位スクリューの挿入

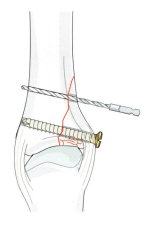

図 2.3-14 2 本目のドリル先をそのままにして，近位ラグスクリューを挿入する．このラグスクリューは完全には締めないようにする．スクリューは対側皮質を確実に貫く長さにすべきである．

遠位スクリューの挿入

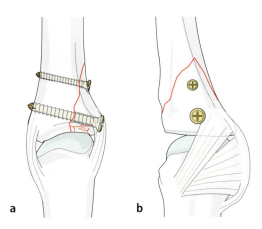

図 2.3-15a-b 次に遠位ラグスクリューを挿入する．このスクリューも対側皮質を確実に貫く程度の長さにすべきである．2 本のラグスクリューを交互に締めることで骨片が傾かないようにし，骨折面全体に均一な圧迫力がかかるようにする．透視下で確認し，整復は解剖学的でなければならない．骨折を転位させるように働く垂直方向の剪断力を相殺するために 2 本のスクリューを使用しなければならない．

6　固定　(つづき)

ラグスクリューの使用

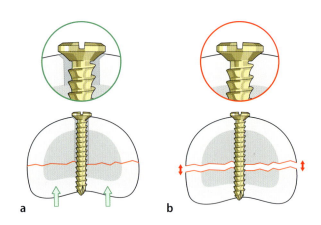

図 2.3-16a-b　手前の皮質に滑り孔，対側皮質にネジ切り孔を作成し，スクリューをラグスクリューとして確実に挿入する(**a**)．両方の皮質ともにネジ切り孔しか作成せずにスクリューを挿入する(ポジションスクリュー)と，骨片同士は離れたまま保持され，骨片間に圧迫が加わらない(**b**)．

Pitfall：ポジショニング

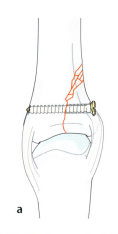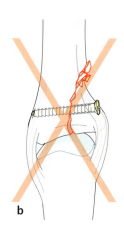

図 2.3-17a-b　小さな骨片では完璧なスクリューのポジショニングが必要である(**a**)．垂直の骨折線をもつ骨片は，剪断力を受ける可能性がある(**b**)．スクリューは小さな関節内骨片から骨幹部や基部骨片に向かって挿入され，完璧なスクリューの位置が保障されるべきである．1本のスクリューでは，リハビリテーションの際におこる回旋力や剪断力に耐えられないことが多いため注意する．

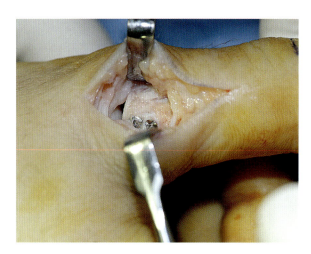

図 2.3-18　関節面は直視下に整復され2本のラグスクリューで固定された．1本は関節に沿って 2.0 mm を使用し，もう1本は 1.5 mm スクリューをより遠位に置いた．

6 固定 （つづき）

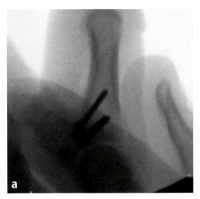
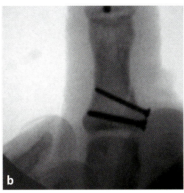

図 2.3-19a-b ラグスクリュー固定の術中 X 線像．

7 リハビリテーション

術後ケア

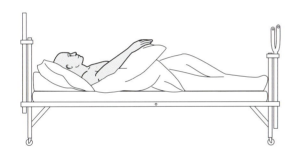

図 2.3-20 腫脹軽減のため，ベッド上にいる間は枕を使用し，手を心臓より高い位置に置く．移動する際には三角巾などで腕が心臓より高い位置になるよう固定する．

経過観察

創部観察のために2〜5日後に診察する．10日後に抜糸し，X線で二次的な転位がないことを確認する．

スプリント

強度の屈曲や把握運動からこのようなラグスクリュー固定を保護するために，術後早期は着脱可能なスプリントの使用を推奨する．

機能訓練

図 2.3-21 疼痛と腫脹が緩和するに従い，母指の伸展・屈曲運動を徐々に進める．患者には運動の重要性を強調し，セラピストの指導のもとにリハビリテーションを行う．

8　術後経過

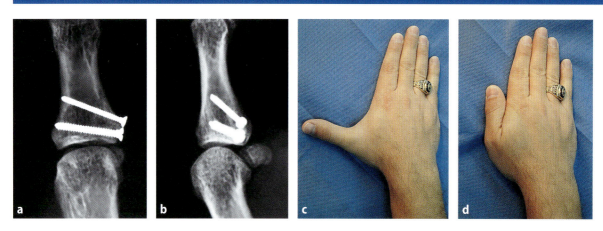

図 2.3-22a–d　術後6か月の経過観察時では，剪断骨折は癒合し良好な機能回復が得られていた．

2.4　基節，基部関節内開放骨折—ラグスクリューによる治療

1　症例の説明

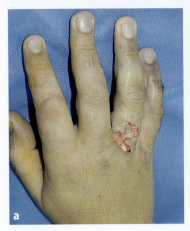
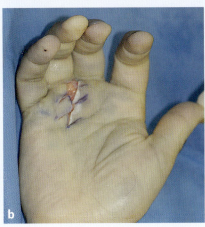
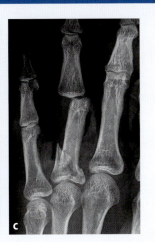

図 2.4-1a-c　37 歳男性，家電のセールスマン．洗濯機使用時の事故により，環指基節基部の複雑開放骨折と診断され，それに伴い閉鎖性の PIP 関節の脱臼を認めた．手の背側と掌側にはほぼ全周性の創がみられた．X 線像では PIP 関節脱臼を伴う基部関節内の多骨片複雑骨折を認めた．

2　適応

手の開放骨折はきわめて慎重なデブリドマンを必要とする．しかし，汚染の程度が限定的ならば，安定性を得るための内固定と創閉鎖も考慮できる．

多骨片骨折は通常，高エネルギー外傷（挫滅）によっておこるため，単独骨折であることは珍しい．軟部組織の傷害は多くの場合に腫脹，線維形成反応，最終的な硬直がおこる潜在的なリスクを伴っている．このような理由で，通常は，これらの傷害は観血的整復内固定（ORIF）で治療し，関節の硬直と腱癒着のリスクを減らし早期運動のための十分な固定性を得るようにする．

骨に作用する力によるが，2 種類の多骨片骨折がよくみられる．
- 小骨片の多骨片骨折
- 楔状骨折

2 適応（つづき）

小骨片の多骨片骨折

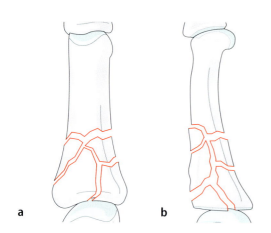

図 2.4-2a-b　血流が豊富な手でも，多骨片化した小骨片は骨片への軟部組織の付着が乏しいことを意味しており，生物学的に危険な状態にある．

楔状骨折

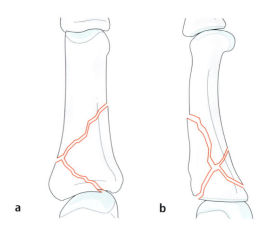

図 2.4-3a-b　多骨片の程度や形状は指にかかった力とエネルギーによる．ある症例では，外傷によって大きな楔状骨片が認められることがある．このような場合，血流は通常大きく障害されてはいない．

3 術前計画

手術器具

- モジュラーハンドセット 1.5 と 2.0
- 1.3 mm と 1.5 mm スクリュー
- 0.8 mm K-ワイヤ
- 先端鋭の整復用鉗子

患者の準備と肢位

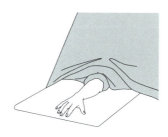

図 2.4-4　手台に前腕を回内位に置く．未滅菌空気止血帯を装着する．予防的抗菌薬投与はオプションである．
〔訳注：p.108 参照〕

4 手術進入法

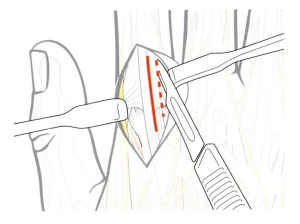

図 2.4-5　背側進入法を用いた〔p.5 参照〕.

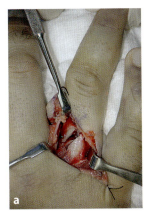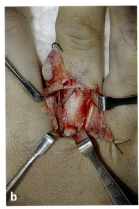

図 2.4-6a-b　創部をとおして背側進入を行った．部分的に切断されていた伸筋腱をとおして関節切開を行い，関節内骨折を整復した．

5 整復

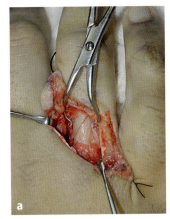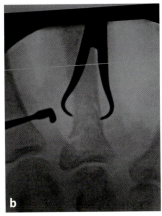

図 2.4-7a-b　斜めの骨折線を整復し，先端鋭の整復用鉗子で保持した．関節内の骨折部の開大も解剖学的に整復できた．

2.4　基節，基部関節内開放骨折—ラグスクリューによる治療

6 固定

ラグスクリューの使用

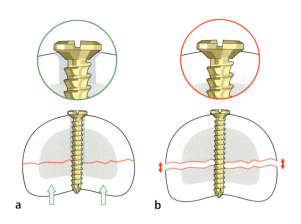

図 2.4-8a-b　手前の皮質に滑り孔，対側皮質にネジ切り孔を作成し，スクリューをラグスクリューとして確実に挿入する(**a**)．両方の皮質ともにネジ切り孔しか作成せずにスクリューを挿入する(ポジションスクリュー)と，骨片同士は離れたまま保持され，骨片間に圧迫が加わらない(**b**)．

ラグスクリュー固定

ラグスクリュー固定の一般的理論の多くは「2.3章　基節，基部剪断骨折—ラグスクリューによる治療」〔p.129参照〕を参考のこと．

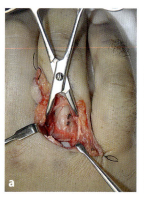 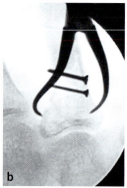

図 2.4-9a-b　最初に，1.3 mm と 1.5 mm のラグスクリュー1本ずつで長い斜骨折線の固定を行った．その後，先端鋭の整復用鉗子の位置を変えて基節基部骨片の解剖学的整復を行った．

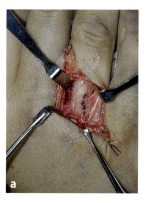 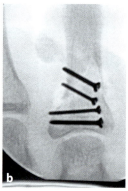 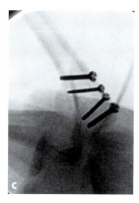

図 2.4-10a-c　2本のラグスクリューを追加し，関節面の骨片間圧迫が行われた．

7 リハビリテーション

弾性包帯固定

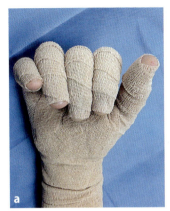
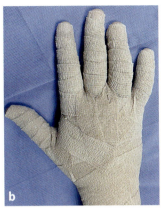

図 2.4-11a-b 伸筋腱を修復した．創閉鎖は全周性の瘢痕を予防するために小さな Z 形成術を加えた．手と指は術後の腫脹を最小限にして早期運動を促す目的で，弾性包帯固定を行った．

術後ケア

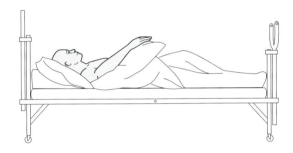

図 2.4-12 腫脹軽減のため，ベッド上にいる間は枕を使用し，手を心臓より高い位置に置く．移動する際には三角巾などで腕が心臓より高い位置になるよう固定する．

経過観察

創部観察のために 2〜5 日後に診察する．10 日後に抜糸し，X 線で二次的な転位がないことを確認する．

機能訓練

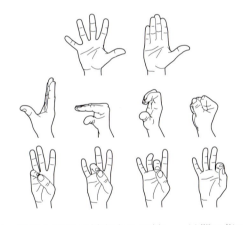

図 2.4-13 疼痛と腫脹が緩和するに従い，早期に指の自動可動域訓練(6-パック運動)を緩やかに開始する．患者には運動の重要性を強調し，セラピストの指導のもとにリハビリテーションを行う．

8 術後経過

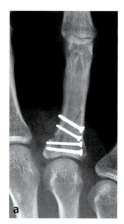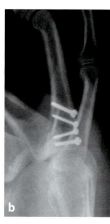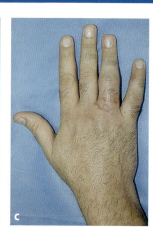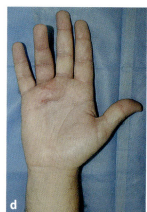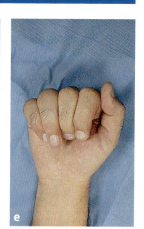

図 2.4-14a-e 術後2か月の経過観察では，X線像で骨折治癒がみられ機能的な可動域が得られていた．

2.5 基節，基部裂離骨折──引き寄せ締結法による治療

1 症例の説明

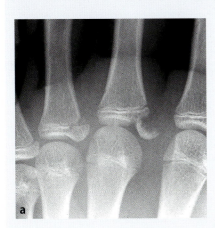
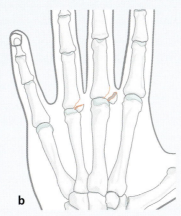

図 2.5-1a-b 17歳男性，高校のアメリカンフットボールのクォーターバック．試合中に左投球側の手を受傷した．中指と環指基部の側副靱帯を含む閉鎖性の裂離骨折を認めた．

2 適応

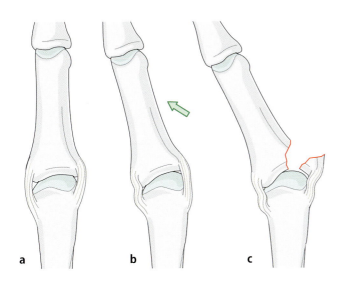

図 2.5-2a-c 裂離骨折は指に対する横方向（冠状面）への力で発生し，側副靱帯に急激な緊張を与える．靱帯は通常，骨よりも強靱であり，靱帯がその付着部の裂離骨折をきたす．裂離骨折により，大きな関節動揺性がおこる．

骨折が転位していない場合は通常，保存療法の適応である（例：隣接指テープ固定）．しかし，転位した骨折では内固定を行わなければならない．

143

2 適応（つづき）

テンションバンドの原則

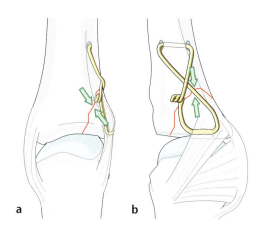

図 2.5-3a–b テンションバンドは伸張力を圧迫力に変換するものである．多骨片骨折ではテンションバンドによる治療は禁忌である．この症例では，テンションバンドは静的モードで使用される．この骨折に対する引き寄せ締結法（tension band wiring）は有効性が認められ，通常は良好な結果をもたらす．この方法の利点は軟部組織への傷害が最小限であり，骨片を粉砕するリスクも少ないことである．

3 術前計画

手術器具

- 0.6 mm 締結用軟鋼線
- 0.8 mm K-ワイヤ
- 注射針
- X 線透視装置

システム，インプラント，手術器具のサイズは骨に応じてさまざまである．

患者の準備と肢位

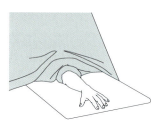

図 2.5-4 手台に前腕を回内位に置く．未滅菌空気止血帯を装着する．予防的抗菌薬投与はオプションである．
〔訳注：p.108 参照〕

4 手術進入法

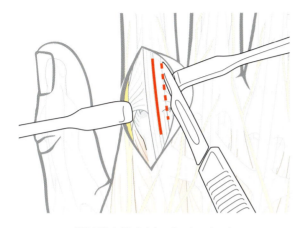

図 2.5-5　背側進入法を用いた〔p.5 参照〕.

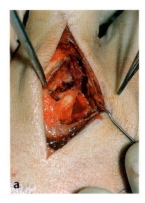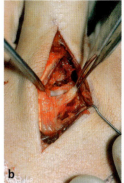

図 2.5-6a-b　背側進入法を置く．直線状または曲線状，両方の皮切が可能である．展開は中央索と指背腱膜腱帽の間から行う．

5 整復

間接的整復

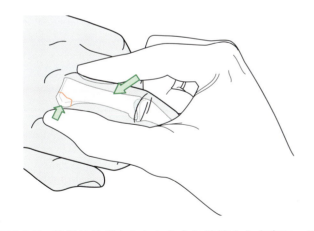

図 2.5-7　整復は骨折をおこした力に拮抗する方向に，側方に指を引っ張って行い，必要があれば MP 関節を屈曲した状態で，骨片を近づける．裂離骨片は術者の母指でよい位置に押しつける．小さな骨片は，固定処置の最終段階でテンションバンド締結時に間接的に整復することができる．

直接的整復

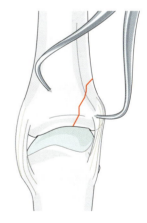

図 2.5-8　転位した骨折では多くの場合，観血的整復が必要になる．小さな先端鋭の整復用鉗子を愛護的に用いて骨片を掌側から背側へ，近位から遠位へ整復する．過度の力を加えると骨片を破壊してしまう．小さな骨片では鉗子は使用しない．慢性の不安定性や外傷後関節症の予防には解剖学的整復が重要である．

6 固定

孔のドリリング

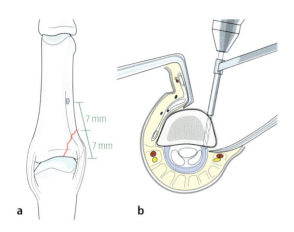

図 2.5-9a-b 背側から掌側へ基節にドリルで孔を開ける．骨折部からのドリル孔の位置は，裂離骨片の長さと同じ長さにすべきである（この患者では，骨折線からだいたい 7 mm 遠位となる）（**a**）．軟部組織保護のためにドリルスリーブを用い，1.5 mm のドリルをゆっくり刺入するか 1.0 mm K-ワイヤを用いる．

軟鋼線の挿入

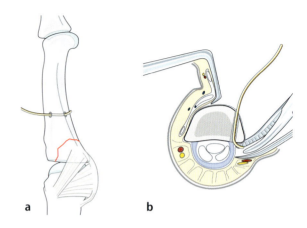

図 2.5-10a-b ドリル孔に 26-28G のステンレス・モノフィラメント 0.6 mm 軟鋼線をとおす（**a**）．曲がりの止血鉗子は掌側面から軟鋼線を引き出すのに用いることができるが，指神経や指動脈の損傷を避けるために皮質骨にできるだけ接して挿入する（**b**）．エレバ（エレバトリウム）も保護目的で使用することができる．

軟鋼線の設置

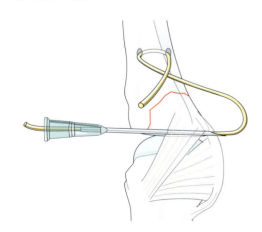

図 2.5-11 血流を保護するために，軟鋼線は靱帯の下の骨の近くをとおさなければならない．軟鋼線は骨片や K-ワイヤ，靱帯付着部の周囲を 8 の字になるようにとおす．この操作は骨の表面と靱帯付着部深層に適当な直径の注射針をとおして，さらに軟鋼線の片方の端を針先からとおして行うことができる．その後，針と軟鋼線を注意深く引き抜き，軟鋼線を導く．

6 固定（つづき）

軟鋼線の締結

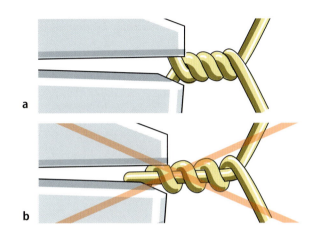

図 2.5-12a–b　骨片が整復されたら，軟鋼線を締結して，短く切り，軟部組織への刺激を避けるために指骨に沿って曲げる．軟鋼線を締結する際，両端がお互いにねじれるように確かめ（**a**），まっすぐな片方の周りをもう片方がねじれていかないようにする（**b**）．

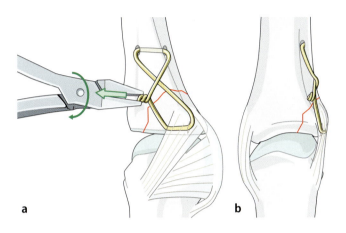

図 2.5-13a–b　締結はペンチを用いて牽引しながらループを締める．緩みを取るために張力を保ちながらねじる．

選択肢：K-ワイヤによる固定

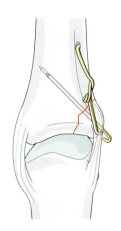

図 2.5-14　テンションバンドはさらに骨折骨片に刺入されたK-ワイヤによる保持も可能である．透視下にK-ワイヤの位置を確認する．ワイヤの先端が対側にかかったら約2 mm引き戻し，180°曲げて，小さなフック状にワイヤを切り，曲げた先端を骨に埋め込む．

ほかの固定法：アンカースクリュー

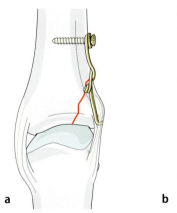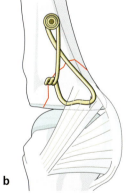

図 2.5-15a–b　指骨の遠位部に軟鋼線を8の字締結でアンカーリングする方法として，ドリル孔の代わりにスクリューを用いる方法がある．

6　固定（つづき）

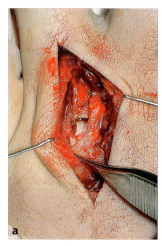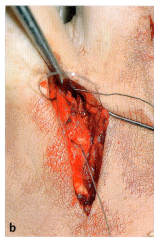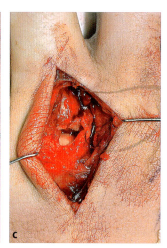

図 2.5-16a-c　テンションバンドを用いた固定法の実例．
a 1.5 mm のドリル先を用いて骨折部の遠位に背側から掌側へドリル孔を開ける．
b 0.6 mm 締結用軟鋼線（ステンレス鋼）は，曲がって穴の開いた針（注入針でも可能である）を用いて骨片に近接した靱帯を貫いてとおす．
c 軟鋼線を 8 の字締結する．

7 リハビリテーション

術後ケア

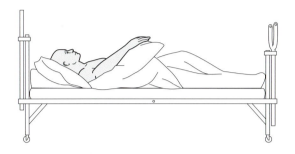

図 2.5-17 腫脹軽減のため，ベッド上にいる間は枕を使用し，手を心臓より高い位置に置く．移動する際には三角巾などで腕が心臓より高い位置になるよう固定する．

経過観察

創部観察のために2〜5日後に診察する．10日後に抜糸し，X線で二次的な転位がないことを確認する．

機能訓練

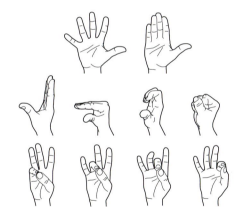

図 2.5-18 疼痛と腫脹が緩和するに従い，早期に指の自動可動域訓練（6-パック運動）を緩やかに開始する．患者には運動の重要性を強調し，セラピストの指導のもとにリハビリテーションを行う．

隣接指テープ固定

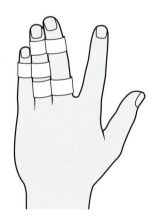

図 2.5-19 隣接指へのバディテーピング，すなわち中指を示指に，環指を中指に（こちらのほうがよい），あるいは図に示すように中指を環指に，環指を小指にテープ固定し，早期運動を許可する．隣接指テープ固定は，通常は裂離骨片の隣にある指に行う．

2.5 基節，基部裂離骨折—引き寄せ締結法による治療

8　術後経過

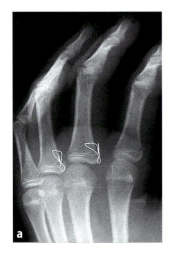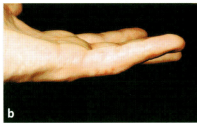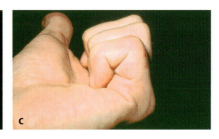

図 2.5-20a-c　術後 12 週．患者はすでに指の完全な運動が可能でスポーツ活動に戻っており，関節内骨折も治癒している．

2.6 基節，基部裂離骨折──
ラグスクリューによる治療

1　症例の説明

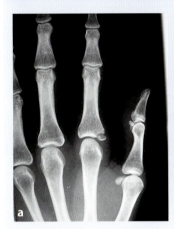
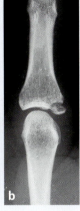

図 2.6-1a-b　36歳女性，教師．左示指に尺側への偏位ストレスのかかる外傷を受けた．X線像で転位のある基節関節内基部の小さな裂離骨折を認めた．

2　適応

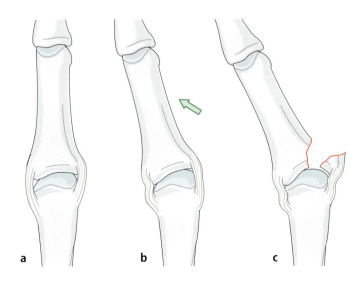

図 2.6-2a-c　裂離骨折は指に対する横方向（冠状面）への力で発生し，側副靱帯に急激な緊張を与える．靱帯は通常，骨よりも強靱であり，靱帯付着部の裂離骨折を生じる．裂離骨折は，関節に著明な不安定性を引きおこす．

3　術前計画

手術器具

- モジュラーハンドセット 1.0
- 有鉤整復用鉗子

患者の準備と肢位

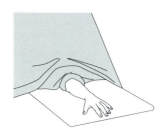

図 2.6-3　手台に前腕を回内位に置く．未滅菌空気止血帯を装着する．予防的抗菌薬投与はオプションである．
〔訳注：p.108 参照〕

4　手術進入法

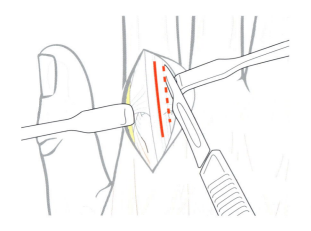

図 2.6-4　背側進入法を用いた〔p.5 参照〕．

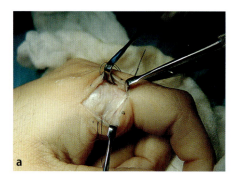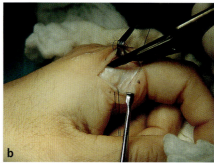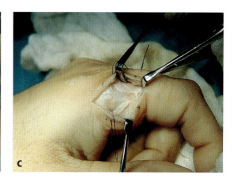

図 2.6-5a–c　この患者では，矢状索と総指伸筋腱の間を展開した．

5 整復

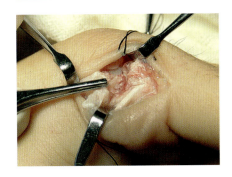

図 2.6-6　裂離骨片が小さいため，有鉤整復用鉗子を注意深く用いて側副靱帯を損傷しないように骨折部を解剖学的に整復する．K-ワイヤや先端鋭の整復用鉗子は小さな骨片が粉砕するリスクがあるため使用を避けるべきである．

6 固定

スクリューのサイズ

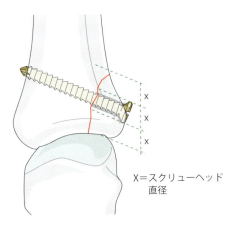

図 2.6-7　スクリューヘッドの許容最大径は，裂離骨片の直径の1/3である．スクリュー長は，対側皮質を貫いてとらえることができる適切な長さが必要である．

関節の観察

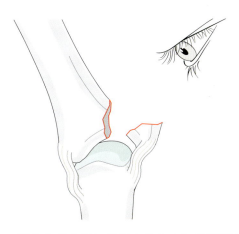

図 2.6-8　関節を最大限に観察するために骨折部と反対方向に指を外側にそらす（オープンブック）．骨折の形状を評価して滑り孔の理想的位置を決定する（骨折面に垂直で骨片の中央）．

2.6　基節，基部裂離骨折—ラグスクリューによる治療

6 固定（つづき）

血流温存

この手技によるリスクは，さらなる剥離とそれによっておこる可能性のある血流障害であり，骨折治癒に悪影響を及ぼす可能性がある．

骨片の整復

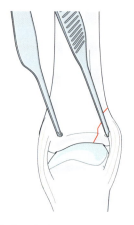

図 2.6-9　裂離骨片は解剖学的に整復した状態で，前に説明した有鉤整復用鉗子を用いて把持している．

ラグスクリューのドリリング

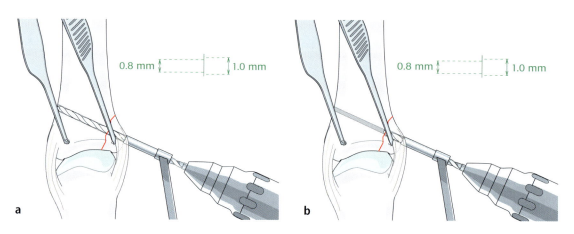

図 2.6-10a-b　対側皮質に向けて両骨片を貫く 0.8 mm のドリル孔を作成する（a）．その後，より大きい 1.0 mm ドリル先を用いて手前の皮質を先ほどの孔の上からドリリングし，小骨片に滑り孔を作成する（b）．

6 固定（つづき）

ラグスクリューの使用

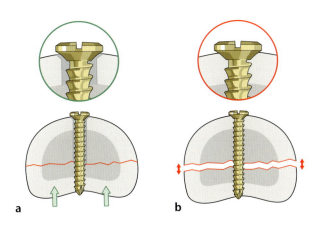

図 2.6-11a–b 手前の皮質に滑り孔，対側皮質にネジ切り孔を作成し，スクリューをラグスクリューとして確実に挿入する（**a**）．両方の皮質ともにネジ切り孔しか作成せずにスクリューを挿入する（ポジションスクリュー）と，骨片同士は離れたまま保持され，骨片間に圧迫が加わらない（**b**）．

スクリュー挿入

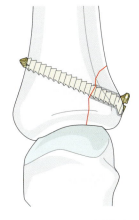

図 2.6-12 ラグスクリューを挿入し締めていく．スクリューは対側皮質を確実に貫く長さにすべきである．透視下に確認する．整復は解剖学的でなくてはならない．

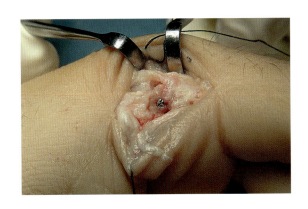

図 2.6-13 この患者では，1.0 mm のラグスクリューの挿入により安定した固定が得られた．

7　リハビリテーション

術後ケア

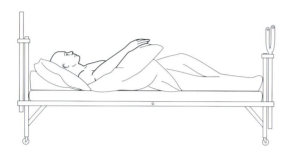

図 2.6-14　腫脹軽減のため，ベッド上にいる間は枕を使用し，手を心臓より高い位置に置く．移動する際には三角巾などで腕が心臓より高い位置になるよう固定する．

経過観察

創部観察のために2～5日後に診察する．10日後に抜糸し，X線で二次的な転位がないことを確認する．

機能訓練

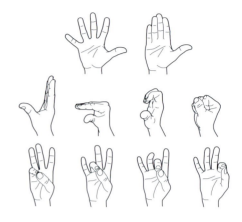

図 2.6-15　疼痛と腫脹が緩和するに従い，早期に指の自動可動域訓練（6-パック運動）を緩やかに開始する．患者には運動の重要性を強調し，セラピストの指導のもとにリハビリテーションを行う．

8　術後経過

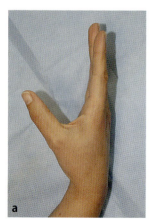
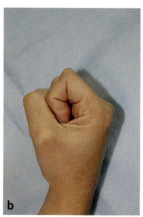
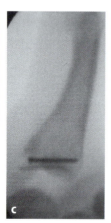
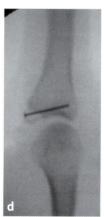

図 2.6-16a-d　術後6か月の経過観察時，骨癒合は得られており，無腐性壊死の所見はなく，良好な運動が可能であった．

9 その他の治療法

基節基部の裂離骨折

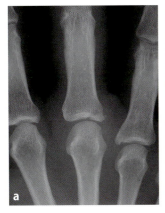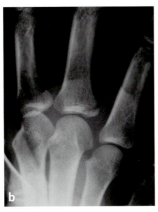

図 2.6-17a–b 41歳男性，エンジニア．左中指に直達外傷を受けた．X線像で基節基部の裂離骨折が認められた．

適応

裂離骨片が十分に大きければ，スクリュー固定が可能である．しかし，この方法は骨片が割れてしまうリスクとドリル先を骨片に当てる難しさのため，非常に小さい骨片の治療には推奨されない．

整復と固定

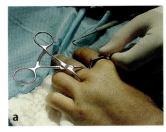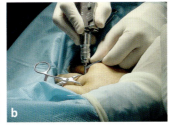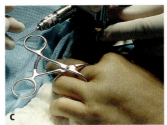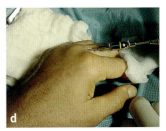

図 2.6-18a–d 先端鋭の整復用鉗子を用いて，裂離骨折を経皮的に整復し，反対側からラグスクリューによる固定を行った．

基節基部と指背腱膜腱帽の反対側に背側から小切開を置いた．そして，1.0 mmドリルガイドをとおして1.0 mmドリル先を用い，ドリル孔を対側皮質から裂離骨片に向かって作成した．ドリリングは対側皮質を貫くべきであり，骨折線を通過するだけではいけない．ドリル孔は骨片の中心にあるべきである．次いで，1.3 mmドリル先で，手前の皮質をとおして近位骨片の基部に滑り孔を作成する．

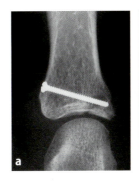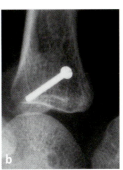

図 2.6-19a–b 安定した内固定は1.3 mmのラグスクリューによって達成された．

9 その他の治療法（つづき）

リハビリテーションと隣接指テープ固定

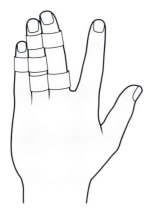

図 2.6-20 通常の後療法と機能訓練に加え，隣接指テープ固定は，早期運動を可能にする（本症例では中指を環指に固定する）．隣接指テープ固定は，通常は裂離骨片の隣の指に対して行われる．

術後経過

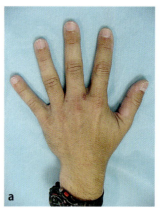 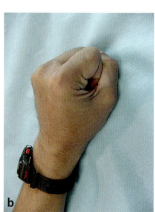

図 2.6-21a-b 機能的に問題なく経過した．

2.7 基節，骨端部斜骨折—
ミニコンディラープレートによる治療

1 症例の説明

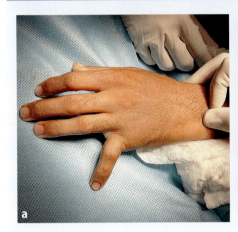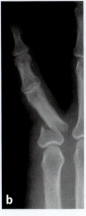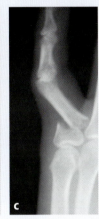

図 2.7-1a–c 35歳男性，循環器内科医．水上スキー事故の際に利き手の左小指基節に閉鎖性骨折を受傷した．X線上，基節に不安定性の強い短斜骨折を認め，臨床的に角状変形が著明であった．

2 適応

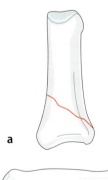
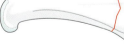
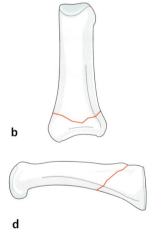

図 2.7-2a–d 骨幹端部骨折は横骨折，斜骨折，多骨片骨折になりうる．骨折の傾斜度は正面像（**a–b**）か側面像（**c–d**）で見ることができる．常に両方の像で骨折の形状を確認する．

間接的整復を牽引や指先の操作で行う．骨折部が安定していれば，保存療法で治療できる．骨折が整復できない場合は，観血的整復内固定（ORIF）の適応である．ORIFのほかの適応は，開放骨折と軟部組織の裂傷である．

3　術前計画

手術器具

- モジュラーハンドセット1.5
- ミニコンディラープレート1.5
- 0.8 mm K-ワイヤ
- 先端鋭の整復用鉗子

患者の準備と肢位

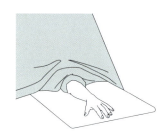

図 2.7-3　手台に前腕を回内位に置く．未滅菌空気止血帯を装着する．予防的抗菌薬投与はオプションである．
〔訳注：p.108参照〕

4　手術進入法

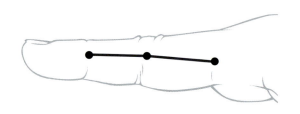

図 2.7-4　軸正中（正側方）進入法を用いた〔p.9参照〕．

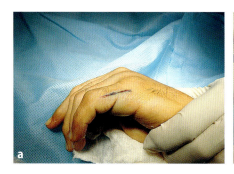 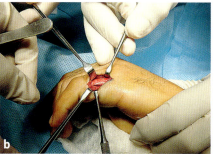 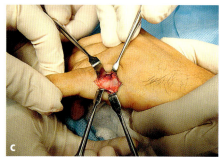

図 2.7-5a–c　軸正中進入法により側索と伸筋腱の間に隙間を作成する．皮切は神経血管束の背側に置いた．

5 整復

牽引による間接的整復

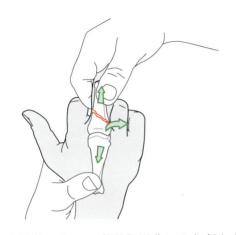

図 2.7-6 整復は術者によって牽引と屈曲により行われる．透視下に整復位を確認する．これらの骨折は傾斜度が小さい場合，整復後安定しており，保存療法が適応となることがある．

直接的整復

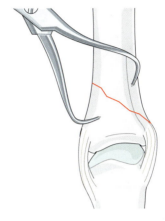

図 2.7-7 直接的整復は牽引や屈曲で整復されないか，不安定な場合に必要となる．間接的整復ができないときは，伸展機構の一部の介在によることが多い．先端鋭の整復用鉗子を用いて直接的整復を行う．

仮固定

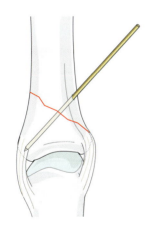

図 2.7-8 仮固定として，先端鋭の整復用鉗子にて把持するか，0.8 mm K-ワイヤを刺入する．

回旋異常の評価

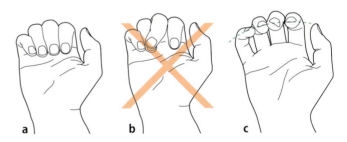

図 2.7-9a–c 仮固定したこの段階で，アライメントと回旋矯正は指を運動させて確認することが望ましい．回旋変形は指を屈曲して初めて判断でき（**a**），伸展位では決して判断できない．回旋異常は隣接する指と交差することで明らかになる（**b**）．わずかな回旋変形は指を屈曲位で先端から観察すると，指爪の先端の配列が傾くことでしばしば判定できる（**c**）．患者に意識があり，局所麻酔下で自動運動ができる場合には，患者自身に指を屈曲・伸展してもらうことが可能である．あらゆる回旋異常は直視下に整復して，その後固定する．

5 整復 (つづき)

麻酔下における腱固定効果の実施(回旋変形の評価)

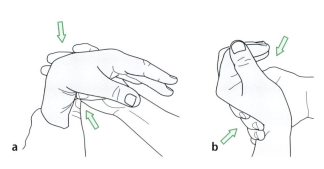

図 2.7-10a-b　全身麻酔の場合は，腱固定効果を利用して評価する．術者が手関節を完全屈曲し，指を伸展させ (a)，手関節を完全伸展して指を屈曲させる (b)．

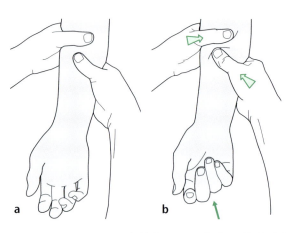

図 2.7-11a-b　ほかの方法として，術者が前腕近位部の筋腹を圧迫して患者の指を他動屈曲させる．

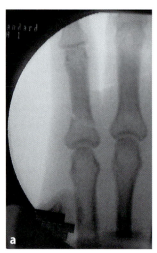
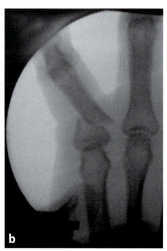

図 2.7-12a-b　本来の不安定性のために軸方向の牽引による非観血的整復の試みは成功しなかった．

6 固定

プレート選択と計画

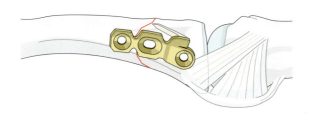

図 2.7-13　適切なプレートを選択するが，この患者ではミニコンディラープレートを使用した．近接する靱帯を損傷しないようにできるだけ背側にブレード位置を計画する．
〔訳注：図は3穴のプレートを用いているが，遠位にもう1穴長いプレートを用いるべきである（p.168 の図 2.7-28 参照）〕

ドリル孔位置の決定

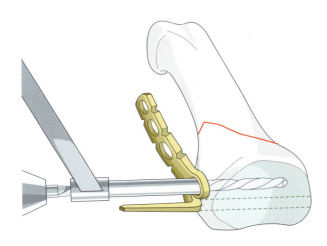

図 2.7-14　最初のドリル孔（ブレード用）の位置を決定するために，コンディラープレートを裏返してテンプレートとして使用すると非常に便利である．

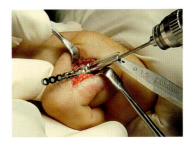

図 2.7-15　正しいドリル孔の位置を決定するためにコンディラープレートをテンプレートとして使用する．

プレートの調整

基節の長さに合うようにプレートの長さを合わせる．腱を傷害しないように尖った角をなくす．プレートには骨折部の近位と遠位で最低2穴固定できるようにする．そのため，骨折部にスクリューを挿入しないスクリュー孔が位置することが多い．骨幹部に最低2本のスクリューを挿入すべきである．

6　固定（つづき）

Pearl：横にブレードを切る

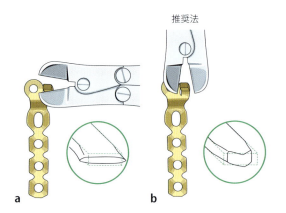

図 2.7-16a–b　ブレードをフラット面で切った場合，図のように押しつぶされてほんの少しだけ横に広がる（**a**）．これにより最大幅が 1.5 mm より少しだけ広くなり，ドリルされた 1.5 mm 穴に合わなくなる可能性がある．そこで，ブレードは（歪みをより少ない範囲にするため）フラット面の垂直方向に切るようにする．結果として断端は矢のような形状になる（**b**）．

プレートのベンディング

プレートをややオーバーベンディングして，スクリューを締めて軸方向の圧迫がかかる際に，骨折面全体に均等に圧迫がかかるようにする．

Pitfall：プレート切断端が危険にならないようにする

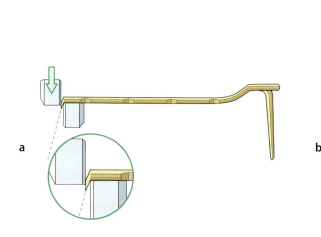
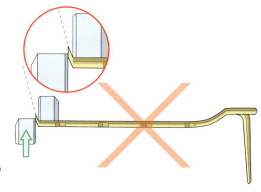

図 2.7-17a–b　プレートを切る際に，正しく切るには尖った端が確実にプレートの骨側にくるようにする（**a**）．尖った端を反対側に作成しないように気をつけ，伸展機構を危険にさらさないようにする（**b**）．

6 固定（つづき）

プレートの成形

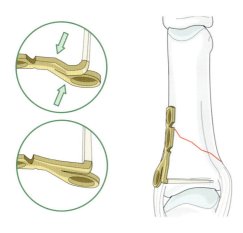

図 2.7-18　プレートの成形のためにペンチを用いて基節基部の解剖学的形状にぴったりと合うようにする．プレートは顆部骨折用に顆部周囲に合うようにデザインされている．基節基部の，より曲がりの少ない形に適合させなければならない．

ドリリング

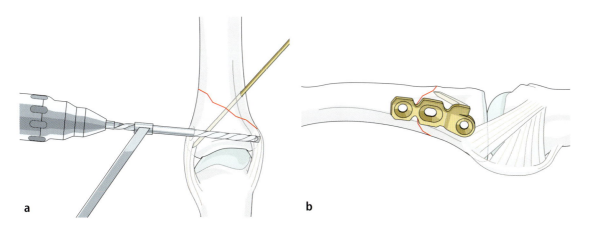

a

b

図 2.7-19a-b　基節基部に 1.5 mm のドリル孔を横方向に開ける（a）．ブレード用のドリル孔はプレート最近位のスクリュー孔に十分なスペースを残すため十分背側に作成する必要がある（b）．

6　固定（つづき）

ブレード長の計測

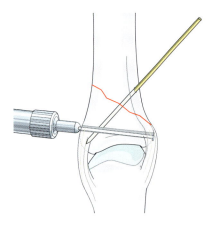

図 2.7-20　ドリル孔の長さを計測する．決定した長さにブレードを切り，ドリル孔をきっちり埋められるようにする．指運動時の摩擦やその結果として靱帯損傷がおこることがあるため，対側皮質へのブレードの突出は避ける．

プレート設置

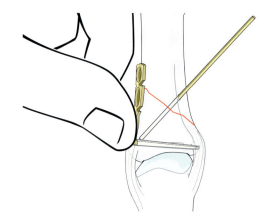

図 2.7-21　ドリル孔にブレードを挿入する．プレートが完全に設置されるまで術者の母指で愛護的に押し込む．
〔訳注：もう一穴長いプレートが必要〕

プレートを骨幹部に沿わせる

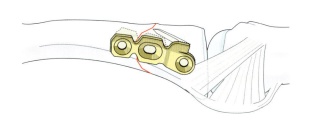

図 2.7-22　最初の（近位）スクリューを挿入する前に，ブレードを軸としてプレートを回旋することによって，プレートが矢状面で基節骨幹部に合っていることを見極める．

近位孔のドリリング

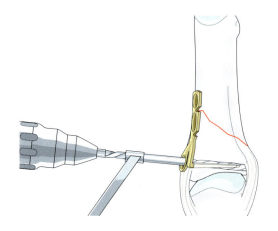

図 2.7-23　1.1 mm のドリル先を用いてプレートの近位端に中和位置のスクリュー孔を作成する．

6 固定（つづき）

近位スクリューの挿入

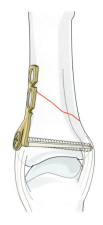

図 2.7-24 近位スクリューは中和位置に挿入する．スクリューは確実に対側皮質をとらえるように挿入する．運動時の摩擦により靱帯損傷がおこるため，スクリューの突出を避けるように注意する．

遠位スクリューの挿入

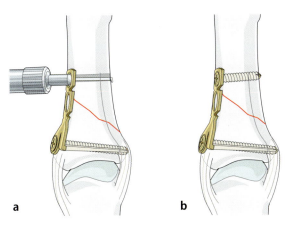

図 2.7-26a-b スクリュー長を計測して 1.5 mm セルフタッピングスクリューを偏心性に挿入する．スクリューを締めることで骨折部を軸方向に圧迫する．

偏心の遠位孔のドリリング

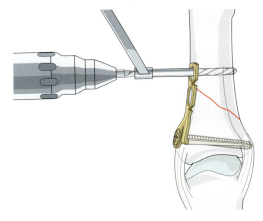

図 2.7-25 1.1 mm ドリル先を用いて近位プレートの遠位端に最初のスクリュー孔を作成する．この孔は軸方向に圧迫をかけるため，偏心位置でなければならない．

Pitfall：整復損失

2 本目のスクリューを締めていくと，正確に設置していないプレートは回旋転位をおこし，整復損失がおこる．スクリュー挿入後に透視下に整復位を確認する．

固定の完了

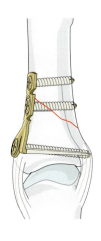

図 2.7-27 プレート越しにラグスクリューを挿入する．1.5 mm ドリルガイドを用い，できるだけ骨折面に垂直になるようにプレートから手前の皮質に滑り孔を作成する．その後，1.1 mm のネジ切り孔を対側皮質に作成する．ラグスクリューを挿入して締めていき，骨片間圧迫を加えることにより骨折部のさらなる安定性を得る．

6 固定（つづき）

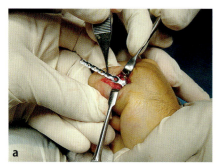
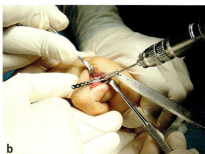
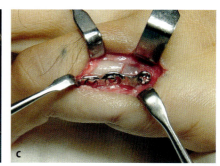
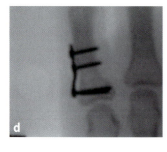
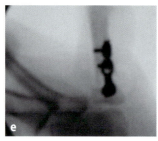

図 2.7-28a–e ミニコンディラープレート 1.5 を使用し，骨折は解剖学的に整復され基節の外側縁に沿って設置された．

7　リハビリテーション

術後ケア

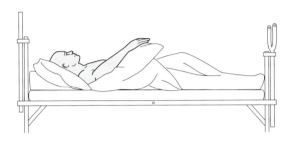

図 2.7-29　腫脹軽減のため，ベッド上にいる間は枕を使用し，手を心臓より高い位置に置く．移動する際には三角巾などで腕が心臓より高い位置になるよう固定する．

経過観察

創部観察のために2〜5日後に診察する．10日後に抜糸し，X線で二次的な転位がないことを確認する．

機能訓練

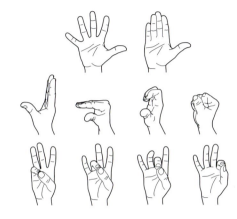

図 2.7-30　疼痛と腫脹が緩和するに従い，早期に指の自動可動域訓練(6-パック運動)を緩やかに開始する．患者には運動の重要性を強調し，セラピストの指導のもとにリハビリテーションを行う．

8　術後経過

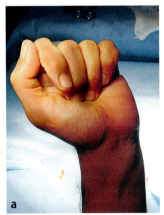
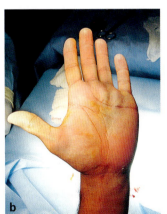

図 2.7-31a–b　手術を局所麻酔で施行したため，指自動完全屈伸により骨折整復の術中評価が可能であった．患者はその後，完全な機能回復を得ることができた．

2.8 基節，骨端部横骨折—
ロッキング T-プレートによる治療

1 症例の説明

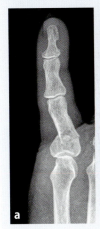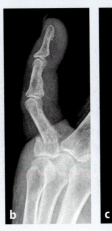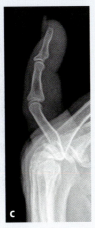

図 2.8-1a–c 活動的な 78 歳女性．非利き手の左手から転倒し，小指基節に横骨折を受傷した．X 線像で転位した不安定な骨折を基節基部に認めた．明らかな骨粗鬆症もある．

2 適応

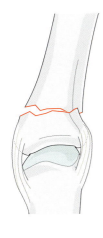

図 2.8-2 骨幹端部骨折は横骨折，斜骨折，多骨片骨折になりうる．骨折部が安定していれば，保存療法で治療できる．骨折が整復できない場合は，観血的整復内固定（ORIF）の適応である．ORIF のほかの適応は，開放骨折と軟部組織の裂傷である．

3　術前計画

手術器具

- モジュラーハンドセット 1.5
- ロッキング T-プレート 1.5 あるいはロッキングコンディラープレート 1.5
- 先端鋭の整復用鉗子
- 0.8 mm K-ワイヤ

患者の準備と肢位

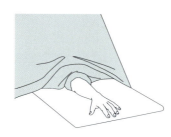

図 2.8-3　手台に前腕を回内位に置く．未滅菌空気止血帯を装着する．予防的抗菌薬投与はオプションである．
〔訳注：p.108 参照〕

4　手術進入法

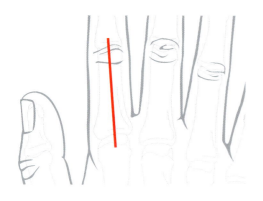

図 2.8-4　背側進入法を用いた〔p.13 参照〕．

5 整復

牽引による間接的整復

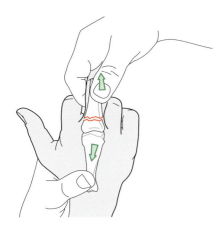

図 2.8-5 整復は術者によって牽引と屈曲により行われる．透視下に整復位を確認する．これらの骨折は傾斜度が小さい場合，整復後安定することが多く保存療法が適応となることがある．

直接的整復

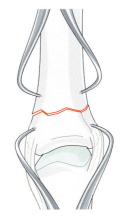

図 2.8-6 直接的整復は牽引や屈曲で整復されないか，不安定な場合に必要となる．間接的整復ができないときは，伸展機構の一部の介在によることが多い．2つの先端鋭の整復用鉗子を用いて直接的整復を行う．

仮固定

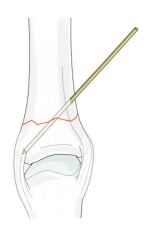

図 2.8-7 仮固定のため K-ワイヤを刺入する．

2.8　基節，骨端部横骨折—ロッキング T-プレートによる治療

5　整復（つづき）

回旋異常の評価

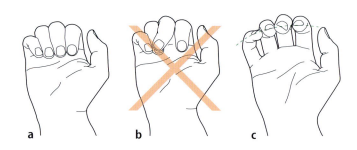

図 2.8-8a–c　仮固定したこの段階で，アライメントと回旋矯正は指を運動させて確認することが望ましい．回旋変形は指を屈曲して初めて判断でき（**a**），伸展位では決して判断できない．回旋異常は隣接する指と交差することで明らかになる（**b**）．わずかな回旋変形は指を屈曲位で先端から観察すると，指爪の先端の配列が傾くことでしばしば判定できる（**c**）．患者に意識があり，局所麻酔下で自動運動ができる場合には，患者自身に指を屈曲・伸展してもらうことが可能である．あらゆる回旋異常は直視下に整復して，その後固定する．

麻酔下における腱固定効果の実施（回旋変形の評価）

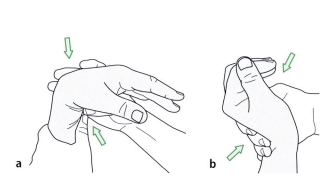

図 2.8-9a–b　全身麻酔の場合は，腱固定効果を利用して評価する．術者が手関節を完全屈曲し，指を伸展させ（**a**），手関節を完全伸展して指を屈曲させる（**b**）．

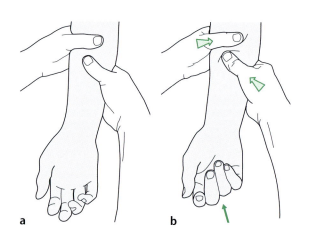

図 2.8-10a–b　ほかの方法として，術者が前腕近位部の筋腹を圧迫して患者の指を他動屈曲させる．

6 固定

プレート選択と設置

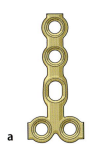
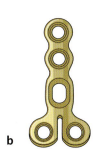

図 2.8-11a–b T-プレート(**a**)か(T型の)コンディラープレート(**b**)のような適切なプレートを選択する．T-プレートは指の背側に設置して，できるだけ近位とし，関節に干渉しないようにする．プレートは確実に骨幹部の長軸の真ん中にくるようにする．この患者では，横軸が4穴のロッキングT-プレート1.5が選択されたが，外側2穴が切除された．ここでは似たような形状のコンディラープレート1.5を用いて説明する．

プレートのベンディングと成形

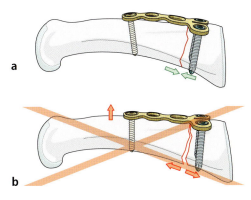

図 2.8-12a–b 基節の背側面はゆるやかな凸状である．このため，まっすぐな(T型の)プレートは少しオーバーベンディングすることによりスクリューを締めると，骨折面全体に均等に圧迫が加わる．

近位孔のドリリング

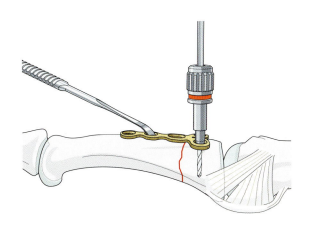

図 2.8-13 ネジ付きドリルガイドを用いて，1.1 mm ドリル先でプレートの横軸部分に最初のスクリュー孔を注意深く作成する．

Pitfall：腱と血管

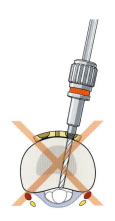

図 2.8-14 屈筋腱と指動脈・神経を損傷してはならない．

6　固定（つづき）

近位スクリュー長の計測

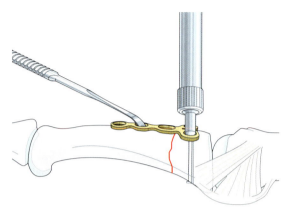

図 2.8-15　デプスゲージを用い，スクリュー長を決定する．

近位スクリューの挿入

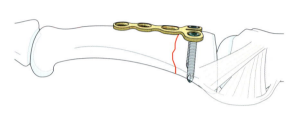

図 2.8-16　最初のスクリューを挿入する．スクリューが対側皮質を確実にとらえるようにして，屈筋腱がとおる線維・骨性管には突出しないようにする．同じ方法で，プレートの横軸部分の対側端に2本目のスクリューを挿入し，両方のスクリューを交互に締めていく．

Pitfall：スクリューの収束

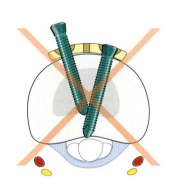

図 2.8-17　プレートの横軸部分のスクリュー同士の先端の衝突や関節への穿孔を避けなければならない．

遠位孔のドリリング

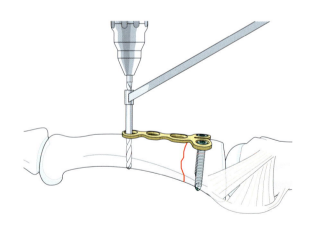

図 2.8-18　ドリルガイドを用いて 1.1 mm ドリル先で遠位スクリューの偏心性の孔を作成する．

6 固定（つづき）

遠位スクリュー長の計測

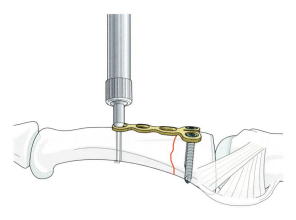

図 2.8-19　スクリュー長の決定のためにデプスゲージを用いる．

遠位スクリューの挿入

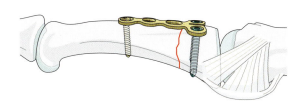

図 2.8-20　スクリュー遠位のセルフタッピングスクリューを偏心性に挿入して締める．スクリューを締めていくと軸方向の圧迫がかかる．

内固定の完成

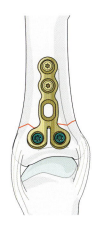

図 2.8-21　内固定を完了するために，より近位の骨幹部のスクリューを準備し，中和位置に挿入する．

2.8　基節，骨端部横骨折—ロッキング T-プレートによる治療

7 リハビリテーション

術後ケア

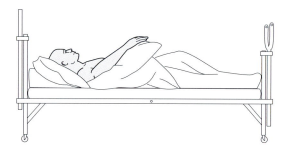

図 2.8-22 腫脹軽減のため，ベッド上にいる間は枕を使用し，手を心臓より高い位置に置く．移動する際には三角巾などで腕が心臓より高い位置になるよう固定する．

経過観察

創部観察のために2～5日後に診察する．10日後に抜糸し，X線で二次的な転位がないことを確認する．

機能訓練

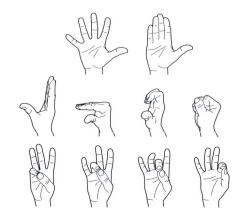

図 2.8-23 疼痛と腫脹が緩和するに従い，早期に指の自動可動域訓練(6-パック運動)を緩やかに開始する．患者には運動の重要性を強調し，セラピストの指導のもとにリハビリテーションを行う．

8 経過観察

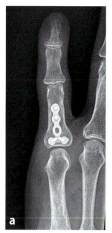 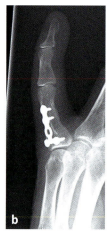 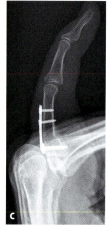

図 2.8-24a–c 術後9か月の経過観察時，骨折は癒合して患者はほとんど完全な可動域を獲得していた．
〔訳注：本症例はT-プレートで治療されている〕

2.9　基節, 骨端部不安定型骨折—K-ワイヤによる経皮的治療

1　症例の説明

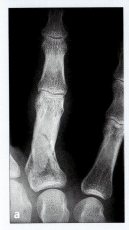
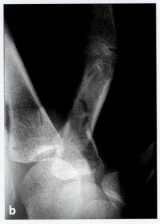

図 2.9-1a-b　48歳男性, 医師. スポーツ中に手を負傷した. 右環指の閉鎖性の不安定型基節骨折を受傷した.

2　適応

このタイプの不安定型骨折ではシーネやキャスト以外の固定が必要である. 非観血的整復により骨折型の良好なX線評価が可能になる. 可能であれば, 経皮的な長軸方向のK-ワイヤ固定を考慮すべきである.

3 術前計画

手術器具

- 1.25 mm K-ワイヤ
- 整復用鉗子
- X線透視装置

患者の準備と肢位

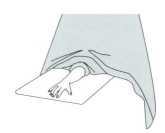

図 2.9-2 手台に前腕を回内位に置く．未滅菌空気止血帯を装着する．予防的抗菌薬投与はオプションである．
〔訳注：p.108 参照〕

4 手術進入法

観血的手術は施行されなかった．

5 整復

牽引による間接的整復

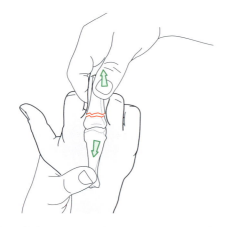

図 2.9-3 整復は術者によって牽引と屈曲により行われる．透視下に整復位を確認する．これらの骨折はしばしば整復後安定しており，保存療法が適応となることがある．

回旋異常の評価

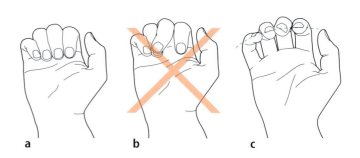

図 2.9-4a-c 仮固定したこの段階で，アライメントと回旋矯正は指を運動させて確認することが望ましい．回旋変形は指を屈曲して初めて判断でき(a)，伸展位では決して判断できない．回旋異常は隣接する指と交差することで明らかになる(b)．わずかな回旋変形は指を屈曲位で先端から観察すると，指爪の先端の配列が傾くことでしばしば判定できる(c)．患者に意識があり，局所麻酔下で自動運動ができる場合には，患者自身に指を屈曲・伸展してもらうことが可能である．あらゆる回旋異常は直視下に整復して，その後固定する．

5 整復（つづき）

麻酔下における腱固定効果の実施（回旋変形の評価）

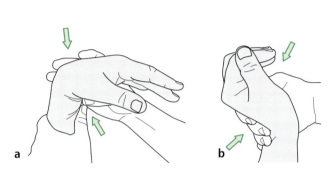

図 2.9-5a-b 全身麻酔の場合は，腱固定効果を利用して評価する．術者が手関節を完全屈曲し，指を伸展させ（**a**），手関節を完全伸展して指を屈曲させる（**b**）．

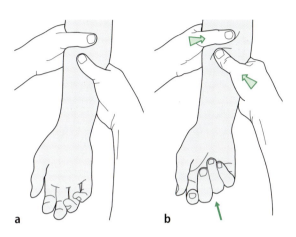

図 2.9-6a-b ほかの方法として，術者が前腕近位部の筋腹を圧迫して患者の指を他動屈曲させる．

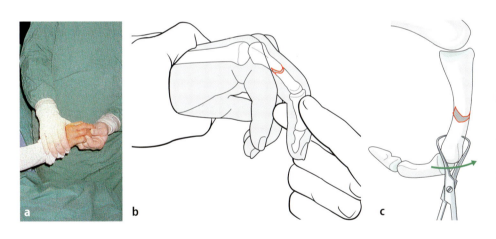

図 2.9-7a-c MP関節を屈曲させて指を軸方向に牽引して非観血的整復を行った．整復用鉗子を中節に経皮的にかけるか，あるいは基節骨頭にかけると，整復を補助したり回旋軸を直すのにも有効である．

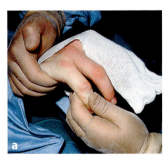
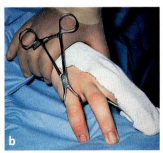

図 2.9-8a-b 完全屈曲や完全伸展で回旋の正確さを評価する．小さな先端鋭の整復用鉗子で基節骨頭をつかむと整復位の獲得と保持に有効である．

6 固定

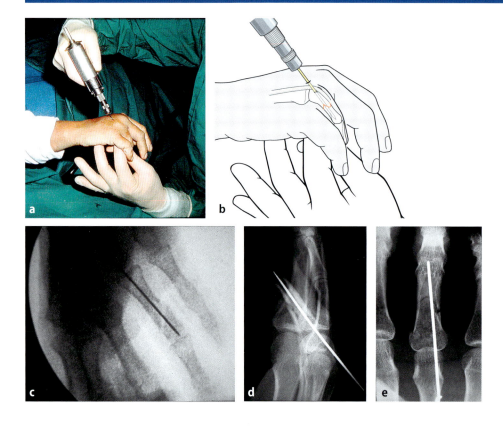

図 2.9-9a-e 骨折部を整復し指をしっかりと保持できたら，1.25 mm K-ワイヤを側面から刺入．MP関節を貫き骨幹部を下り，基節骨頭下の軟骨下骨にとどまらせる．

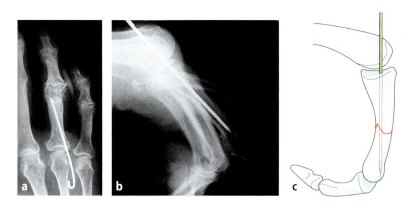

図 2.9-10a-c MP関節を完全屈曲させると，基節骨骨幹部中心が中手骨頚部に近づく．透視像で位置をコントロールすることが重要である．中手骨頭を避けてワイヤを基節基部にとおすように刺入する．

7 リハビリテーション

術後ケア

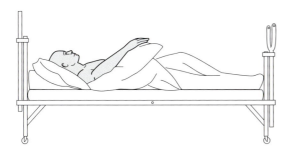

図 2.9-11 腫脹軽減のため，ベッド上にいる間は枕を使用し，手を心臓より高い位置に置く．移動する際には三角巾などで腕が心臓より高い位置になるよう固定する．

経過観察

創部観察のために2〜5日後に診察する．10日後に抜糸し，X線で二次的な転位がないことを確認する．

ギプス固定と機能訓練

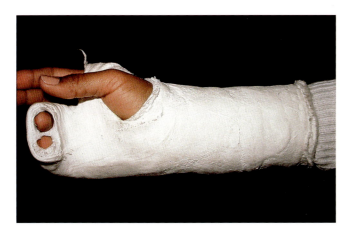

図 2.9-12 患者の指は尺側を基軸としたギプスで3〜4週間固定する．その後ピンを抜去して自動運動を開始する．隣接指テープ固定を行うことで，可動域の回復を助ける．

8 術後経過

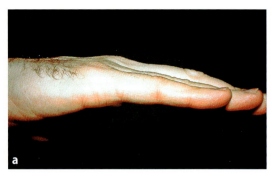
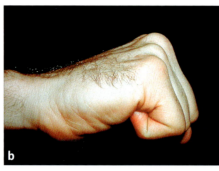

図 2.9-13a-b 3か月の経過観察時には良好な結果が得られた．

2.10 基節，骨端部多発骨折―ミニコンディラープレートによる治療

1 症例の説明

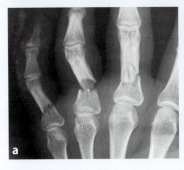
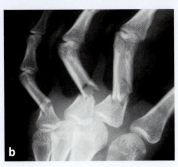

図 2.10-1a-b 32歳男性，建築作業員．左手の圧挫外傷で左中指，環指，小指の基節骨折を受傷した．X線正面および斜位像で中指基節の多骨片骨折と，環指・小指基節の横骨折と斜骨折を認めた．軟部組織は重度に傷害されていた．

2 適応

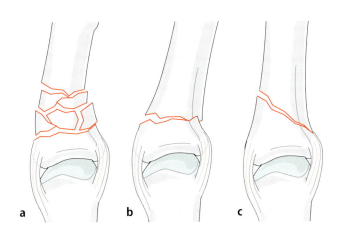

図 2.10-2a-c 骨幹端部骨折はこの症例でみられるように，横骨折，斜骨折，多骨片骨折になりうる．整復は牽引や指先の操作で行う．骨折部が安定していれば，保存療法にて治療できる．骨折が整復できない場合は，観血的整復内固定（ORIF）の適応である．ORIFのほかの適応は，開放骨折と軟部組織の裂傷である．

185

3　術前計画

手術器具

- モジュラーハンドセット 1.5
- ミニコンディラープレート 1.5
- 0.8 mm K-ワイヤ
- 先端鋭の整復用鉗子

患者の準備と肢位

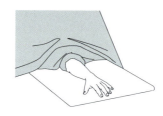

図 2.10-3　手台に前腕を回内位に置く．未滅菌空気止血帯を装着する．予防的抗菌薬投与はオプションである．
〔訳注：p.108 参照〕

4　手術進入法

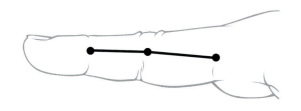

図 2.10-4　軸正中（正側方）進入法を用いた〔p.9 参照〕．

5　整復

多発骨折

この患者の外傷は多骨片骨折，横骨折，斜骨折という基節骨折の3タイプを含んでいる．この症例では最初に多骨片骨折を説明するが，斜骨折の整復の一般原則は「2.7 章　基節，骨端部斜骨折―ミニコンディラープレートによる治療」〔p.159 参照〕で示されており，また横骨折の整復と一般原則は「2.8 章　基節，骨端部横骨折―ロッキング T-プレートによる治療」〔p.171 参照〕で説明されている．

直接的整復

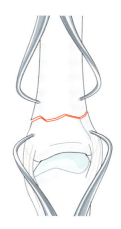

図 2.10-5　直接的整復は牽引や屈曲で整復されないか，周囲の軟部組織傷害のために不安定となる場合に必要である．間接的整復ができないときは，伸展機構の一部の介在によることが多い．1～2つの先端鋭の整復用鉗子を用いて直接的整復を行う．

5 整復（つづき）

多骨片骨折に対する牽引あるいは整復鉗子による間接的整復

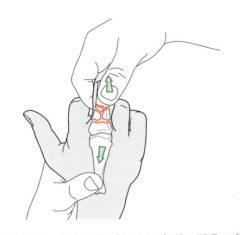

図 2.10-6　多骨片骨折の整復は徒手による牽引や屈曲で行うことができる．

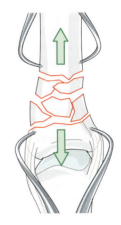

図 2.10-7　2つの整復用鉗子を用いても行うことができる．透視下に整復位を確認する．

回旋異常の評価

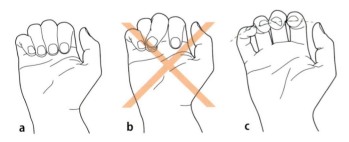

図 2.10-8a-c　この段階で，アライメントと回旋矯正は指を運動させて確認することが望ましい．回旋変形は指を屈曲して初めて判断でき（a），伸展位では決して判断できない．回旋異常は隣接する指と交差することで明らかになる（b）．わずかな回旋変形は指を屈曲位で先端から観察すると，指爪の先端の配列が傾くことでしばしば判定できる（c）．患者に意識があり，局所麻酔下で自動運動ができる場合には，患者自身に指を屈曲・伸展してもらうことが可能である．あらゆる回旋異常は直視下に整復して，その後固定する．

5 整復（つづき）

麻酔下における腱固定効果の実施（回旋変形の評価）

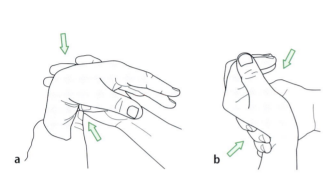

図 2.10-9a-b　全身麻酔の場合は，腱固定効果を利用して評価する．術者が手関節を完全屈曲し，指を伸展させ（a），手関節を完全伸展して指を屈曲させる（b）．

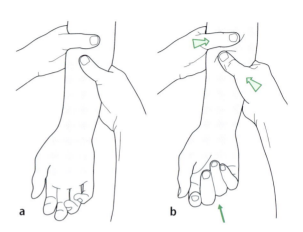

図 2.10-10a-b　ほかの方法として，術者が前腕近位部の筋腹を圧迫して患者の指を他動屈曲させる．

6 固定

ドリル孔位置の決定

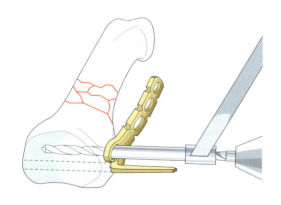

図 2.10-11　最初のドリル孔（ブレード用）の位置を決定するために，プレートを裏返してテンプレートとして使用すると非常に便利である．

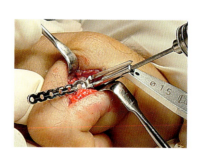

図 2.10-12　正しいドリル孔の位置を決定するために，テンプレートとしてプレートを使用する．

6 固定（つづき）

プレートの調整

基節の長さに合うようにプレートの長さを合わせる．腱を傷害しないように尖った角をなくす．プレートには骨折部の近位と遠位で最低2穴固定できるようにする．そのため，骨折部にスクリューを挿入しないスクリュー孔が位置することが多い．骨幹部に最低2本のスクリューを挿入すべきである．

Pearl：横にブレードを切る

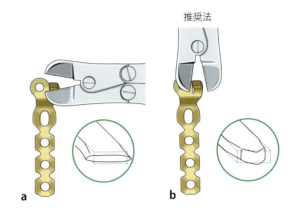

図 2.10-13a–b ブレードをフラット面で切った場合，図のように押しつぶされてほんの少しだけ横に広がる（**a**）．これにより最大幅が 1.5 mm より少しだけ広くなりドリルされた 1.5 mm 穴に合わなくなる可能性がある．そこで，ブレードは（歪みをより少ない範囲にするため）フラット面の垂直方向に切るようにする．結果として断端は矢のような形状になる（**b**）．

プレートの成形

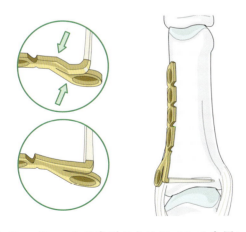

図 2.10-14 プレートの成形のためにペンチを用いて基節基部の解剖学的形状にぴったりと合うようにする．プレートは顆部骨折用に顆部周囲に合うようにデザインされている．基節基部の，より曲がりの少ない形に適合させなければならない．

ドリリング

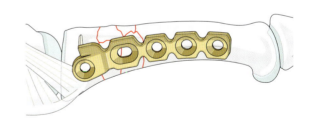

図 2.10-15 プレートのブレード部の通り道として基節基部を貫く横穴を 1.5 mm でドリリングする．ドリル孔はプレートの最近位のスクリュー孔に十分なスペースを残すため，十分背側に作成する必要がある．

6 固定（つづき）

計測とプレート設置

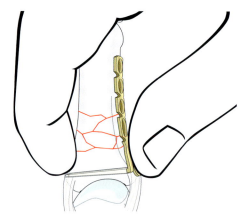

図 2.10-16　ドリル孔の長さを計測器具を用いて計測する．決定した長さでプレートのブレードを切除しドリル孔をきっちり埋められるようにする．ドリル孔にブレードを挿入する．プレートが完全に設置されるまで術者の母指で愛護的に押し込む．

プレートを骨幹部に沿わせる

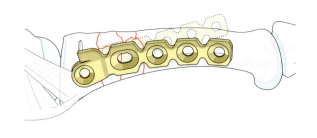

図 2.10-17　最初の（遠位）スクリューを挿入する前に，プレートを回旋させて，プレートが矢状面で指節骨幹部に合っていることを確かめる．

遠位孔のドリリング

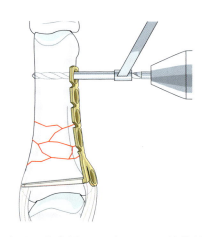

図 2.10-18　1.1 mm ドリル先を用いてプレートの遠位端に中和位置のスクリュー孔を作成する．多骨片骨折では，偏心性のドリリングによる圧迫は推奨されない．

遠位スクリューの挿入

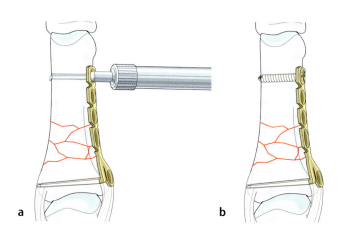

図 2.10-19a-b　スクリュー長を計測して 1.5 mm セルフタッピングスクリューを挿入する．ドリリングは中和位置とするため，スクリューを締めても軸方向の圧迫はかからない．

6 固定（つづき）

近位スクリューの挿入

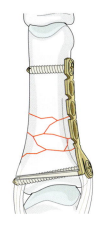

図 2.10-20　続いて近位スクリューを中和位置に挿入する．スクリューは確実に対側皮質をとらえるように挿入する．運動時の摩擦により靱帯損傷がおこりうるため，対側皮質からのスクリューの突出を避けるように注意する．

内固定の完了

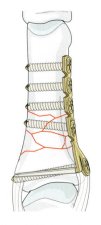

図 2.10-21　中和位置で骨幹部の孔の1つに3本目のスクリューを挿入する．内固定を完了するために，さらに追加のスクリューを挿入する．

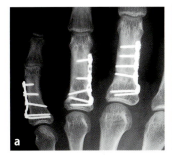
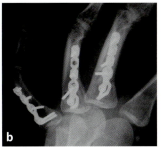

図 2.10-22a-b　術中X線像では，他の2本の指と同様に中指のプレート固定が示されている．3つの骨折すべてがミニコンディラープレート 1.5 によって安定した固定を得た．

7 リハビリテーション

術後ケア

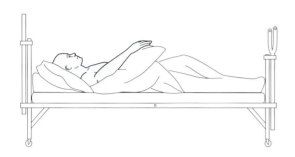

図 2.10-23 腫脹軽減のため，ベッド上にいる間は枕を使用し，手を心臓より高い位置に置く．移動する際には三角巾などで腕が心臓より高い位置になるよう固定する．

経過観察

創部観察のために2～5日後に診察する．10日後に抜糸し，X線で二次的な転位がないことを確認する．

機能訓練

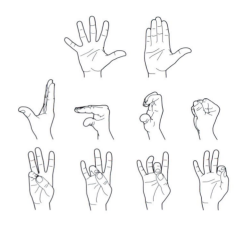

図 2.10-24 疼痛と腫脹が緩和するに従い，早期に指の自動可動域訓練(6-パック運動)を緩やかに開始する．患者には運動の重要性を強調し，セラピストの指導のもとにリハビリテーションを行う．

8 術後経過

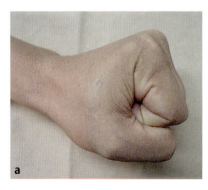
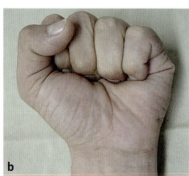

図 2.10-25a-b 術後9か月の経過観察時，患者は完全に仕事に復帰していた．骨折部は解剖学的に治癒し，指の可動域はほぼ完全な状態になっていた．

2.11 基節，骨幹横骨折—
ミニコンディラープレートによる治療

1 症例の説明

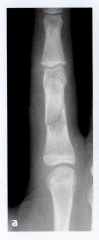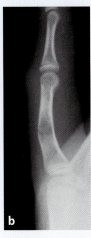

図 2.11-1a–b 14歳の青年男性が左示指の基節の横骨折を受傷した．X線正面像と側面像で示指の基節に大きな内軟骨腫（良性骨腫瘍）を通過する横骨折を認めた．

2 適応

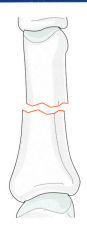

図 2.11-2 骨幹部骨折は，横骨折，斜骨折，螺旋骨折，多骨片骨折になりうる．整復は牽引や指先の操作で行う．骨折部が安定していれば，保存療法で治療できる．骨折が整復できない場合は，観血的整復内固定（ORIF）の適応である．ORIFのほかの適応は，開放骨折と軟部組織の裂傷である．

3　術前計画

手術器具

- モジュラーハンドセット 1.5
- ミニコンディラープレート 1.5
- 0.8 mm K-ワイヤ
- 先端鋭の整復用鉗子
- 小さい注射筒
- 自家骨採骨用器具

患者の準備と肢位

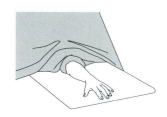

図 2.11-3　手台に前腕を回内位に置く．未滅菌空気止血帯を装着する．予防的抗菌薬投与はオプションである．〔訳注：p.108 参照〕

4　手術進入法

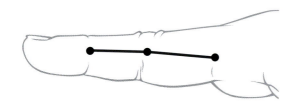

図 2.11-4　軸正中（正側方）進入法を用いた〔p.9 参照〕．

5　整復

牽引による間接的整復

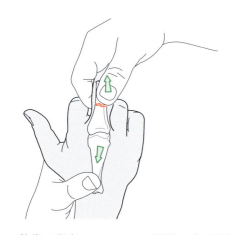

図 2.11-5　整復は術者によって MP 関節の牽引と屈曲により行われる．透視下に整復位を確認する．しばしば，これらの骨折は整復後安定しており，保存療法の適応となることがある．

直接的整復

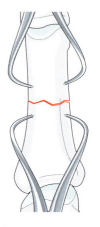

図 2.11-6　直接的整復は牽引や屈曲で整復されないか，不安定な場合に必要となる．間接的整復ができないときは，伸展機構の一部の介在によることが多い．1～2つの先端鋭の整復用鉗子を用いて直接的整復を行う．

5 整復（つづき）

仮固定

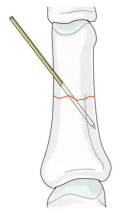

図 2.11-7　仮固定のため K-ワイヤを挿入する．

回旋異常の評価

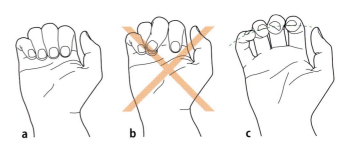

図 2.11-8a-c　仮固定したこの段階で，アライメントと回旋矯正は指を運動させて確認することが望ましい．回旋変形は指を屈曲して初めて判断でき（a），伸展位では決して判断できない．回旋異常は隣接する指と交差することで明らかになる（b）．わずかな回旋変形は指を屈曲位で先端から観察すると，指爪の先端の配列が傾くことでしばしば判定できる（c）．患者に意識があり，局所麻酔下で自動運動ができる場合には，患者自身に指を屈曲・伸展してもらうことが可能である．あらゆる回旋異常は直視下に整復して，その後固定する．

麻酔下における腱固定効果の実施（回旋変形の評価）

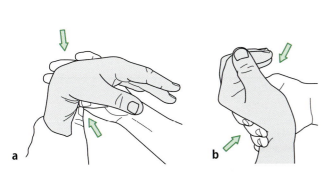

図 2.11-9a-b　全身麻酔の場合は，腱固定効果を利用して評価する．術者が手関節を完全屈曲し，指を伸展させ（a），手関節を完全伸展して指を屈曲させる（b）．

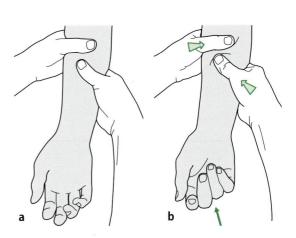

図 2.11-10a-b　ほかの方法として，術者が前腕近位部の筋腹を圧迫して患者の指を他動屈曲させる．

6　固定

プレートの選択と計画

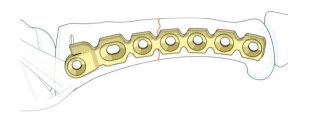

図2.11-11　理想的には，最低でも5穴のプレートを選択し，骨折部の中央に設置する（この患者では内軟骨腫のため縦に6穴でブレードの傍に1穴あるプレートを用いた）．側面像で骨幹部長軸の中心に確実にくるようにする．

ドリル孔位置の決定

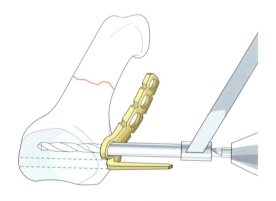

図2.11-12　最初のドリル孔（ブレード用）の位置を決定するために，コンディラープレートを裏返してテンプレートとして使用すると非常に便利である．

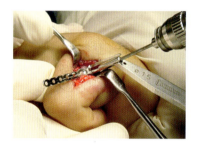

図2.11-13　正しいドリル孔の位置を決定するために，テンプレートとしてコンディラープレートを使用する．

プレートの調整

基節の長さに合うようにプレートの長さを合わせる．腱を傷害しないように尖った角をなくす．プレートには骨折部の近位と遠位で最低2穴固定できるようにする．そのため，骨折部にスクリューを挿入しないスクリュー孔が位置することが多い．骨幹部に最低2本のスクリューを挿入すべきである．

6 固定（つづき）

Pearl：横にブレードを切る

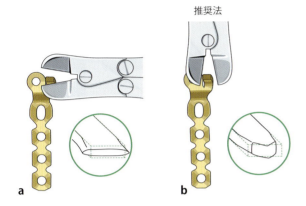

図 2.11-14a–b　ブレードをフラット面で切った場合，図のように押しつぶされてほんの少しだけ横に広がる（**a**）．これにより最大幅が 1.5 mm より少しだけ広くなりドリルされた 1.5 mm 穴に合わなくなる可能性がある．そこで，ブレードは（歪みをより少ない範囲にするため）フラット面の垂直方向に切るようにする．結果として断端は矢のような形状になる（**b**）．

プレートのベンディングと成形

プレートを少しオーバーベンドさせ，スクリューを締めて軸方向の圧迫がかかる際に，骨折面全体に均等に圧迫がかかるようにする．

Pitfall：プレート切断端が危険にならないようにする

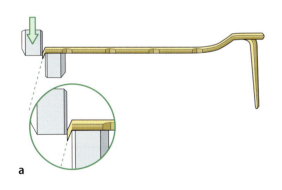
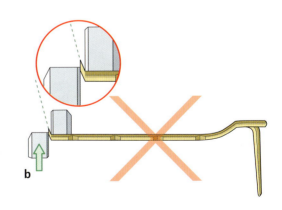

図 2.11-15a–b　プレートを切る際に，正しく切るには尖った端が確実にプレートの骨側にくるようにする（**a**）．尖った端を反対側に作成しないように気をつけ，伸展機構を危険にさらさないようにする（**b**）．

9 その他の治療法

圧迫プレートにより治療された横骨折

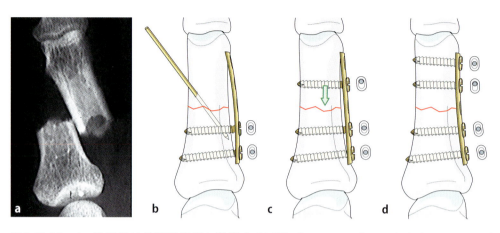

図 2.11-29a-d 横骨折は基節外側縁に設置する圧迫プレートでも治療可能である．手技は骨より少しだけ離れるようにプレートをオーバーベンディングして骨折線に均等な圧迫がかかるようにする．オーバーベンディングしないと，プレートをとおして圧迫手技を行った際に対側皮質にギャップを生じる．骨折形状によるが，4穴か5穴のプレートを選択し，それぞれの骨片に2本のスクリューを挿入するプレート固定を行う．

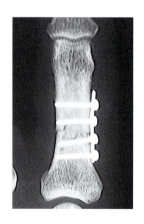

図 2.11-30 この横骨折に対して4穴ストレートプレート1.5を用い，均等な圧迫がかけられた．

6 固定（つづき）

Pearl：横にブレードを切る

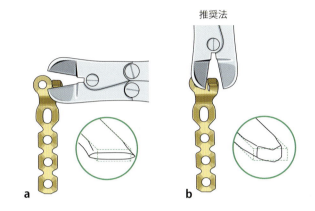

図 2.11-14a-b　ブレードをフラット面で切った場合，図のように押しつぶされてほんの少しだけ横に広がる（**a**）．これにより最大幅が 1.5 mm より少しだけ広くなりドリルされた 1.5 mm 穴に合わなくなる可能性がある．そこで，ブレードは（歪みをより少ない範囲にするため）フラット面の垂直方向に切るようにする．結果として断端は矢のような形状になる（**b**）．

プレートのベンディングと成形

プレートを少しオーバーベンドさせ，スクリューを締めて軸方向の圧迫がかかる際に，骨折面全体に均等に圧迫がかかるようにする．

Pitfall：プレート切断端が危険にならないようにする

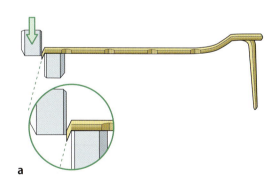
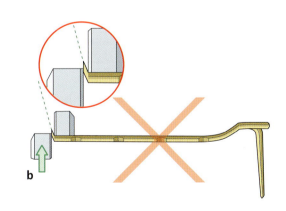

図 2.11-15a-b　プレートを切る際に，正しく切るには尖った端が確実にプレートの骨側にくるようにする（**a**）．尖った端を反対側に作成しないように気をつけ，伸展機構を危険にさらさないようにする（**b**）．

6 固定（つづき）

ドリリング

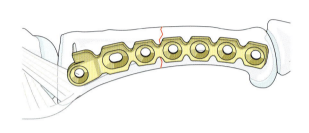

図 2.11-16 基節基部に 1.5 mm のドリル孔を横方向に開ける．ブレード用のドリル孔はプレート最近位のスクリュー孔に十分なスペースを残すため十分背側に作成する必要がある．

プレート設置

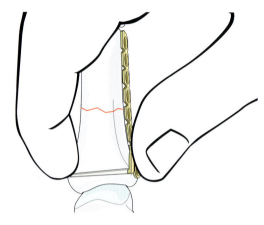

図 2.11-17 ドリル孔にブレードを挿入する．プレートが完全に設置されるまで術者の母指にて愛護的に押し込む．

プレートを骨幹部に沿わせる

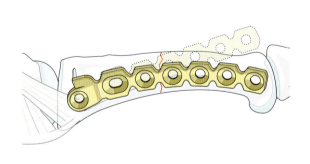

図 2.11-18 最初の（遠位）スクリューを挿入する前に，ブレードを軸としてプレートを回旋することによって，プレートが矢状面で基節骨幹部に合っていることを確認する．

偏心の遠位孔のドリリング

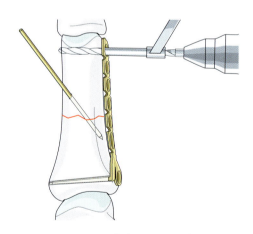

図 2.11-19 1.1 mm ドリル先を用いて近位プレートの遠位端に最初のスクリュー孔を作成する．この孔は軸方向に圧迫をかけるため，偏心位置でなければならない．

6 固定（つづき）

遠位スクリューの挿入

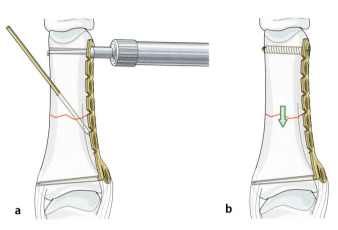

図 2.11-20a-b　スクリュー長を計測して1.5 mmセルフタッピングスクリューを偏心性に挿入する．スクリューを締めることで骨折部を軸方向に圧迫する．

近位孔のドリリング

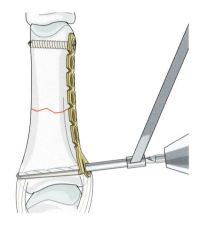

図 2.11-21　1.1 mmのドリル先を用いてプレートの近位端に中和位置のスクリュー孔を作成する．

近位スクリューの挿入

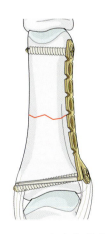

図 2.11-22　近位スクリューを中和位置に挿入する．スクリューは確実に対側皮質をとらえるように挿入する．運動時の摩擦により靱帯損傷がおこるため，対側皮質からのスクリューの突出を避けるように注意する．

Pitfall：整復損失

この2本目のスクリューを締めていくと，正確に設置していないプレートは回旋転位をおこし整復損失がおこる．スクリュー挿入後に透視下に整復位を確認する．

6 固定（つづき）

3本目のスクリュー挿入

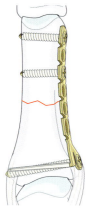

図 2.11-23 骨折部の遠位で中和位置に3本目のスクリューのドリリングを行う．スクリュー長を計測してスクリューを挿入する．

固定の完了

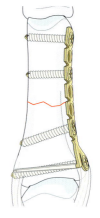

図 2.11-24 4本目のスクリューを挿入して固定を完了する．通常は中和位置に挿入するが，この患者では，内軟骨腫を避けるためにスクリューを斜めに挿入した．

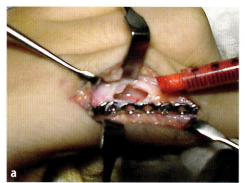
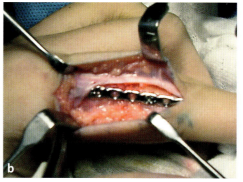
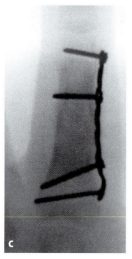
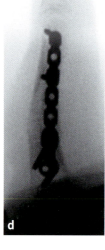

図 2.11-25a-d 内軟骨腫は小さな掻爬器にて完全に掻把し，結果としてできた空洞は橈骨遠位から採取した自家骨で充填した．圧縮した移植海綿骨を作成する手技を写真に示す．小さな注射筒を移植海綿骨で満たし，これを圧縮して非常に密な構造の移植組織をつくる．この患者の術中写真を示す．

7 リハビリテーション

術後ケア

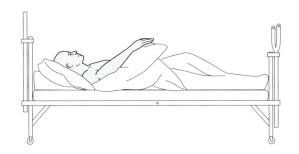

図 2.11-26 腫脹軽減のため，ベッド上にいる間は枕を使用し，手を心臓より高い位置に置く．移動する際には三角巾などで腕が心臓より高い位置になるよう固定する．

経過観察

創部観察のために2～5日後に診察する．10日後に抜糸し，X線で二次的な転位がないことを確認する．

機能訓練

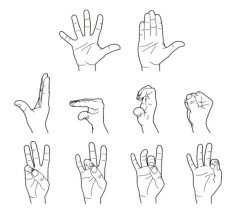

図 2.11-27 疼痛と腫脹が緩和するに従い，早期に指の自動可動域訓練(6-パック運動)を緩やかに開始する．患者には運動の重要性を強調し，セラピストの指導のもとにリハビリテーションを行う．

8 術後経過

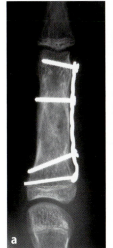
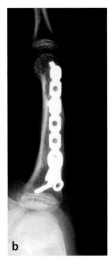
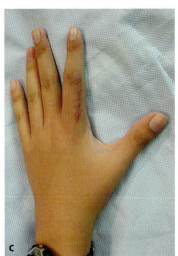
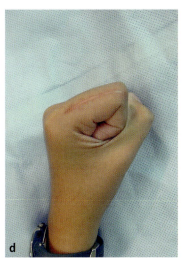

図 2.11-28a-d 術後1年の経過観察時，患者は完全な関節可動域，骨折治癒，移植骨の同化を認めた．

9 その他の治療法

圧迫プレートにより治療された横骨折

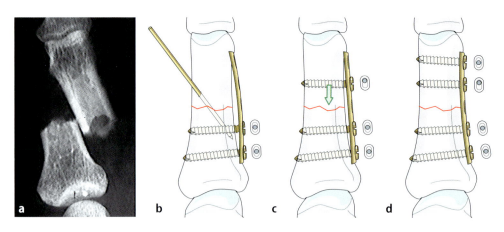

図 2.11-29a–d 横骨折は基節外側縁に設置する圧迫プレートでも治療可能である．手技は骨より少しだけ離れるようにプレートをオーバーベンディングして骨折線に均等な圧迫がかかるようにする．オーバーベンディングしないと，プレートをとおして圧迫手技を行った際に対側皮質にギャップを生じる．骨折形状によるが，4穴か5穴のプレートを選択し，それぞれの骨片に2本のスクリューを挿入するプレート固定を行う．

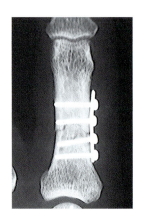

図 2.11-30 この横骨折に対して4穴ストレートプレート1.5を用い，均等な圧迫がかけられた．

2.12 基節，骨幹螺旋骨折—ラグスクリューによる治療

1 症例の説明

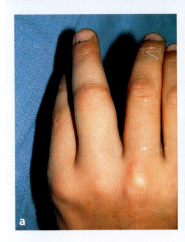
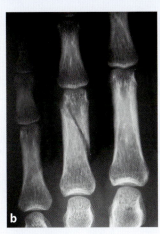
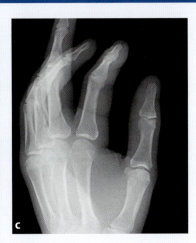

図 2.12-1a-c 40歳女性．スポーツ事故によって利き手の左環指基節に螺旋骨折を受傷した．指を屈曲すると回旋障害が明らかであった．

2 適応

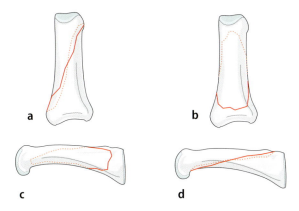

図 2.12-2a-d 骨幹部骨折は斜骨折，横骨折，多骨片骨折になりうる．骨折の傾斜度は正面像（**a-b**）か側面像（**c-d**）で見ることができる．常に両方の像で骨折の形状を確認する．

間接的整復を牽引や指先の操作で行う．骨折部が安定していれば，保存療法で治療できる．骨折が整復できない場合は，観血的整復内固定（ORIF）の適応である．ORIFのほかの適応は，開放骨折と軟部組織の裂傷である．

3 術前計画

手術器具

- モジュラーハンドセット 1.3 あるいは 1.5
- 1.3 mm と 1.5 mm のスクリュー
- 先端鋭の整復用鉗子
- 1.25 mm K-ワイヤ

患者の準備と肢位

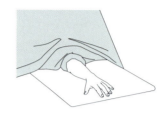

図 2.12-3 手台に前腕を回内位に置く．未滅菌空気止血帯を装着する．予防的抗菌薬投与はオプションである．〔訳注：p.108 参照〕

4 手術進入法

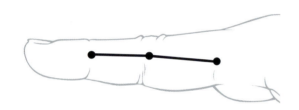

図 2.12-4 軸正中（正側方）進入法を用いた〔p.9 参照〕．

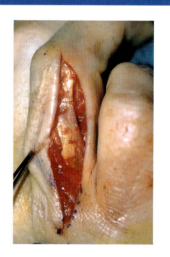

図 2.12-5 患指は側索と伸筋腱の間より展開した．

5 整復

牽引による間接的整復

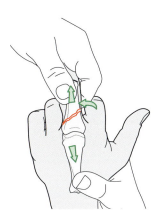

図 2.12-6　術者が MP 関節の牽引と屈曲により整復する．透視下に整復位を確認する．骨折は傾斜度が小さく，特に伸展機構が正常な場合，テンションバンドと似たような機能が働くために，整復後安定していることがある．このような場合は保存療法が適応となる．

骨折部の観察

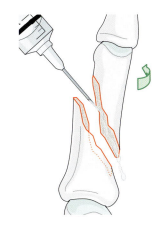

図 2.12-7　骨折部の正確な形状とスクリューの正しい設置部位を決定するために，患指の牽引と回旋を行い骨折面を開くことが有効である．骨折部に介在した軟部組織を除去し，必要であれば，骨折部をよりよく観察するために洗浄する．

直接的整復

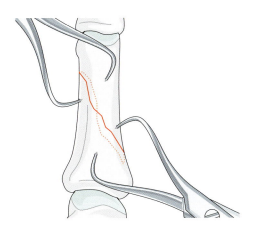

図 2.12-8　直接的整復は牽引や屈曲で整復されないか，不安定な場合に必要となる．間接的整復ができないとき，通常伸展機構の一部が介在している．不完全な骨折線を確認するためには拡大ルーペを用いることが賢明である．愛護的に先端鋭の整復用鉗子を用いて直接的整復を行う．よりよい直接的視野を得るために，骨折部周辺を洗浄する．整復位は透視下で確認する．

仮固定

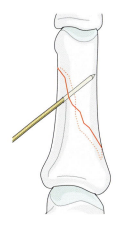

図 2.12-9　仮固定のため先端鋭の整復用鉗子を用いるか，1 本か必要なら 2 本の 1.25 mm K-ワイヤを挿入する．

5　整復（つづき）

回旋異常の評価

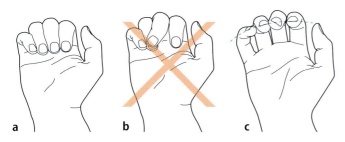

図 2.12-10a-c　仮固定したこの段階で，アライメントと回旋矯正は指を運動させて確認することが望ましい．回旋変形は指を屈曲して初めて判断でき（**a**），伸展位では決して判断できない．回旋異常は隣接する指と交差することで明らかになる（**b**）．わずかな回旋変形は指を屈曲位で先端から観察すると，指爪の先端の配列が傾くことでしばしば判定できる（**c**）．患者に意識があり，局所麻酔下で自動運動ができる場合には，患者自身に指を屈曲・伸展してもらうことが可能である．あらゆる回旋異常は直視下に整復して，その後固定する．

麻酔下における腱固定効果の実施（回旋変形の評価）

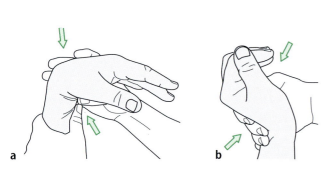

図 2.12-11a-b　全身麻酔の場合は，腱固定効果を利用して評価する．術者が手関節を完全屈曲し，指を伸展させ（**a**），手関節を完全伸展して指を屈曲させる（**b**）．

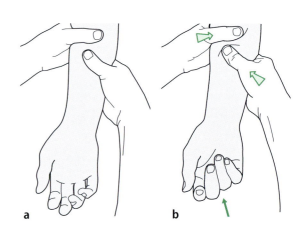

図 2.12-12a-b　ほかの方法として，術者が前腕近位部の筋腹を圧迫して患者の指を他動屈曲させる．

6 固定

ラグスクリューのためのドリリング

滑り孔とネジ切り孔を作成するために2つの方法がある．
- 滑り孔を先に作成する．
- ネジ切り孔を先に作成する．

滑り孔を先に作成

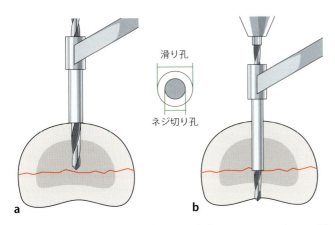

図2.12-13a-b 手前の皮質に滑り孔をドリリングする．骨折部の整復が完全であることを確認し，ドリルガイドを滑り孔に挿入する．ドリルガイドをとおしてネジ切り孔を対側皮質にドリリングする．この方法ではネジ切り孔は滑り孔と完全に一直線上に作成される．推奨される方法である．

ネジ切り孔を先に作成

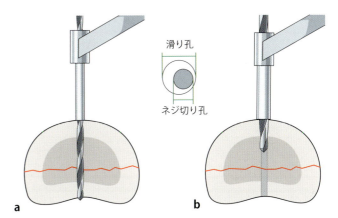

図2.12-14a-b ネジ切り孔の作成に用いるサイズのドリルで対側皮質までドリリングする．滑り孔を作成するために，対応するより大きな径のドリル先で手前の皮質の孔を拡大する．この方法は小さな骨片に対して有用である．しかし，欠点としては滑り孔とネジ切り孔の中心が一直線上に並ばない可能性がある．

6 固定（つづき）

Pearl：手前の皮質のタッピング

手前の皮質に滑り孔作成のためのオーバードリリングをする前にタッピングを行うことにより，ネジ切り孔と滑り孔の位置のずれは起こりにくくなる．この手技はセルフタッピングスクリューを，手前の皮質に挿入し，抜去することで容易に行える．ドリルはネジ切り孔に挿入した方向に自動的に進んでいく．

最初の滑り孔のドリリング

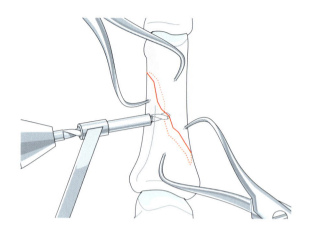

図 2.12-15　1.5 mm（あるいは 1.3 mm）のドリル先を用いて，手前の皮質に最初のスクリュー用の滑り孔を注意深くドリリングする．過度に圧をかけるとさらなる骨片の粉砕をおこしうる．3本のスクリューを予定する際には，真ん中のスクリューを最初にドリリングする．

ネジ切り孔のドリリング

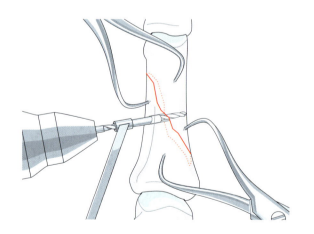

図 2.12-16　ドリルガイドを滑り孔に挿入し，対側皮質へ1.1 mm ドリル（もしくは 1.0 mm）を用いてネジ切り孔を作成する．対側皮質を貫通する際には軟部組織損傷に注意する．

Pearl：ドリルガイド

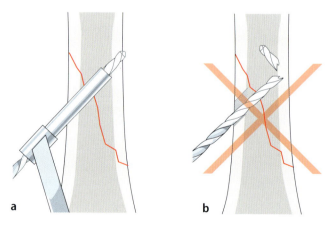

図 2.12-17a-b　ドリルガイドを用いると軟部組織の保護のみならず，滑り孔の中心にドリルを位置させることができ，また，ドリルが過度に斜めになることで生じる破損も防ぐことができる．

6 固定（つづき）

カウンターシンク

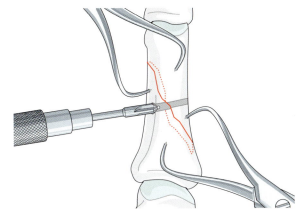

図 2.12-18 滑り孔をカウンターシンクすることでスクリューヘッドの過度な突出を防ぐ．この作業は決してパワーツールで行ってはならない．

計測

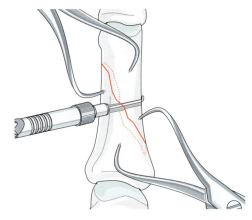

図 2.12-19 デプスゲージを用いてスクリュー長を計測する．斜めのドリル孔では確実に対側皮質の鈍角側を計測する．

斜め方向の計測

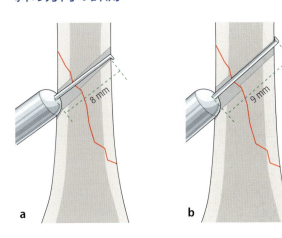

図 2.12-20a-b 斜めにドリリングされたスクリュー孔の長さを計測する際には，鋭角に計測する場合と鈍角に計測する場合で計測値が異なる．常に鋭角と鈍角を計測し，長い計測長を使用する．しかし，長すぎるスクリューは突出して軟部組織を損傷する可能性があることも念頭に置く．

Pitfall：スクリュー長

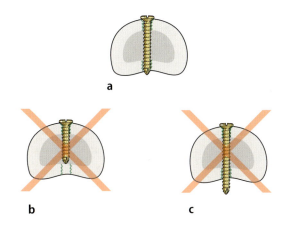

図 2.12-21a-c 適切な長さのスクリューが用いられていることを確認しなければならない（**a**）．短すぎるスクリューはネジ切り部が対側皮質を適切にとらえられず，この問題はセルフタッピングスクリューを用いた際に増悪する（**b**）．長すぎるスクリューは軟部組織損傷，特に腱や神経血管束を傷害する危険性がある．セルフタッピングスクリューではカッティングフルートが特に危険で，対側の皮質骨表面から突出しないように十分注意しなければならない（**c**）．

2.12 基節，骨幹螺旋骨折―ラグスクリューによる治療

6　固定（つづき）

スクリュー位置

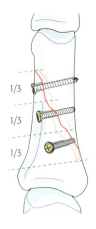

図 2.12-22　骨折長が十分であれば，3本のラグスクリュー挿入が望ましい．一般に，等間隔で挿入する．

正しいスクリュー位置の計画

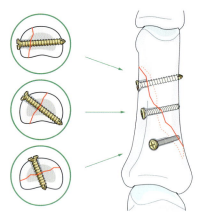

図 2.12-23　それぞれのラグスクリューは骨折面に対して垂直に挿入しなければならない．螺旋骨折では，スクリューは螺旋状に挿入されることになる．

最初のスクリューの挿入

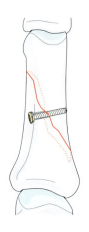

図 2.12-24　1本目のラグスクリューを挿入する．骨片が3本のスクリューを挿入可能な大きさであれば，1本目のスクリューを慎重に締める．対側皮質を確実にとらえるようにするが，突出しすぎることによる軟部組織の損傷にも注意する．これで骨片間に圧迫が加わる．

固定を完了する

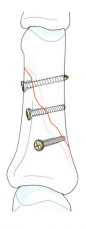

図 2.12-25　最初のスクリューと同様の手順で残りのスクリューを準備する．スクリューを挿入して注意深く交互に締めていく．透視下に固定を確認する．

6 固定（つづき）

ラグスクリューの使用

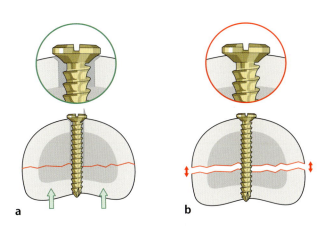

図 2.12-26a-b 手前の皮質に滑り孔，対側皮質にネジ切り孔を作成し，スクリューをラグスクリューとして確実に挿入する（**a**）．両方の皮質ともにネジ切り孔しか作成せずにスクリューを挿入する（ポジションスクリュー）と，骨片同士は離れたまま保持され，骨片間に圧迫がかからない（**b**）．

より短い骨片を 2 本のスクリューで固定

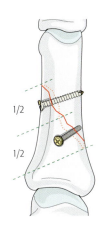

図 2.12-27 骨片が短すぎて 3 本のスクリューが使用できない場合，2 本のスクリューを使用するが，これはより不安定な固定であることを認識する．最初のスクリューをすぐに締めるのではなく，2 本目のスクリューが挿入されるまで待ち，これらを交互に締めるようにする．不安な場合は，中和プレートを追加する．

Pitfall：スクリューの収束

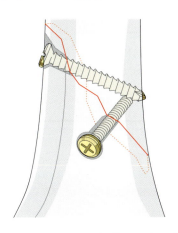

図 2.12-28 スクリューが対側皮質の一点に収束するのは避けなければならない．なぜなら，スクリュー孔が接近しすぎれば固定力は低下し，締め込んだ際に亀裂を生じる可能性もあるためである．このようなスクリューの収束はスクリューが骨折面に垂直に挿入されていない場合に生じる．

亀裂に注意する

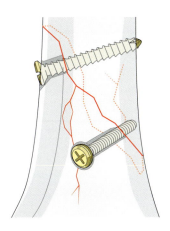

図 2.12-29 しばしば X 線に映らない短い亀裂が走っていることがある．直視下に確認して亀裂からスクリューが挿入されていないか確かめる．

6　固定（つづき）

Pitfall：骨折部に近すぎるスクリューの位置

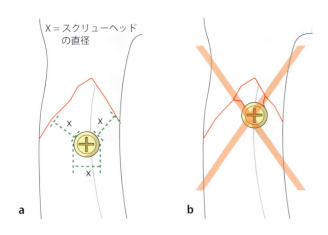

図 2.12-30a-b　骨片の頂点とスクリューヘッドとの最短距離は，スクリューヘッド直径と同等の長さになるように注意しなければならない（**a**）．骨片の頂点と近すぎる位置にスクリューを挿入してはならない（**b**）．

7　リハビリテーション

術後ケア

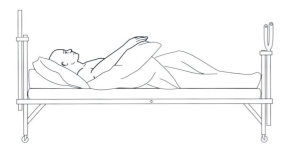

図 2.12-31　腫脹軽減のため，ベッド上にいる間は枕を使用し，手を心臓より高い位置に置く．移動する際には三角巾などで腕が心臓より高い位置になるよう固定する．

経過観察

創部観察のために2〜5日後に診察する．10日後に抜糸し，X線で二次的な転位がないことを確認する．

機能訓練

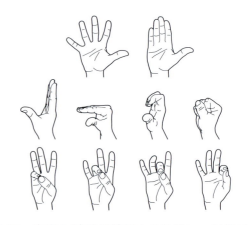

図 2.12-32　疼痛と腫脹が緩和するに従い，早期に指の自動可動域訓練（6-パック運動）を緩やかに開始する．患者には運動の重要性を強調し，セラピストの指導のもとにリハビリテーションを行う．

7 リハビリテーション（つづき）

動的伸展副子

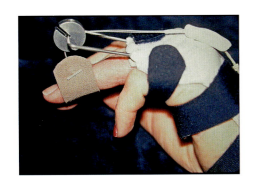

図 2.12-33　PIP 関節の完全伸展の欠如はよくみられる．良好な位置で固定した骨片間スクリューにより自動運動が可能になる．一方，完全な伸展が 4 週間経過しても得られない場合は，X 線像上で安定した固定が認められれば，動的伸展副子（写真）の装着が伸展の回復を助ける．

選択肢：内在筋プラス位副子

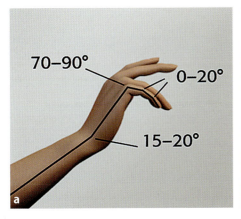 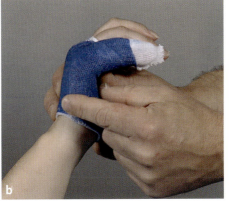

図 2.12-34a–b　中手骨を含み（手関節は含まない）患指と 1 本隣りの指を内在筋プラス位に固定した短い副子やギプスを考慮することは，2 つの理由で有益である．
- ラグスクリュー固定の保護
- 自動運動を促すための伸展位での PIP 関節の保持

しかしながら，固定は早期運動という利点を妨げるものである．

副子あるいはギプスは X 線撮影まで固定する（およそ 4 週間）．このような形状の基節や中手骨骨折では，次回の X 線撮影は 6〜8 週後に行うべきである．

8　術後経過

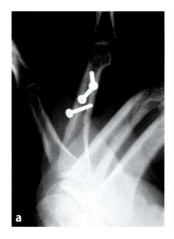
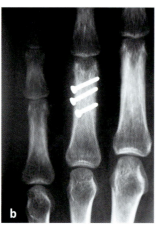

図 2.12-35a-b　一般的に X 線は，術後 2 週と 6 週で撮影する．6 か月の経過観察時の X 線像を示す．

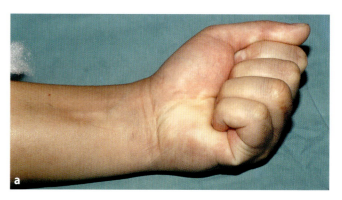
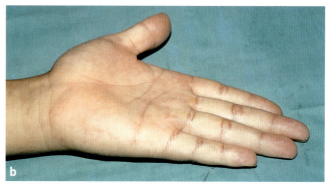

図 2.12-36a-b　受傷後 6 か月で，骨折は完全に治癒し，指の運動も完全に回復した．

2.13 基節，骨幹開放性多骨片骨折—架橋プレートによる治療

1 症例の説明

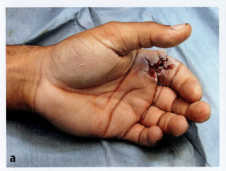
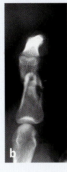
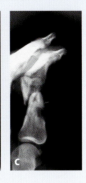

図 2.13-1a-c　26歳男性，大学生．銃関連の事故で左示指基節の開放性多骨片骨折を受傷した．X線正面および斜位像で，中指基節の多骨片骨折と，環指・小指基節の横骨折と斜骨折を認めた．軟部組織は重度に傷害されていた．臨床的所見では手背と手掌両方にまたがる開放創が認められたが，神経血管系の状態は問題がなかった．X線正面および斜位像では，骨欠損のある多骨片骨折を認めた．

2 適応

多骨片骨折は高エネルギー外傷（挫滅傷）であることから，単独の損傷であることは稀である．軟部組織損傷はしばしば，腫脹，癒着，最終的な拘縮がおこる潜在的なリスクを伴っている．このような理由で，通常の場合，これらの傷害は観血的整復内固定で治療し，関節の硬直と腱癒着の危険性を減らす早期運動のための十分な固定性を得るようにする．

骨に働く力によるが，2種類の多骨片骨折がよくみられる．
- 小骨片の多骨片骨折
- 楔状骨折

小骨片の多骨片骨折

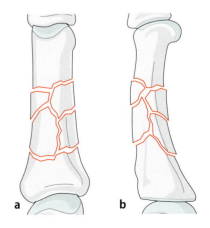

図 2.13-2a-b　血流が豊富な手でも，多骨片化した小骨片は骨片への軟部組織の付着が乏しいことを意味しており，生物学的に危険な状態にある．

2 適応（つづき）

楔状骨折

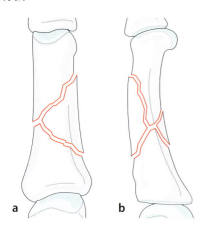

図 2.13-3a–b　多骨片化の程度や形状は指にかかった力とエネルギーによる．ある症例では，外傷によって大きな楔状骨片が認められることがある．このような場合，血行は通常大きくは障害されてはいない．

3 術前計画

手術器具

- モジュラーハンドセット 1.5
- ミニコンディラープレート 1.5
- 1.25 mm K-ワイヤ
- 先端鋭の整復用鉗子
- 小さい注射筒
- 自家骨採骨用器具

患者の準備と肢位

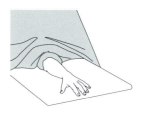

図 2.13-4　手台に前腕を回内位に置く．未滅菌空気止血帯を装着する．予防的抗菌薬投与はオプションである．
〔訳注：p.108 参照〕

4 手術進入法

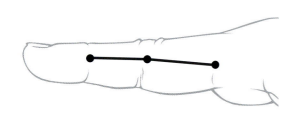

図 2.13-5　軸正中（正側方）進入法を用いた〔p.9 参照〕．

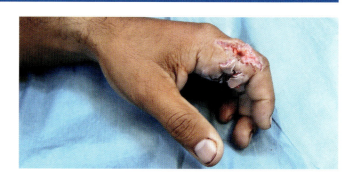

図 2.13-6　注意深くデブリドマンを行ったあと，既存の創を近位と遠位に拡大した．

5 整復

牽引による長さの獲得

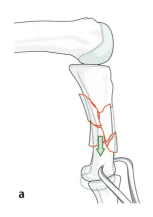
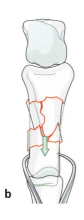

図 2.13-7a-b　長さは術者の徒手による牽引かフィンガートラップ，あるいは先端鋭の整復用鉗子で獲得できる．

選択肢：K-ワイヤによる仮固定

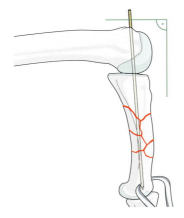

図 2.13-8　オプションとして，中手骨頭から挿入したK-ワイヤで仮固定を行うことができるが，MP関節を90°屈曲して行い，基節の髄腔をとおす．回旋アライメントのコントロールに気をつけなくてはならない．

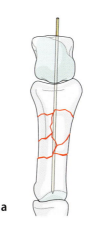
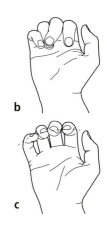

図 2.13-9a-c　K-ワイヤは2方向で角度アライメントを調整できるが回旋はコントロールできない（a）．回旋アライメントは指の屈曲によってのみ評価でき，完全伸展位では決してできない．回旋異常は隣接する指と交差することで明らかになる（b）．わずかな回旋変形は指端を前向きにみたとき，爪の最先端の傾きによってしばしば評価できる（c）．あらゆる回旋異常は直視下に整復して，その後の固定により修正する．

6 固定

ドリル孔の位置決定

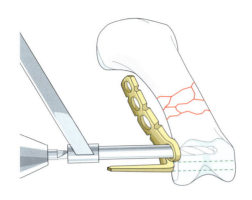

図 2.13-10　最初のドリル孔の位置を決定するために，プレートを裏返してテンプレートとして使用すると非常に便利である．

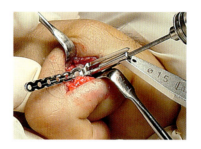

図 2.13-11　正しいドリル孔の位置を決定するために，プレートをテンプレートとして使用する．

プレートの調整

基節の長さに合うようにプレートの長さを合わせる．腱を傷害しないように尖った角をなくす．プレートには骨折部の近位と遠位で最低2穴固定できるようにする．そのため，骨折部にスクリューを挿入しないスクリュー孔が位置することが多い．骨幹部に最低2本のスクリューを挿入すべきである．

Pearl：横にブレードを切る

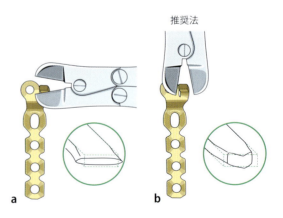

図 2.13-12a-b　ブレードをフラット面で切った場合，図のように押しつぶされてほんの少しだけ横に広がる(**a**)．これにより最大幅が1.5 mmより少しだけ広くなりドリルされた1.5 mm穴に合わなくなる可能性がある．そこで，ブレードは（歪みをより少ない範囲にするため）フラット面の垂直方向に切るようにする．結果として断端は矢のような形状になる(**b**)．

6 固定（つづき）

プレートの成形

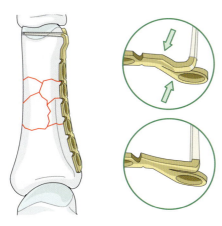

図 2.13-13　必要があれば，ペンチを用いてプレートの成形を行い，基節基部骨頭の解剖学的形状にぴったりと合うようにする．

ドリリング

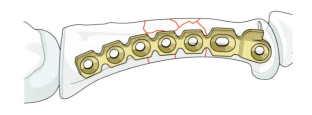

図 2.13-14　プレートのブレード部の通り道として，関節面に隣接し基節骨頭を貫く横穴を 1.5 mm でドリリングする．ドリル孔はプレートの最遠位のスクリュー孔に十分なスペースを残すために十分背側に作成する必要がある．

ブレードの長さの計測

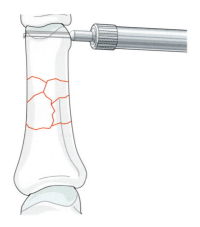

図 2.13-15　ドリル孔の長さを計測する．決定した長さにブレードを切り，ドリル孔をきっちり埋められるようにする．

プレート設置

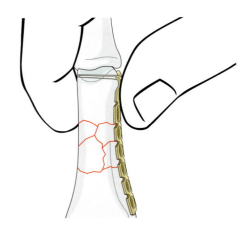

図 2.13-16　ドリル孔にブレードを挿入する．プレートが完全に設置されるまで母指で愛護的に押し込む．

6 固定（つづき）

プレートを骨幹部に沿わせる

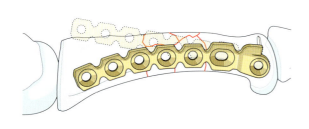

図 2.13-17　最初の（近位）スクリューを挿入する前に，プレートを回旋させて，プレートが矢状面で指骨骨幹部に合っていることを確かめる．

近位孔のドリリング

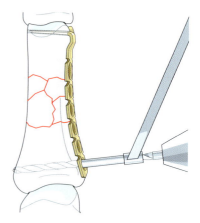

図 2.13-18　1.1 mm のドリル先を用いてプレートの近位端に中和位置のスクリュー孔を作成する．多骨片骨折では，偏心性のドリリングによる圧迫は推奨されない．

近位スクリューの挿入

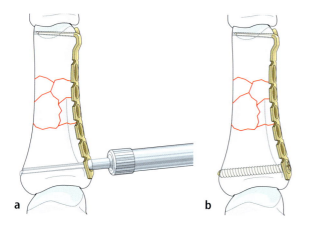

図 2.13-19a–b　スクリュー長を計測して 1.5 mm セルフタッピングスクリューを挿入する．ドリリングは中和位置であるためスクリューを締めても軸方向の圧迫力はかからない．

遠位スクリューの挿入

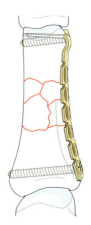

図 2.13-20　次に遠位スクリューを中和位置に挿入する．スクリューは確実に対側皮質をとらえるように挿入する．運動時の摩擦により靱帯損傷がおこりうるため，対側皮質へのスクリューの突出を避けるように注意する．

6 固定（つづき）

内固定の完了

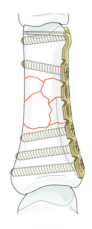

図 2.13-21 中和位置で，骨幹部のスクリュー孔に残りのスクリューを挿入する．

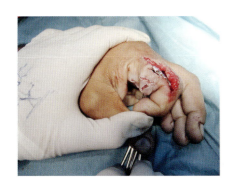

図 2.13-22 ミニコンディラープレート（架橋プレートとして使用）で骨折部を固定したあとに，指を他動屈曲・伸展して回旋と角度アライメントを評価した．

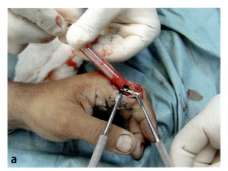
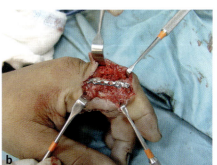

図 2.13-23a-b 自家海綿骨を橈骨遠位より採取して小さな注射筒の開口端に置き，詰め込んでいく．密な海綿骨移植により欠損部が充填されて，構造的安定性が付加されることとなった．

7　リハビリテーション

術後ケア

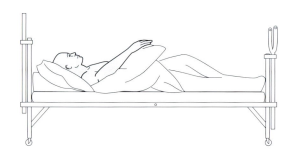

図 2.13-24　腫脹軽減のため、ベッド上にいる間は枕を使用し、手を心臓より高い位置に置く。移動する際には三角巾などで腕が心臓より高い位置になるよう固定する。

経過観察

創部観察のために 2〜5 日後に診察する。10 日後に抜糸し、X 線で二次的な転位がないことを確認する。

機能訓練

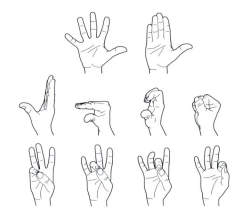

図 2.13-25　疼痛と腫脹が緩和するに従い、早期に指の自動可動域訓練(6-パック運動)を緩やかに開始する。患者には運動の重要性を強調し、セラピストの指導のもとにリハビリテーションを行う。

8　術後経過

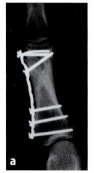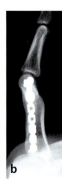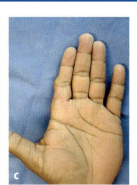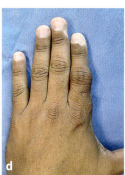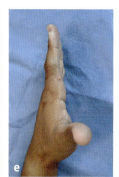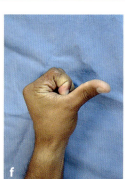

図 2.13-26a-f　術後 2 年の経過観察時、X 線像と臨床所見は移植骨の完全な同化と良好な機能の獲得を認めた。

9 その他の治療法

背側の架橋プレートによって治療された多骨片骨折

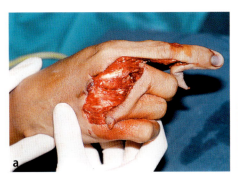
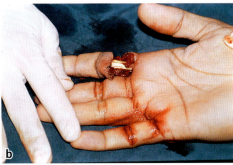
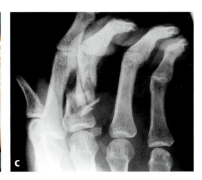

図 2.13-27a-c 31歳男性．右手を穴あけ機で押しつぶされて受傷した．手背と手掌に創があり，示指の神経血管系の損傷はマイクロサージャリーにより修復された．多骨片骨折部は中指の基節基部から頚部にまで及んでいた．

プレートのベンディングと成形

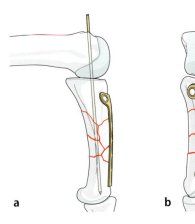

図 2.13-28a-b T-プレートを選択して，基節の正常な背側形状を正確に複製するように成形する．プレートのT型の末端部は基節基部の背側面の凸型に合わせるように曲げなければならない．

プレートの設置

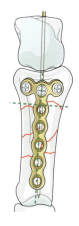

図 2.13-29 プレートは基節の背側に設置する．理想的には，骨幹端に最低3本のスクリューを挿入できるように多骨片部から十分近位にする．プレートが確実に骨幹部骨軸の中央になるようにする．

9　その他の治療法（つづき）

スクリューの順序

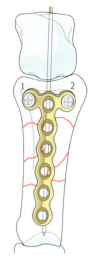

図 2.13-30　プレートの横軸部分の端のスクリュー孔から挿入する．これによりプレートを安全に固定して，仮固定のK-ワイヤとの衝突を避ける．

ドリリング

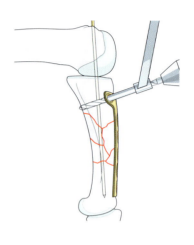

図 2.13-31　ドリルガイドを用いて，1.1 mm ドリル先でプレートの横軸部分にスクリューの最初の孔を注意深くドリリングする．

Pitfall：腱と血管

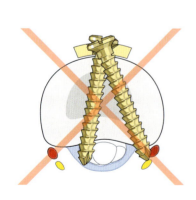

図 2.13-32　屈筋腱と指動脈・神経を損傷してはならない．

計測

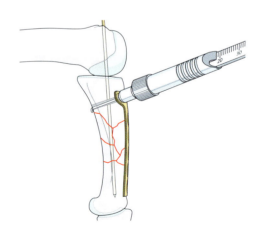

図 2.13-33　デプスゲージを用いてスクリュー長を決定する．

9　その他の治療法（つづき）

近位スクリューの挿入

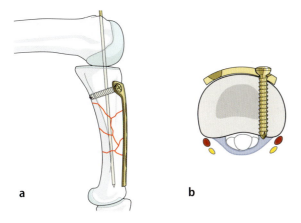

図 2.13-34a-b　最初のスクリューを挿入するが完全には締めないでおく．スクリューが対側皮質を確実にとらえるようにして，屈筋腱がとおる線維・骨性管には突出しないようにする．プレートの横軸部分の位置を基節の骨幹端部と骨軸との関係から確認して，プレートの横軸の反対側の部分に2本目のスクリュー孔をドリリングする．2本目のスクリューを挿入し，両方のスクリューを交互に締めていく．

Pitfall：スクリューの干渉

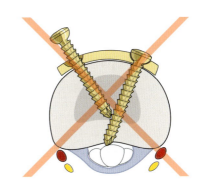

図 2.13-35　プレートの横軸部分のスクリュー同士の先端の衝突や，関節内への穿孔を避ける．

回旋異常の修正

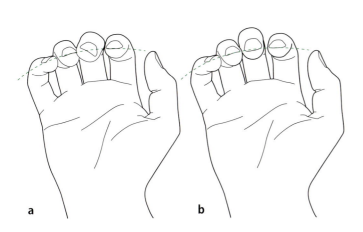

図 2.13-36a-b　基節基部にプレートをしっかりと設置したあと，遠位部の回旋異常を修正しなくてはならない．

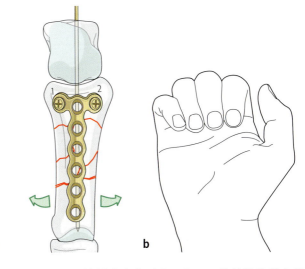

図 2.13-37a-b　回旋異常を修正するために基節遠位部を操作する．

9 その他の治療法（つづき）

遠位スクリューのドリリング

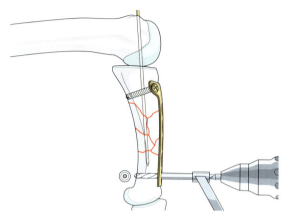

図 2.13-38　最遠位の孔をドリリングする際には，干渉を避けるため仮固定のK-ワイヤを必要なだけ部分的に引き戻す．ドリルガイドを用いて1.1 mmのドリル先で遠位のスクリューのためのスクリュー孔を中和位置に準備する．

長さの計測

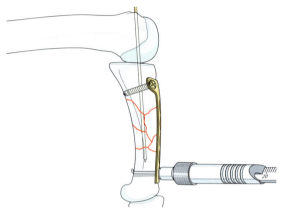

図 2.13-39　デプスゲージを用いてスクリュー長を決定する．

スクリュー挿入

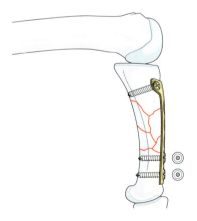

図 2.13-40　最遠位の孔からスクリューを挿入して締める．2本目の遠位スクリューのドリリングと挿入を可能にするためにさらに少しだけK-ワイヤを引き戻す．そして2本目のスクリューを挿入する．この段階で，長さ，アライメント，そして回旋がコントロールされており，K-ワイヤを抜去する．

近位スクリューの追加

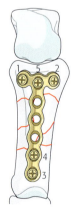

図 2.13-41　同様の方法でプレートの横軸部分の中央にスクリューを挿入する．骨折の形状によっては，隣のプレート穴にもう1本スクリューを挿入するが，絶対に多骨片骨折部に入らないようにする．

9 その他の治療法(つづき)

腱固定効果を用いた運動の確認

動画

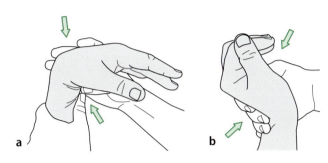

図 2.13-42a-b この段階で, 可動域運動での指の動きによりアライメントと回旋の修正を確認することが望ましい. 患者に意識があり, 局所麻酔下で自動運動ができる場合には, 患者自身に指を屈曲・伸展してもらうことが可能である. 全身麻酔の場合は, 腱固定効果を利用して評価する. 術者が手関節を完全屈曲し, 指を伸展させ(**a**), 手関節を完全伸展して指を屈曲させる(**b**).

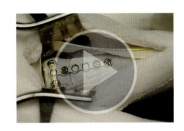

動画 2.13-1 成形したプレートと骨移植により治療した骨欠損.

このビデオでは成形したT-プレート1.3と骨移植により, 環指の基節の骨欠損をどのように治療するかを示している.

術後経過

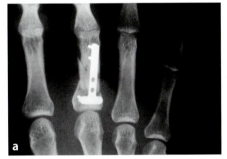
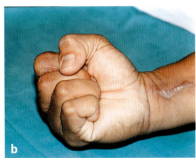
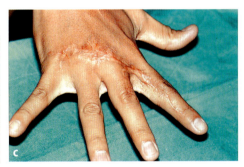

図 2.13-43a-c 展開は伸筋腱の正中切開から行い, 骨折部はT-プレート1.5で架橋した. 副子の使用は骨接合の安定性による. プレートは4～6か月より前には抜去するべきではない. 術後6か月で良好な機能が獲得されていた.

2.13 基節, 骨幹開放性多骨片骨折—架橋プレートによる治療

2.14 基節，遠位骨端部頸部横骨折―ミニコンディラープレートによる治療

1 症例の説明

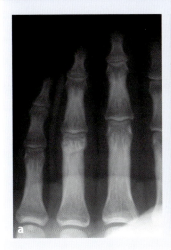
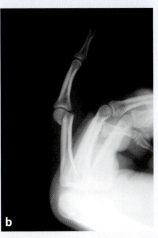

図 2.14-1a-b 19歳男性，モトクロスレースの事故で閉鎖性骨折を受傷した．X線正面および側面像で，左手の環指基節に転位のある遠位骨幹端部の骨折を認めた．

2 適応

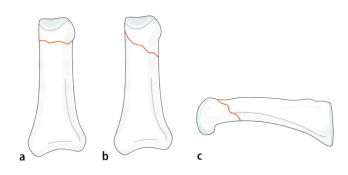
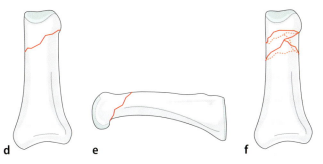

図 2.14-2a-f 遠位骨幹端部骨折は，横骨折，斜骨折，多骨片骨折になりうる．常に骨折形状をX線正面像と側面像で確認する．多骨片骨折はしばしば不安定である．骨折が整復できない場合は，観血的整復内固定（ORIF）が必要となる．ORIFのほかの適応は，開放骨折と軟部組織の裂傷である．この症例では，ORIFが最良の選択である．

3　術前計画

手術器具

- モジュラーハンドセット 1.5
- ミニコンディラープレート 1.5
- 1.25 mm K-ワイヤ
- 先端鋭の整復用鉗子

患者の準備と肢位

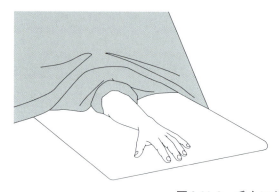

図 2.14-3　手台に前腕を回内位に置く．未滅菌空気止血帯を装着する．予防的抗菌薬投与はオプションである．
〔訳注：p.108 参照〕

4　手術進入法

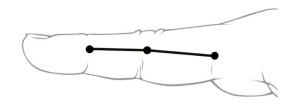

図 2.14-4　軸正中（正側方）進入法を用いた〔p.9 参照〕．

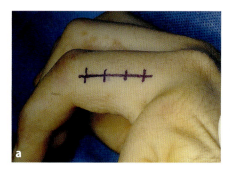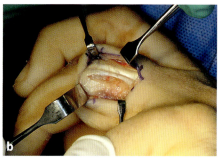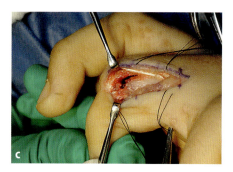

図 2.14-5a-c　側索と伸筋腱中央索の間の隙間を展開する．

5　整復

牽引による間接的整復

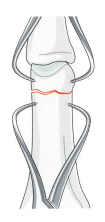

図 2.14-6　整復は術者による牽引と屈曲，あるいは1〜2つの先端鋭の整復用鉗子により行われる．透視下に整復位を確認する．しばしば，これらの骨折は整復後安定しており，保存療法が適応となる．

直接的整復

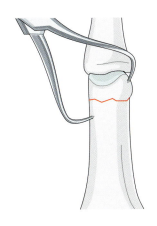

図 2.14-7　直接的整復は牽引や屈曲で整復されないか，不安定な場合に必要となる．間接的整復ができないときは，伸展機構の一部の介在によることが多い．先端鋭の整復用鉗子を用いて直接的整復を行う．

仮固定

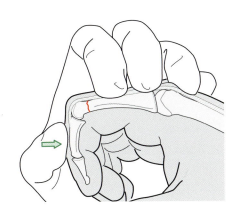

図 2.14-8　先端鋭の整復用鉗子やK-ワイヤを仮固定で使用してもよい．しかし，多くの場合，鉗子やK-ワイヤの位置が，予定したプレートやスクリューと接触する．このため，整復は屈曲位で指を助手に保持させて行う．伸展機構に問題がなければ，それがテンションバンドとして機能し，整復位を保持できる．

6　固定

プレートの選択と計画

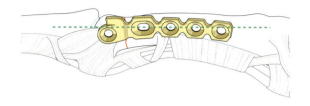

図 2.14-9　適切なプレートを選択するが，この患者ではミニコンディラープレートを使用した．ブレード位置は側副靱帯を傷めないようにできるだけ背側にする．側面像で基節骨軸に完璧に沿うように確かめる．

ドリル孔位置の決定

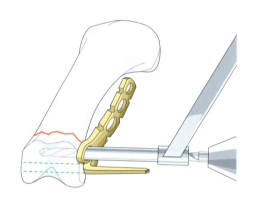

図 2.14-10　最初のドリル孔（ブレード用）の位置を決定するために，プレートを裏返してテンプレートとして使用すると非常に便利である．

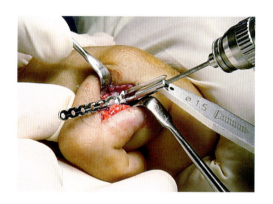

図 2.14-11　正しいドリル孔の位置を決定するためにプレートをテンプレートとして使用する．

プレートの調整

基節の長さに合うようにプレートの長さを合わせる．腱を傷害しないように尖った角をなくす．プレートには骨折部の近位と遠位で最低2穴固定できるようにする．そのため，骨折部にスクリューを挿入しないスクリュー孔が位置することが多い．骨幹部に最低2本のスクリューを挿入すべきである．

6　固定（つづき）

Pearl：横にブレードを切る

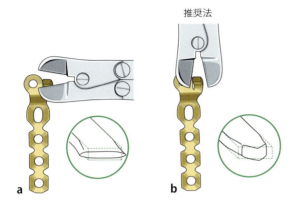

図 2.14-12a–b　ブレードをフラット面で切った場合，図のように押し潰されてほんの少しだけ横に広がる（a）．これにより最大幅が 1.5 mm より少しだけ広くなり，ドリルされた 1.5 mm 孔に合わなくなる可能性がある．そこで，ブレードは（歪みをより少ない範囲にするため）フラット面の垂直方向に切るようにする．結果として断端は矢のような形状になる（b）．

プレートのベンディング

プレートをオーバーベンドさせ，スクリューを締めて軸方向の圧迫がかかる際に，骨折面全体に均等に圧迫がかかるようにする．

Pitfall：プレート切断端が危険にならないようにする

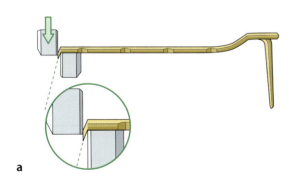
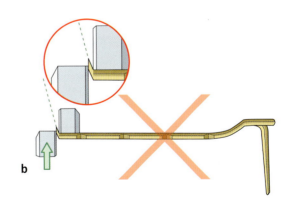

図 2.14-13a–b　プレートを切る際に，正しく切るには尖った端が確実にプレートの骨側にくるようにする（a）．尖った端を反対側に作成しないように気をつけ，伸展機構を危険にさらさないようにする（b）．

2.14　基節，遠位骨端部頚部横骨折—ミニコンディラープレートによる治療

6 固定（つづき）

プレートの成形

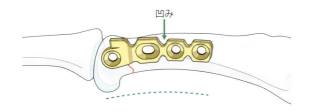
凹み

図 2.14-14　ミニコンディラープレートは凹み（リコンストラクションプレートのような）があるため，基節のカーブに適合するように曲げることができる．基節に対するプレートの正確な成形に時間をかけることは，十分価値があることに注意する．成形を怠ると骨幹部のスクリューを締める際に骨折部の転位をまねくことになる．

ドリリング

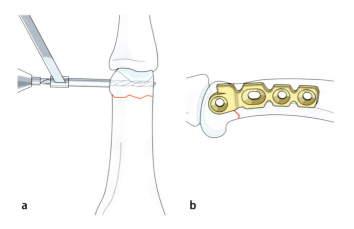
a　　　　b

図 2.14-15a–b　軟骨下骨に沿って，基節の顆部骨幹端を貫く横穴を 1.5 mm でドリリングする．ブレード用のドリル孔は隣接するスクリュー孔に十分なスペースを残すため，十分背側に作成する必要がある．

ブレード長の計測

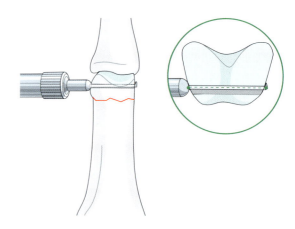

図 2.14-16　ドリル孔の長さを計測する．決定した長さにブレードを切り，ドリル孔をきっちり埋められるようにする．

6 固定（つづき）

Pitfall：ブレードの突出

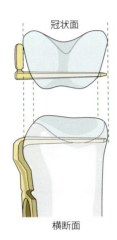

図 2.14-17 運動時の摩擦により靱帯損傷がおこりうるため，対側皮質へのブレードの突出は避ける．基節は背側より掌側のほうが幅が広いため，X線のAP像あるいはPA像ではブレードが骨の中にきっちりと設置されているように見えても，横断面では突出していることがある．

プレート設置

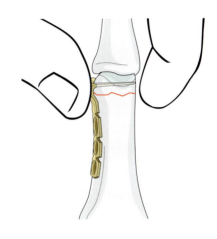

図 2.14-18 ドリル孔にブレードを挿入する．プレートが完全に設置されるまで術者の母指で愛護的に押し込む．

プレートを骨幹部に沿わせる

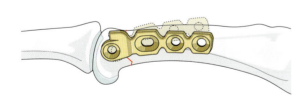

図 2.14-19 ブレードに隣接する遠位スクリューを挿入する前に，プレートを回旋させて，プレートが側面像で指骨骨幹部に合っていることを確かめる．

遠位孔のドリリング

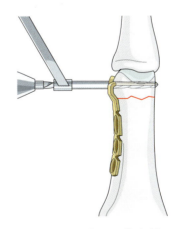

図 2.14-20 1.1 mmのドリル先を用いてプレートの遠位端に中和位置のスクリュー孔を作成する．

6　固定（つづき）

遠位スクリューの挿入

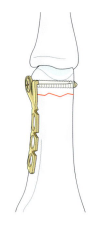

図 2.14-21　次に遠位スクリューを中和位置に挿入する．スクリューは確実に対側皮質にかかるようにすべきである．運動時の摩擦により靱帯損傷がおこりうるため，対側のスクリューの突出を避けるように注意する．

近位孔の偏心性のドリリング

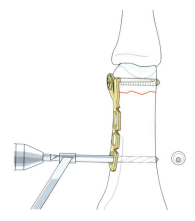

図 2.14-22　1.1 mm のドリル先を用いてプレートの近位端に最初の骨幹部スクリューを準備する．

近位スクリューの挿入

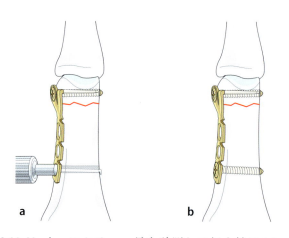

図 2.14-23a–b　スクリュー長を計測して偏心性に 1.5 mm セルフタッピングスクリューを挿入する．

Pitfall：整復損失

2 本目のスクリューを締めていくと，成形が不十分なプレートでは回旋転位をおこし，整復損失がおこる．スクリュー挿入後に透視下に整復位を確認する．

6 固定（つづき）

内固定の完了

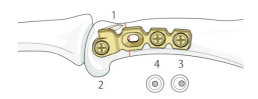

図 2.14-24 中和位置に残りの骨幹部のスクリューを挿入する．遠位骨片の大きさによるが，近位プレート穴に偏心性スクリューを挿入したあとに追加のラグスクリューを挿入する（X 線像参照，**図 2.14-28a**）．

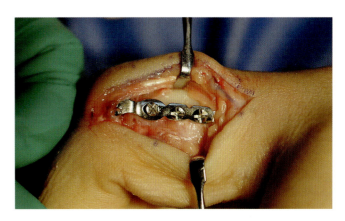

図 2.14-25 骨折部の術中写真．側面よりミニコンディラープレート 1.5 を用いて固定されている．

7 リハビリテーション

術後ケア

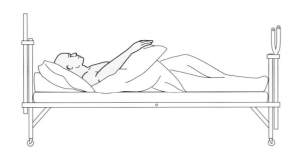

図 2.14-26 腫脹軽減のため，ベッド上にいる間は枕を使用し，手を心臓より高い位置に置く．移動する際には三角巾などで腕が心臓より高い位置になるよう固定する．

経過観察

創部観察のために 2〜5 日後に診察する．10 日後に抜糸し，X 線で二次的な転位がないことを確認する．

機能訓練

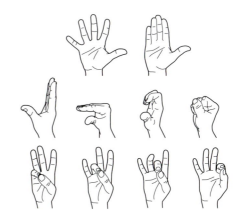

図 2.14-27 疼痛と腫脹が緩和するに従い，早期に指の自動可動域訓練（6-パック運動）を緩やかに開始する．患者には運動の重要性を強調し，セラピストの指導のもとにリハビリテーションを行う．

8 術後経過

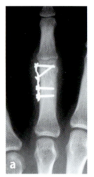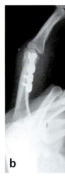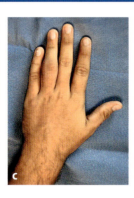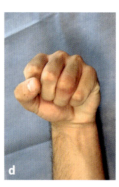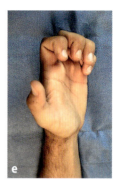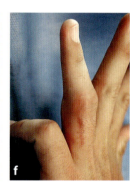

図 2.14-28a–f 1年の経過観察時，X線像で完全な治癒と解剖学的整復が示された．骨折部を横切る骨片間圧迫用のラグスクリューに注意する．患者はPIP関節の15°の伸展と完全な指屈曲が可能であった．

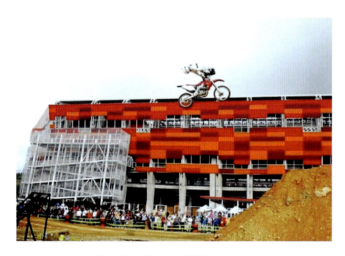

図 2.14-29 患者は活動的な生活様式に戻ることができ，オートバイの乗車とスタント活動も継続可能であった．

2.15 基節単顆骨折―ラグスクリューによる治療

1 症例の説明

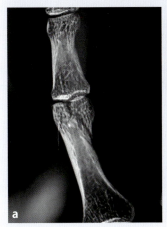
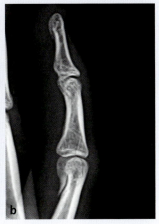

図 2.15-1a-b 22歳男性，歯学生．スポーツ事故で左小指の基節骨頭を骨折した．X線検査の正面像と側面像で転位して回旋変形のみられる単顆骨折を認めた．

2 適応

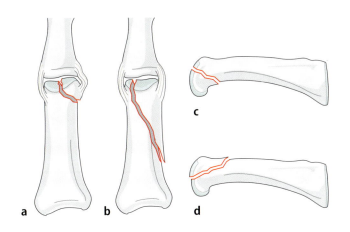

図 2.15-2a-d 基節の単顆骨折は単斜型および長斜型，多骨片型になりうる．典型的には，指の側方への屈曲を含む軸圧力によるスポーツ外傷の結果おこる．顆部骨折は非常に不安定になりやすく，通常は手術すべきである．保存療法を試みても，しばしば指の屈曲変形による二次的転位がおこる．

2 適応（つづき）

短斜型と長斜型の骨折

短斜骨折は典型的には顆間切痕から始まる．長斜骨折は対側顆部から始まり，損傷していない顆部側の骨幹部皮質の近位に向かって割れる．

警告

これらの骨折は稀であるが，治療は困難である．骨折に伴い，関節拘縮を引きおこす危険性が高い．これらの手技には拡大ルーペの使用が賢明である．手技全体をとおして愛護的かつ正確な扱いが必須である．

3 術前計画

手術器具

- モジュラーハンドセット 1.3 か 1.5
- 0.8 mm K-ワイヤ
- 先端鋭の整復用鉗子

患者の準備と肢位

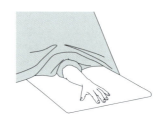

図 2.15-3　手台に前腕を回内位に置く．未滅菌空気止血帯を装着する．予防的抗菌薬投与はオプションである．
〔訳注：p.108 参照〕

4 手術進入法

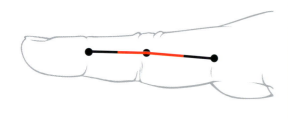

図 2.15-4　軸正中（正側方）進入法を用いた〔p.27 参照〕．

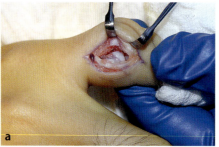

図 2.15-5a-b　切開は側索と中央索の間に置き，その後関節切開を行い，関節整復を正確に行えるようにする．

5　整復

解剖学的整復が必須

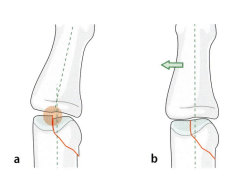

図 2.15-6a-b　関節内骨折は解剖学的に整復されなければならない．そうしないと，関節軟骨が障害されて疼痛を伴う関節症性変化や指の変形をまねく．わずかな単顆の陥没でさえ指の角状変形をまねき（**a**），反対方向への解剖学的整復が必要となる（**b**）．

骨折部の観察

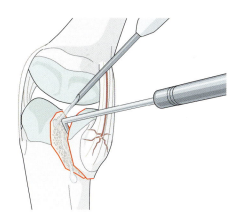

図 2.15-7　骨折部の良好な視野を得るため，注射器を用いて血餅をリンゲル液で勢いよく洗い流す．デンタルピックを使用して，形状を評価するため骨折部を丁寧に観察する．ピックは小さな骨片を注意深く整復するのにも使用することができる．どの骨片もそれ以上の粉砕を避けるよう十分に注意する．骨壊死を避けるために側副靱帯に付着した小さな骨片の血流も温存することが重要である．

間接的整復

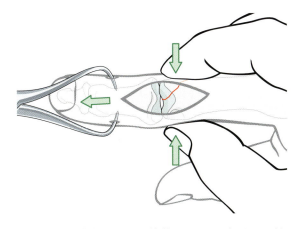

図 2.15-8　整復は長さの修復のために牽引から始める．続いて，術者の母指と示指による側方からの圧迫で骨折を整復する．透視下にて整復位を確認する．

大きな骨片の直接的整復

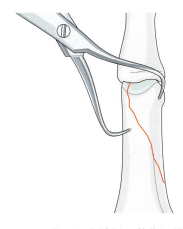

図 2.15-9　小さな先端鋭の整復用鉗子は，骨折部を側面から側面へ丁寧に揺り動かしながら寄せるように用いることができる．骨片が割れないように，過度な力を与えないように注意する．透視下に整復位を確認する．慢性的不安定性や外傷後変形性関節症を予防するために解剖学的整復が重要なことに留意する．

5 整復（つづき）

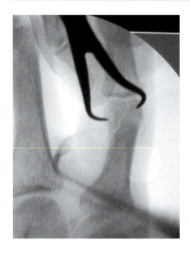

図 2.15-10 先端鋭の整復用鉗子で把持し，関節の整復位を保持した．

6 固定

方針決定

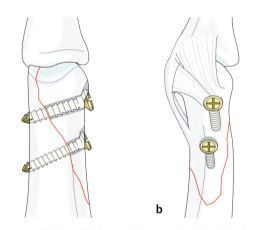

図 2.15-11a–b 異なる骨折型に対してさまざまな治療法が可能である．
- 短斜骨折：1本のラグスクリューによる固定か，1本の経皮的K-ワイヤ固定が推奨される．
- 長斜骨折：2～3本のラグスクリューによる固定が推奨される．不安定性が懸念されるが，1本かそれ以上のK-ワイヤ固定もオプションである．

スクリュー位置の計画—小骨片

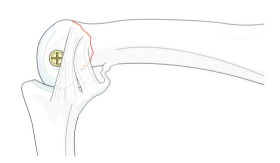

図 2.15-12 小さな骨片で1本のスクリューのみが挿入可能な場合は，スクリューの挿入位置は関節腔内に位置しなければならず，顆部の非関節領域をとおして側副靱帯の遠位部とする．基節骨頭の側面がスクリュー設置に安全であり，PIP関節を屈曲させてアプローチする．

6 固定（つづき）

スクリュー位置の計画—大骨片

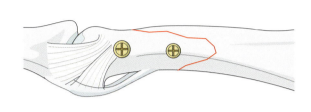

図 2.15-13 大骨片では，すべてのスクリューが安全に側副靱帯の近位部に設置できる．

亀裂に注意する

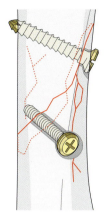

図 2.15-14 スクリューが不完全な亀裂部に設置されていないことを確かめる．これは拡大ルーペが必要な理由の1つである．

7 小骨片の固定

スクリューサイズの選択—小骨片

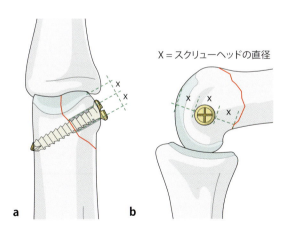

図 2.15-15a–b スクリュー長は確実に対側皮質を貫くような適切な長さにする必要がある．骨片の頂点において，スクリューヘッドと骨折線の最短距離は最低でもスクリューヘッドの直径と等しい長さでなくてはならないことに留意する．必要があれば，より細いスクリューを選択しなければならない．

ドリリングの準備

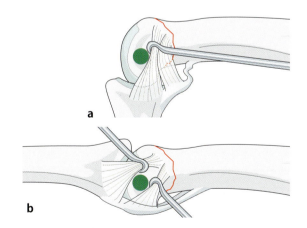

図 2.15-16a–b 基節骨頭の外表面にアプローチする方法は2つある．PIP関節を屈曲する方法（a）と，側副靱帯と副側副靱帯の間に短い切開を入れて関節を伸展させる方法（b）である．

7　小骨片の固定（つづき）

ドリリング

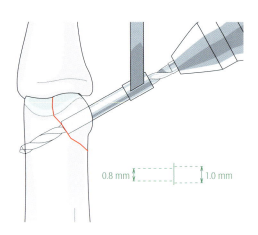

図 2.15-17　1.0 mm ドリル先を用いて，1.0 mm スクリューの滑り孔をドリリングするが，できるだけ骨折面に垂直とする．対側骨片に対してネジ切り孔を 0.8 mm のドリル先を用いてドリリングし，対側皮質を確実に貫くようにする．適切なサイズの器械を選択するように注意する．大きすぎるドリル先やスクリューを用いると骨片を破壊してしまう．

Pitfall：スクリュー長

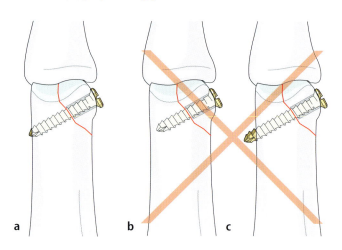

図 2.15-18a–c　適切なスクリュー長が選択されていることを確認しなければならない（**a**）．短すぎるスクリューはネジ切り部が対側皮質を適切にとらえられず，セルフタッピングスクリューを用いた際にはその先端の特殊形状のため固定力が減じる（**b**）．長すぎるスクリューは軟部組織損傷，特に腱や神経血管束を傷害する危険性があり，セルフタッピングスクリューではカッティングフルートが対側の皮質骨表面から突出しないように十分注意しなければならない（**c**）．

ラグスクリューの挿入

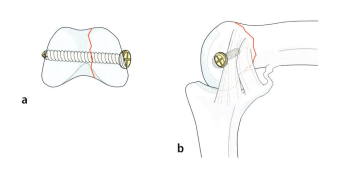

図 2.15-19a–b　ラグスクリューを挿入して，骨折部を圧迫するように愛護的に締めていく．

Pitfall：スクリューヘッドの突出

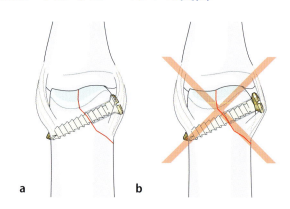

図 2.15-20a–b　スクリューヘッドが部分的に沈み込むように，わずかにスクリュー孔を大きくし，スクリューヘッドの突出を避ける（**a**）．大きすぎる器械でカウンターシンクを試みたり，スクリューを強く締めすぎないように注意して骨片の粉砕を避ける．突出したスクリューヘッドは靱帯の刺激と最終的な関節の拘縮の原因になりうる（**b**）．

8 大骨片の固定

スクリューサイズの選択—大骨片

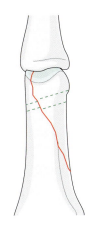

図 2.15-21 使用するスクリュー径の正確なサイズは，骨片のサイズと骨折形状によって決定される．

仮固定

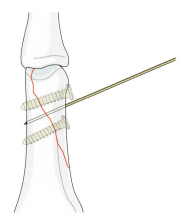

図 2.15-22 長斜骨折は K-ワイヤによって仮固定する．あとからのスクリュー設置に邪魔にならないように，挿入位置に気をつける．骨片が割れる危険性があるため，小さな骨片には K-ワイヤの挿入を避ける．

ドリリングとほかの仮固定法

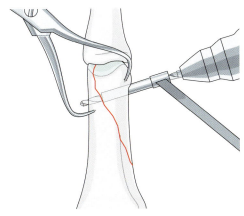

図 2.15-23 整復用鉗子で把持した状態で，滑り孔をできるだけ骨折部に垂直に 1.5 mm（あるいは 1.3 mm）スクリュー用に 1.5 mm（あるいは 1.3 mm）ドリル先を用いてドリリングする．1.3 mm ドリルスリーブを滑り孔に挿入する．1.3 mm（あるいは 1.0 mm）ドリル先を用いて対側骨片にネジ切り孔をドリリングして，確実に対側皮質を貫くようにする．K-ワイヤが仮固定目的で使用されていない場合は，ドリル孔にドリル先を残した状態にしておく．そして，整復用鉗子を取り除く．

斜め方向の計測

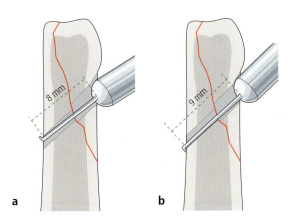

図 2.15-24a-b 斜めにドリリングされたスクリュー孔の長さを計測する際には，鋭角に計測する場合と鈍角に計測する場合で計測値が異なる．常に鋭角と鈍角を計測し，長い計測長を使用する．しかし，長すぎるスクリューは突出して軟部組織を損傷する可能性があることも念頭に置く．

8 大骨片の固定（つづき）

Pitfall：スクリュー長

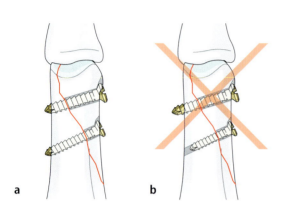

図 2.15-25a-b　正しい長さのスクリューを確実に使用する．

骨幹部のカウンターシンク

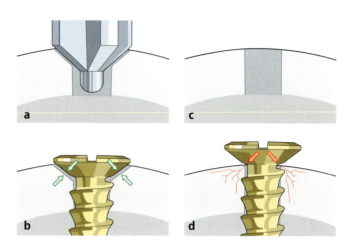

図 2.15-26a-d　カウンターシンクには2つの重要な理由がある．
a-b　骨表面からのスクリューヘッドの突出がわずかとなり，軟部組織への刺激が大幅に軽減される．
c-d　カウンターシンクすることにより，スクリューヘッドが骨表面と最大限に接触することになり，しなかった場合と比べて応力が幅広く分散される．

Pitfall：骨幹部の皮質破壊

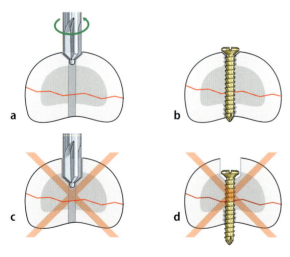

図 2.15-27a-d　皮質の厚みがカウンターシンクの深さを決定する（a-b）．カウンターシンクを皮質深く進めてはならない（c）．過剰な掘削はスクリューを締結した際に皮質の穿破をきたし，固定力を失う（d）．そのためカウンターシンクは用手的に行い，パワーツールは用いない．

骨幹端にはカウンターシンクしない

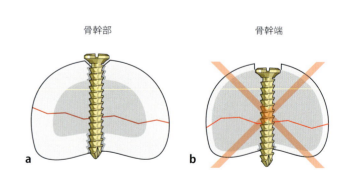

図 2.15-28a-b　カウンターシンクは骨幹部に行うべきである（a）．骨幹端では皮質がとても薄いためカウンターシンクをしない．カウンターシンクを試みると，スクリューヘッドが皮質を穿破して，固定力を失う（b）．

8 大骨片の固定（つづき）

ドリル先による仮固定

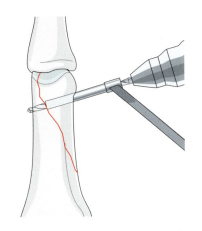

図 2.15-29 ドリル先は仮固定としてドリル孔に残しておくことができる．これにより K-ワイヤが必要なくなるので，そのスペースを節約できる．

近位スクリューのドリリング

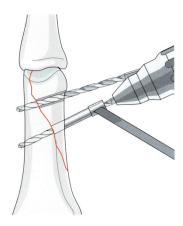

図 2.15-30 骨折線の近位部頂点に近いところで，2 本目のラグスクリューの滑り孔をドリリングする．このスクリューも，できるだけ骨折線に垂直に設置するべきであり，1.5 mm（あるいは 1.3 mm）のスクリュー用に 1.5 mm（あるいは 1.3 mm）のドリル先を用いる．1.3 mm のドリルスリーブを滑り孔に挿入する．1.1 mm（あるいは 1.0 mm）のドリル先を用いて，対側骨片にネジ切り孔を対側皮質を確実に貫くようにドリリングする．

遠位スクリューの挿入

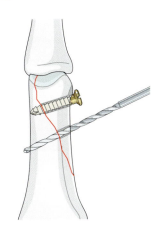

図 2.15-31 遠位ラグスクリューを挿入する．この時点では完全には締めない．スクリューは対側皮質をとらえるように挿入すべきである．

近位スクリューの挿入

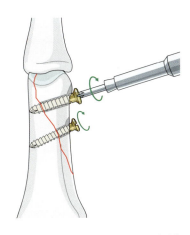

図 2.15-32 近位ラグスクリューを挿入する．このスクリューも対側皮質を貫通すべきである．2 本のラグスクリューを交互に締めることにより骨片の傾きを避けて骨折面に均等な圧迫がかかる．

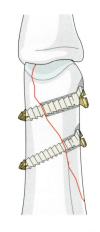
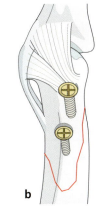

図 2.15-33a-b 透視下に確認する．整復は解剖学的でなければならない．PIP 関節の他動屈曲と伸展，愛護的に側方と回旋の動きをすることにより固定の安定性を確認する．これはリハビリテーションの戦略を立てるうえでの安定性を確認する一助となる．

8　大骨片の固定（つづき）

警告：骨折面の変化

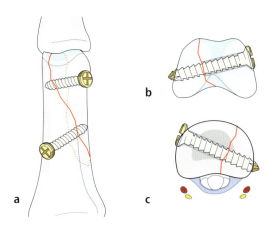

図 2.15-34a-c　Weiss と Hastings は顆部と骨幹端の間で変化する骨折面のある骨折型について述べている．このような骨折形状では，すべてのラグスクリューが可能なかぎり局所の骨折面に対して垂直に挿入されているか確認することが重要である．直視下と異なる方向からの X 線像で正しい骨折面を確認するようにする．

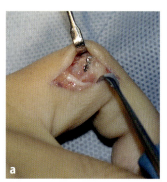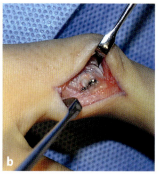
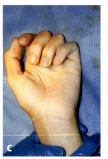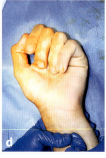

図 2.15-35a-d　2 本の戦略的に設置された 1.3 mm ラグスクリューにより安定した固定が得られた．PIP 関節を他動的に伸展・屈曲することによりアライメントを確認した．

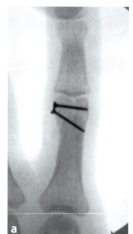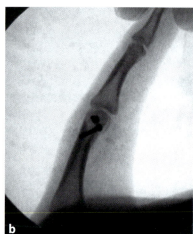

図 2.15-36a-b　術中の X 線像では 2 本のスクリュー位置と関節の整復位が示された．

9 リハビリテーション

術後ケア

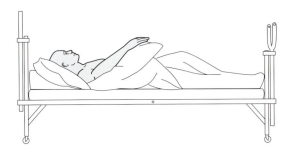

図 2.15-37 腫脹軽減のため，ベッド上にいる間は枕を使用し，手を心臓より高い位置に置く．移動する際には三角巾などで腕が心臓より高い位置になるよう固定する．

経過観察

創部観察のために2～5日後に診察する．10日後に抜糸し，X線で二次的な転位がないことを確認する．

機能訓練

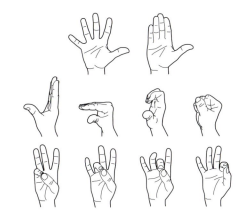

図 2.15-38 疼痛と腫脹が緩和するに従い，早期に指の自動可動域訓練(6-パック運動)を緩やかに開始する．患者には運動の重要性を強調し，セラピストの指導のもとにリハビリテーションを行う．

10 術後経過

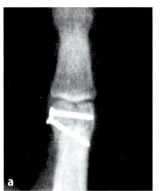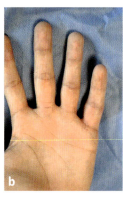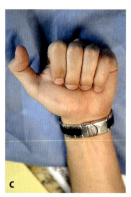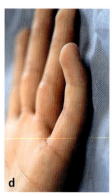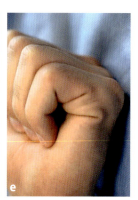

図 2.15-39a-e 術後4か月の経過観察時，X線での骨癒合と機能回復が認められた．患者は完全な可動域を得るための治療をまだ行っているところである．

2.16 基節両顆骨折—ラグスクリューによる治療

1　症例の説明

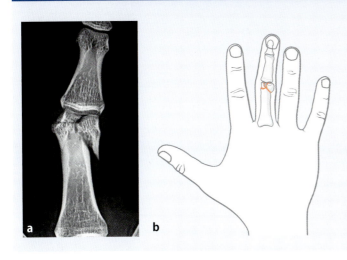

図 2.16-1a–b　22 歳男性，教師．つまずいて転倒し，右手中指の基節骨頭の両顆骨折を受傷した．

2　適応

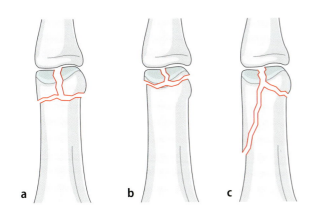

ラグスクリュー固定は，技術とインプラントがあれば，すべての転位のある関節内骨折に適応がある．一般的に，これらの骨折は，指の側方からの角状変形を伴う軸圧によっておこるスポーツ外傷である．顆部骨折は非常に不安定になりやすく手術すべきである．保存療法を試みると，二次性の骨折転位がおこりやすく，指の角状変形をおこす．

図 2.16-2a–c　基節骨頭の両顆骨折は T 型，すなわち長い T 型あるいは短い T 型(**a–b**)になりうる．別の型の骨折として片側顆部を分割する長斜骨折と，他方の顆部の短斜あるいは横骨折の合併がある骨折(ギリシャ文字の"λ"に似ていることから，時折"逆λ骨折"と呼ばれる)(**c**)．

警告

これらの骨折は稀であるが治療に難渋する．これらの骨折では関節拘縮のリスクが高くなる．手技の際には拡大ルーペの使用が賢明である．丁寧で正確な取扱いが必須である．

251

3　術前計画

手術器具

- モジュラーハンドセット 1.3
- 1.0 mm と 1.3 mm のスクリュー
- 0.8 mm K-ワイヤ
- 先端鋭の整復用鉗子

患者の準備と肢位

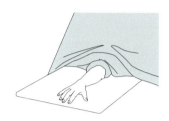

図 2.16-3　手台に前腕を回内位に置く．未滅菌空気止血帯を装着する．予防的抗菌薬投与はオプションである．
〔訳注：p.108 参照〕

4　手術進入法

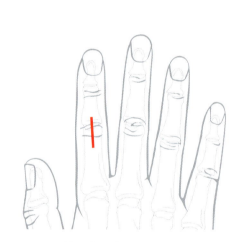

図 2.16-4　背側進入法を用いた〔p.33 参照〕．

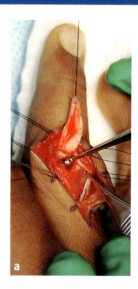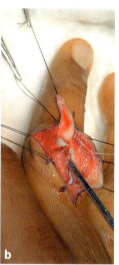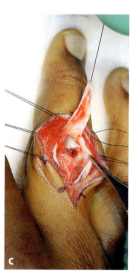

図 2.16-5a–c　Chamay による手術進入法は，伸筋腱を中央索付着部を傷つけずに V 字型に切開し，関節面全体を露出できるすばらしい進入法である．

5 整復

解剖学的整復が必須

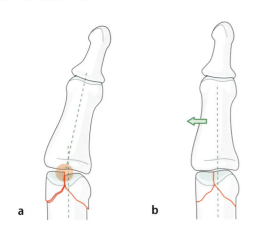

図 2.16-6a-b 関節内骨折は解剖学的に整復されなければならない．そうしないと，関節軟骨が傷害されて痛みのある関節変性疾患や指の変形をまねくことになりうる．わずかな単顆の陥没でさえ指の角状変形をまねき（**a**），反対方向への解剖学的整復が必要となる（**b**）．

骨折部の観察

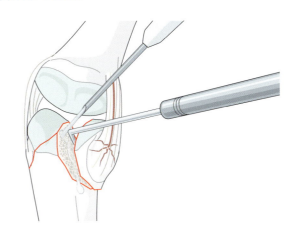

図 2.16-7 骨折部の良好な視野を得るため，注射器を用いて血餅をリンゲル液で勢いよく洗い流す．デンタルピックを使用して，形状を評価するため骨折部を丁寧に観察する．ピックは小さな骨片を注意深く整復するのにも使用することができる．どの骨片もそれ以上の粉砕を避けるよう十分に注意する．骨壊死を避けるために側副靱帯に付着した小さな骨片の血流も温存することが重要である．

間接的整復

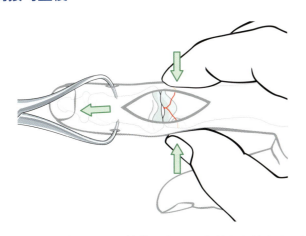

図 2.16-8 整復は長さの修復のために牽引から始める．続いて，術者の母指と示指による側方からの圧迫で骨折を整復する．透視下で整復位を確認する．

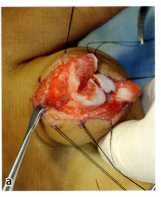 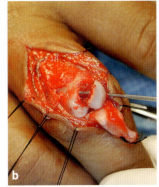

図 2.16-9a-b 直視下に，大きな関節骨片を整復して K-ワイヤで仮固定した．一方の顆部が割れるのを避けるために，K-ワイヤで仮固定していた部位にドリル先を挿入した．スクリューはこのドリル孔をとおして挿入した．

6　固定

顆部の展開

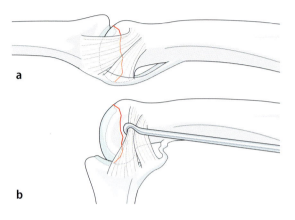

図 2.16-10a–b　骨頭の側面の骨折線のほとんどは側副靱帯に覆われている(**a**). PIP 関節を屈曲すると, 側副靱帯が引かれ, フックでさらに牽引すると顆部の関節内側面を露出できる(**b**).

ドリル孔の位置

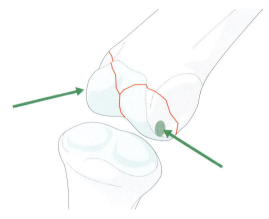

図 2.16-11　顆部の側面の関節内には小さな凹みが両側にある. これらはスクリューの設置に最適であり, 軟骨の端にスクリューを深く埋め込むことができるため, 関節面を傷めず, 刺激を避けられる.

ドリリング

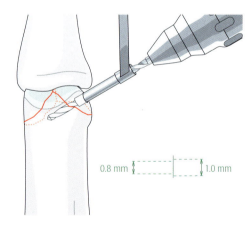

図 2.16-12　デンタルピックを用い顆部を整復位に保持する. ドリルガイドで圧迫してドリリング時の整復位を保持することもできる. スクリュー用の 1.0 mm のドリル先で, この凹みの位置に滑り孔をできるだけ骨折面と垂直にドリリングする. 対側骨片にネジ切り孔を 0.8 mm のドリル先でドリリングし, 対側皮質を確実に貫くようにする. 非常に小さい骨片にはパワーツールを用いず用手的に行うことを推奨する.

Pearl：仮固定

骨片を仮固定するためにドリル孔にドリル先を残す.

2 本目のスクリュー軌道の計画

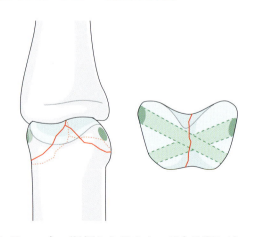

図 2.16-13　一方の顆部からドリリングする際には, 対側顆部からの軌道と異なったレベルになるように気をつける. これにより, スクリューが互いに干渉することがなくなる.

6 固定（つづき）

2番目の顆部のドリリング

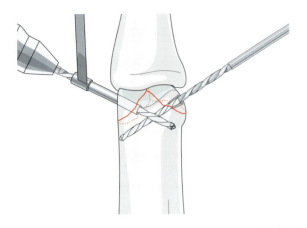

図 2.16-14　2番目の顆部で，1.0 mm のドリル先を用いて，できるだけ骨折面に垂直になるように滑り孔をドリリングする．0.8 mm のドリル先を用いて対側骨片のネジ切り孔をドリリングするが，対側皮質までである．

最初のラグスクリューの挿入

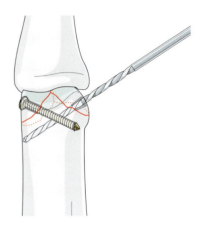

図 2.16-15　ドリル先を抜去して最初のラグスクリューを挿入する．慎重にスクリューを締めていき骨片間圧迫を行う．

2本目のラグスクリューの挿入

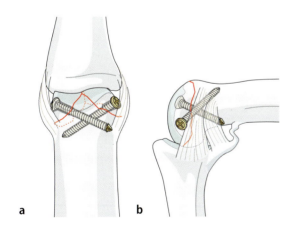

図 2.16-16a–b　2番目のラグスクリューを挿入し，締める．

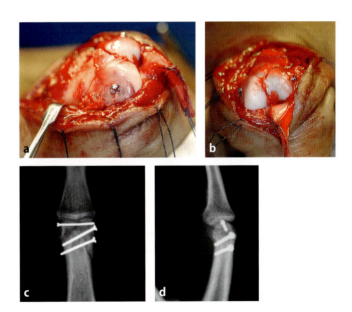

図 2.16-17a–d　解剖学的整復と安定した固定を，これらの戦略的に設置したラグスクリューを用いることで達成した．それぞれ2本のスクリュー位置が側副靱帯の圧迫を避けるために顆部のかなり遠位にあることに注意する．X線像で関節面の解剖学的修復が認められる．

7　リハビリテーション

術後ケア

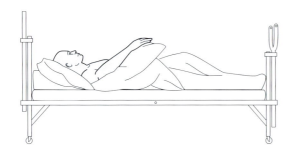

図 2.16-18　腫脹軽減のため，ベッド上にいる間は枕を使用し，手を心臓より高い位置に置く．移動する際には三角巾などで腕が心臓より高い位置になるよう固定する．

固定

伸筋腱が適切に修復されるまで，再建した関節面は3週間固定する．

経過観察

創部観察のために2～5日後に診察する．10日後に抜糸し，X線で二次的な転位がないことを確認する．

機能訓練

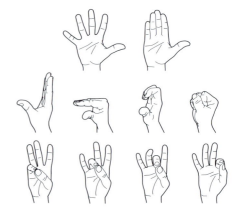

図 2.16-19　疼痛と腫脹が緩和するに従い，早期に指の自動可動域訓練(6-パック運動)を緩やかに開始する．患者には運動の重要性を強調し，セラピストの指導のもとにリハビリテーションを行う．

8　術後経過

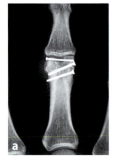 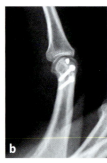 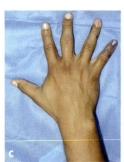 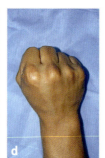 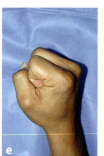 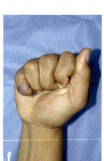

図 2.16-20a-f　術後5年の経過観察時，PIP関節のほぼ完全な運動機能がみられた．X線像で尺側顆部に軽度の阻血性の変化が認められた．それにもかかわらず，内固定は術直後と同様で，関節面の圧潰はなかった．患者は無症状であった．

2.17 基節両顆骨折の変形癒合―骨切り術とラグスクリューによる治療

1 症例の説明

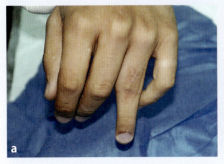
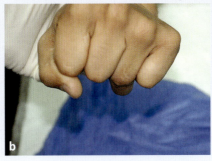
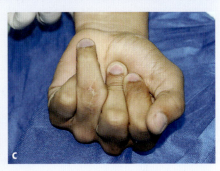

図 2.17-1a–c 17歳男性．バレーボール中に左環指のPIP関節の両顆骨折を受傷後，6か月を経て来院した．最初の治療は満足できないもので，関節面は尺側の顆部関節面が近位側に転位し，回旋変形を伴っていた．指は大きく尺側に角状変形をきたし，手の機能を障害していた．

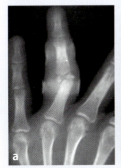
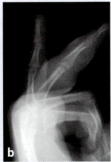
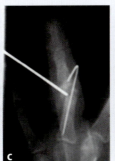
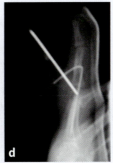

図 2.17-2a–d 初回治療時のX線正面像と側面像では非常に複雑な両顆骨折がみられ，その後不適切なK-ワイヤ固定が行われた．

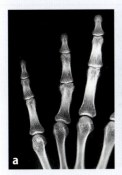
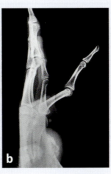
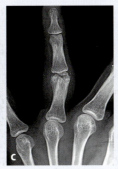
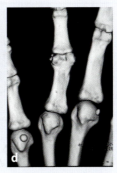

図 2.17-3a–d 6か月時のX線正面像と側面像ではPIP関節の尺側偏位と伸展変形を認めた．CT像では尺側顆部の関節内変形が示された．

2　適応

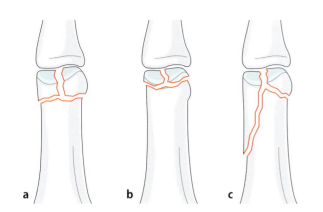

図 2.17-4a-c　基節骨頭の両顆骨折は T 型，すなわち長い T 型あるいは短い T 型（**a-b**）になりうる．別の型の骨折として片側顆部を分割する長斜骨折と，他方の顆部の短斜あるいは横骨折の合併がある骨折（ギリシャ文字の"λ"に似ていることから，時折"逆 λ 骨折"と呼ばれる）（**c**）．

ラグスクリュー固定は，技術とインプラントがあれば，すべての転位のある関節内骨折に適応がある．一般的に，これらの骨折は，指の側方からの角状変形を伴う軸圧によっておこるスポーツ外傷である．顆部骨折は非常に不安定になりやすく手術すべきである．保存療法を試みると，二次性の骨折転位が起こりやすく，指の角状変形を起こす．

警告

これらの骨折は稀であるが，治療は困難である．これらの手技には拡大ルーペの使用が賢明である．手技全体をとおして愛護的かつ正確な扱いが必須である．

3　術前計画

手術器具

- モジュラーハンドセット 1.5
- 0.8 mm K-ワイヤ
- 先端鋭の整復用鉗子
- 骨切りノミ
- 振動鋸
- 自家骨採骨用器具

患者の準備と肢位

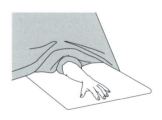

図 2.17-5　手台に前腕を回内位に置く．未滅菌空気止血帯を装着する．予防的抗菌薬投与はオプションである．
〔訳注：p.108 参照〕

4 手術進入法

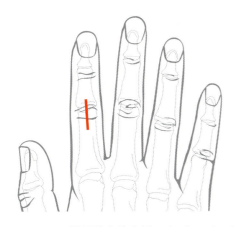

図 2.17-6 背側進入法を用いた〔p.33 参照〕.

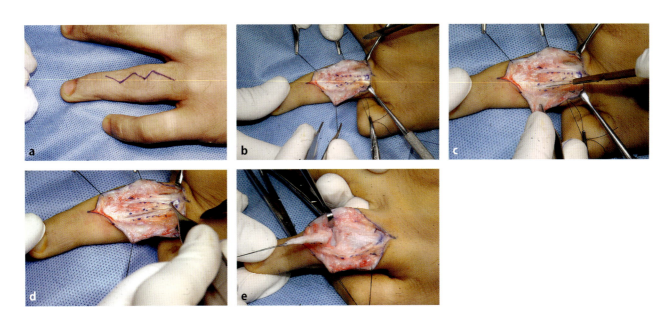

図 2.17-7a–e 背側進入法により，関節面は Chamay 法で展開され，伸筋腱の遠位側を基部とした V 字弁が挙上されている.

5 整復

顆部骨切り前進術

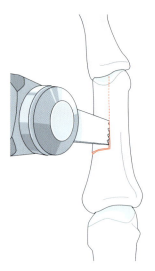 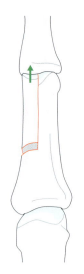 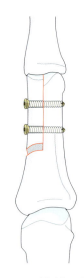

図 2.17-8 振動鋸を用いて，基節骨頭の変形部位を開始点として縦型の骨切りを行う．これは通常両顆の間の顆間溝で行われる．骨鋸の刃を冷やすために注射筒を用いて，滅菌生理食塩液で常に洗浄するよう注意する．縦型の骨切りは骨の長軸で行い，のちの内固定のときに最低2本のスクリューで固定できるように十分な長さにしなければならない．横の骨切りは骨片を遠位に前進させる顆部と同じ側で行う．

図 2.17-9 変形癒合した顆部の骨片は，骨の長軸に垂直な関節面を得るためにできるだけ遠位に押し出し，先端鋭の整復用鉗子で把持しておく．正しい整復は透視下で確認し，正しい回旋アライメントは腱固定効果を実施することでチェックする．

図 2.17-10 最低2本のラグスクリューで内固定を行う．通常は，骨片から正常な基節に挿入し，順次締めていく．

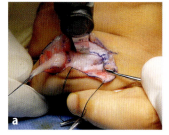 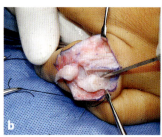 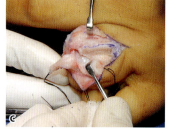 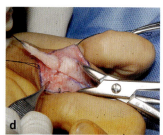

図 2.17-11a–d 薄刃の振動鋸を使用し，骨切りは顆部変形部位から関節面に向かって行われた．骨片を挙上し，付着した側副靱帯を保ったまま，反対の関節面に整復され，先端鋭の整復用鉗子で把持された．顆部を含む骨片が内固定しやすいように十分長く，骨癒合のために大きな接触面積をもつように注意する．

6 固定

骨移植

この患者にはラグスクリューによる固定と骨移植が行われたが，骨移植は常に必須のものではない．骨移植に関する一般原則が「2.2 章 基節，基部関節内骨折―ミニコンディラープレートと骨移植による治療」〔p.119 参照〕に示されている．

ラグスクリューの使用

ラグスクリュー固定の一般原則の多くが「2.3 章 基節，基部剪断骨折―ラグスクリューによる治療」〔p.129 参照〕に示されている．

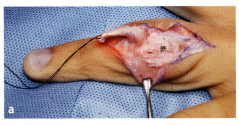
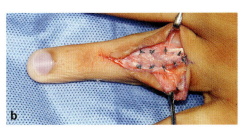
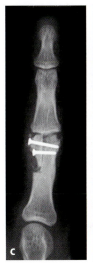
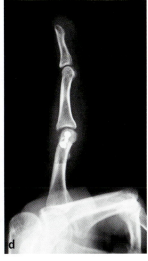

図 2.17-12a–d 骨切りは 2 本の 1.5 mm のラグスクリューで固定され，伸筋腱は注意深く非吸収糸で修復された．少量の自家移植骨が橈骨遠位端から得られ，挙上された顆部の下に置かれた．

7 リハビリテーション

術後ケア

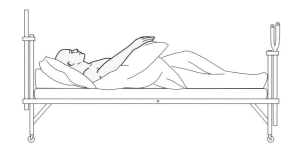

図 2.17-13 腫脹軽減のため，ベッド上にいる間は枕を使用し，手を心臓より高い位置に置く．移動する際には三角巾などで腕が心臓より高い位置になるよう固定する．

固定

伸筋腱修復が適切に治癒するまで，再建された関節面は3週間固定された．

経過観察

創部観察のために2〜5日後に診察する．10日後に抜糸し，X線で二次的な転位がないことを確認する．

機能訓練

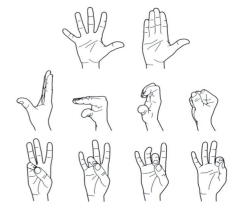

図 2.17-14 疼痛と腫脹が緩和するに従い，早期に指の自動可動域訓練(6-パック運動)を緩やかに開始する．患者には運動の重要性を強調し，セラピストの指導のもとにリハビリテーションを行う．

8 術後経過

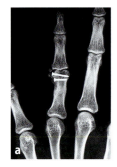 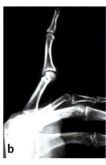 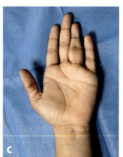 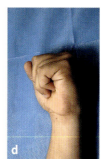 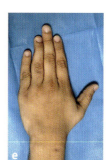 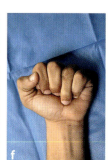

図 2.17-15a–f 術後2年の経過観察時，関節は良好なアライメントを保っていた．関節が過伸展する傾向は残っていたが，完全屈曲に近い機能が再建され，指も手も痛みがなかった．

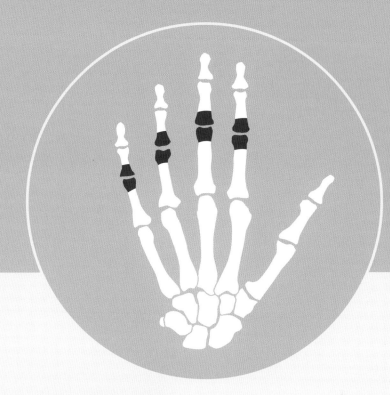

3

近位指節間 (PIP) 関節

3.1　PIP関節脱臼骨折―ラグスクリューもしくは創外固定による治療

1　症例の説明

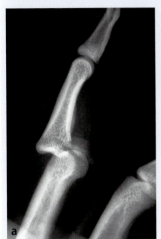
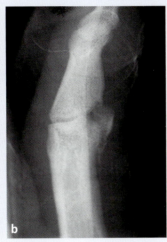
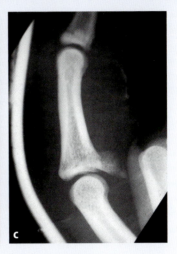

図 3.1-1a-c　24歳男性．労災事故．利き手である左手中指の近位指節間（PIP）関節脱臼骨折を受傷した．中節基部の掌橈側の骨片を伴っていた．

2　適応

脱臼

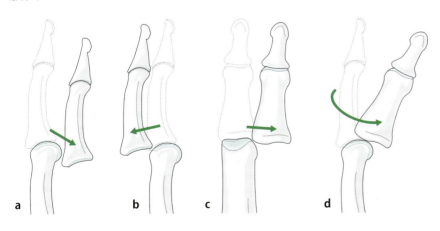

図 3.1-2a-d　手の外傷において脱臼と靱帯損傷は好発し，PIP関節においてもっとも多くみられる．損傷の程度は微細な伸張（捻挫）から靱帯の完全断裂に至るまでさまざまである．PIP関節の脱臼は中節の転位方向によって分類され，掌側・背側・外側もしくは回旋を伴った外側脱臼がある．

2 適応（つづき）

靱帯損傷

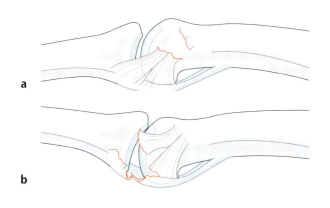

図 3.1-3a-b 側副靱帯は通常2か所のいずれかで断裂する．
a 側副靱帯の基節付着部
b 側副靱帯の掌側板付着部と中節付着部

これらの外傷はしばしば掌側板の部分損傷を伴っている．

付随する骨折

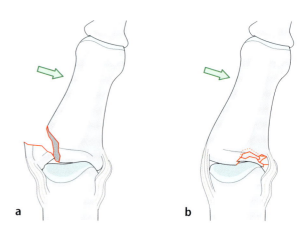

図 3.1-4a-b 外側亜脱臼には顆部骨折(a)を伴うことや，関節面の骨折(b)を伴うことがある（裂離骨折もしくは嵌入骨折のいずれか）．

裂離骨折

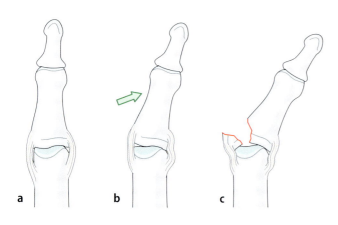

図 3.1-5a-c 裂離骨折は指に横方向（冠状面）に応力が働いた結果引きおこされ，側副靱帯に突然張力が加わり，通常，靱帯が骨より強靱なため，付着部で裂離骨折がおこる．裂離骨折は関節に著明な不安定性を引きおこす．骨折部に転位がない場合には通常保存療法（隣接指テープ固定）の適応である．転位がある場合には内固定が必要である．裂離骨片が大きい場合のみ，ラグスクリュー法での固定が可能である．

3 術前計画

手術器具

- モジュラーハンドセット 1.3 または 1.5
- ミニ創外固定器
- 0.8 mm K-ワイヤ
- 先端鋭の整復用鉗子

患者の準備と肢位

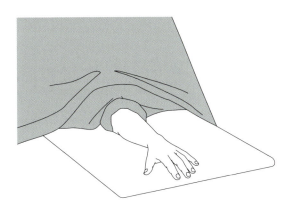

図 3.1-6 手台に前腕を回内位に置く．未滅菌空気止血帯を装着する．予防的抗菌薬投与はオプションである．
〔訳注：p.108 参照〕

4 手術進入法

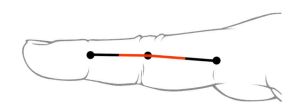

図 3.1-7 軸正中（正側方）進入法を用いた〔p.27 参照〕．

5　整復

非観血的整復

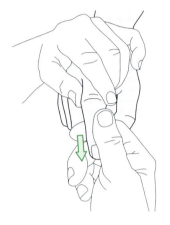

図 3.1-8　脱臼を合併している場合には脱臼整復より開始する．PIP関節を軽度屈曲し，屈筋腱および側索を弛緩させ牽引をかける．

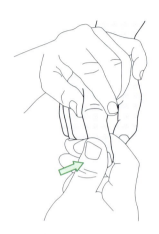

図 3.1-9　牽引をかけたまま，指尖部を側方にずらす．

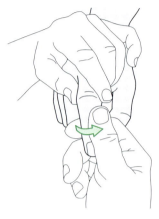

図 3.1-10　反対側に向かって回旋する．多くの症例で側副靱帯は脱臼整復後に通常の解剖学的位置に戻る．

骨折部の間接的整復（転位がない場合）

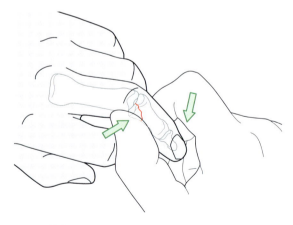

図 3.1-11　整復は骨折をおこした応力と反対の方向に牽引をかけることで得られる．PIP関節を必要に応じて屈曲させ，骨片を近接させ，裂離骨片は術者の母指で圧迫をかけ整復する．

直接的整復

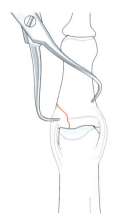

図 3.1-12　転位のある骨折では滑り孔を作成したあと，しばしば直接的整復操作が必要となる．小さな先端鋭の整復用鉗子を愛護的に用い，骨片を掌側から背側，近位から遠位に整復する．過度の力を加えると骨片を粉砕してしまう．

注釈：解剖学的整復は，慢性不安定性や外傷後の関節症変化を予防するのに重要である．

6 固定

スクリューの大きさ

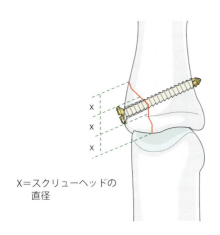

X＝スクリューヘッドの直径

図 3.1-13 許容される最大スクリューヘッド径は裂離骨片径の 1/3 である．スクリュー長は対側皮質を貫通し，良好な固定が得られる適切な長さが必要である．

関節の観察

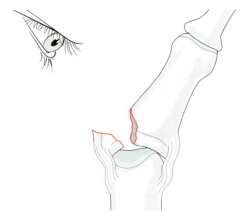

図 3.1-14 整復と反対方向に指節を外側にそらし，関節内の視野を最大限に獲得する（オープンブック）．骨折の評価を行い，滑り孔を作成する最適な位置（骨折面に垂直で骨片の中央）を決定する．

血流の温存

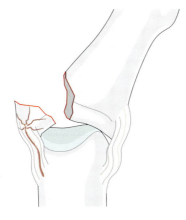

図 3.1-15 本法のリスクは軟部組織の剝離による血流障害を引きおこす可能性があり，骨癒合を妨げることである．

骨片の整復

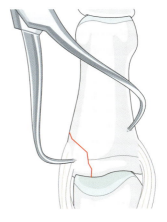

図 3.1-16 裂離骨片は解剖学的に整復し，先端鋭の整復用鉗子もしくはデンタルピックで把持する．

6　固定（つづき）

ラグスクリューのためのドリリング

滑り孔とネジ切り孔を作成するために2つの方法がある．
- 滑り孔を先に作成する．
- ネジ切り孔を先に作成する．

滑り孔を先に作成

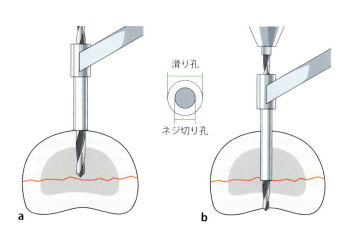

ネジ切り孔を先に作成

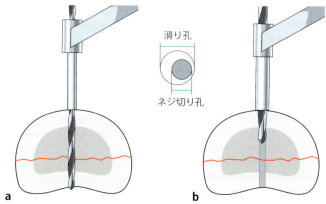

図 3.1-17a-b　手前の皮質に滑り孔をドリリングする．骨折部の整復が完全であることを確認し，ドリルガイドを滑り孔に挿入する．ドリルガイドをとおしてネジ切り孔を対側皮質にドリリングする．この方法ではネジ切り孔は滑り孔と完全に一直線上に作成される．推奨される方法である．

図 3.1-18a-b　ネジ切り孔の作成に用いるサイズのドリルで対側皮質までドリリングする．滑り孔を作成するために，対応するより大きな径のドリル先で手前の皮質の孔を拡大する．この方法は小さな骨片に対して有用である．しかし，欠点としては滑り孔とネジ切り孔の中心が一直線上に並ばない可能性がある．

6 固定（つづき）

ラグスクリューの使用

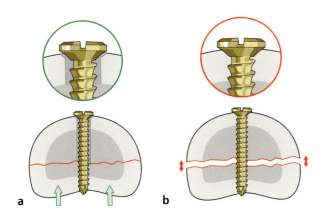

図 3.1-19a–b 手前の皮質に滑り孔，対側皮質にネジ切り孔を作成し，スクリューをラグスクリューとして確実に挿入する（**a**）．両方の皮質ともにネジ切り孔しか作成せずにスクリューを挿入すると，骨片同士は離れたまま保持され，骨片間に圧迫が加わらない（**b**）．

Pearl：タッピング

手前の皮質に滑り孔を作成するとき，オーバードリルする前にタッピングを行うと，ネジ切り孔と滑り孔の位置のずれがおこりにくくなる．この手技はセルフタッピングスクリューを選択して，手前の皮質に挿入し，抜去することで容易に行える．ドリルはネジ切り孔に挿入した方向に自動的に進んでいく．しかし，非常に小さな骨片については，本法は勧められない．

斜め方向の計測

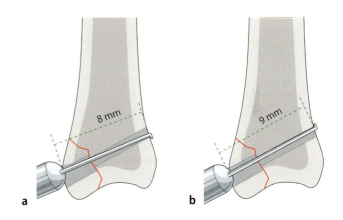

図 3.1-20a–b スクリュー長の計測にデプスゲージを用いる．斜めにドリリングされたスクリュー孔の長さを計測する際には，鋭角に計測する場合と鈍角に計測する場合で計測値が異なる．常に鋭角と鈍角を計測し，長い計測長を使用する．しかし，長すぎるスクリューは突出して軟部組織を損傷する可能性があることも念頭に置く．

3.1　PIP 関節脱臼骨折―ラグスクリューもしくは創外固定による治療

6　固定（つづき）

スクリュー挿入

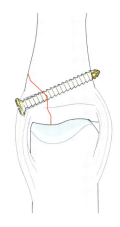

図 3.1-21　ラグスクリューを挿入して固く締める．スクリューは対側皮質を少し突出するのがよい．透視下に確認を行うが，整復は解剖学的でなければならない．

Pearl：ワイヤ締結

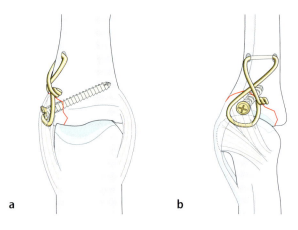

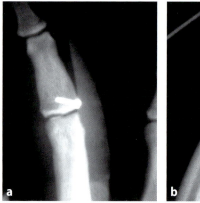

図 3.1-22a-b　裂離骨片が小さくて，スクリュー長が不十分で対側皮質をとらえることができない場合には靱帯付着部の深部にワイヤをとおし，8の字締結することで固定強度を上げることができる．ほかの理由で骨片間圧迫が不十分であった場合にもこのワイヤ締結は有用な方法である．

図 3.1-23a-b　1.3 mm または 1.5 mm の皮質骨スクリューが適切である．カウンターシンクを行うことや（この位置では皮質骨が非常に薄いため），側副靱帯の剝離や圧迫，骨片の大きさの 1/3 以上のスクリューヘッドのスクリューを用いることは避ける．

創外固定器

その後，損傷した指に創外固定を追加した．

7　リハビリテーション

術後ケア

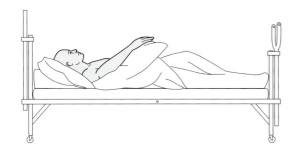

図 3.1-24　腫脹軽減のため，ベッド上にいる間は枕を使用し，手を心臓より高い位置に置く．移動する際には三角巾などで腕が心臓より高い位置になるよう固定する．

経過観察

創部観察のために 2〜5 日後に診察する．10 日後に抜糸し，X 線で二次的な転位がないことを確認する．

機能訓練

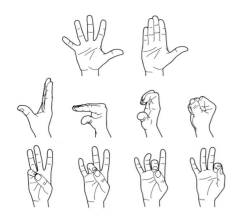

図 3.1-25　疼痛と腫脹が緩和するに従い，早期に指の自動可動域訓練(6-パック運動)を緩やかに開始する．患者には運動の重要性を強調し，セラピストの指導のもとにリハビリテーションを行う．

8　術後経過

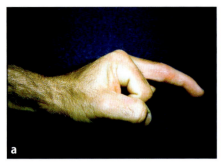
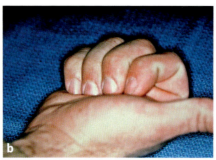

図 3.1-26a-b　48 時間以内に手指の運動を開始した．X 線検査は術後 2 週と 6 週に行い，可動域は 6 週で完全に回復し，6 か月後も維持されていた．

9　代替テクニック

機械に挟まれたことによる脱臼骨折

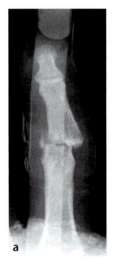
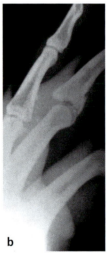
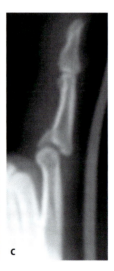

図 3.1-27a-c　36 歳男性．整備工．仕事中に機械に挟まれ受傷．関節内嵌入骨折を伴う PIP 関節の脱臼骨折を認めた．

9　代替テクニック（つづき）

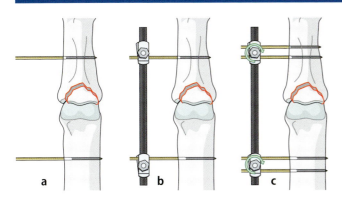
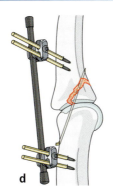
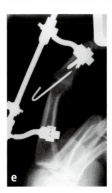
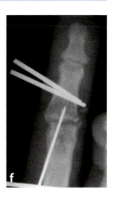

図 3.1-28a–f　ミニ創外固定器を用いて PIP 関節を整復・固定した．軸正中切開を用い，嵌入した骨片を整復し橈骨遠位から採取した海綿骨で骨片を支えた．創外固定器を最終固定する前に，固定強度を上げるために一時的に 0.8 mm K-ワイヤを基節から中節へ長軸方向に挿入した．

a　ネジ付き K-ワイヤをそれぞれの骨片に挿入（骨折部に近い位置）．

b　それぞれの K-ワイヤに適切なクランプ（1.25 mm または 1.6 mm 固定クランプ）を接続し 3.0 mm ロッドを挿入．

c　残りの2本の K-ワイヤを挿入し，両クランプのナットを締める．

d　嵌入した骨片を整復後に海綿骨移植を行い，すべてのクランプのナットを締める．K-ワイヤは必要に応じて切断する．

e–f　側面および正面像．K-ワイヤで一時的な関節固定を行っている．

ミニ創外固定器の使用法は次の動画で紹介する．

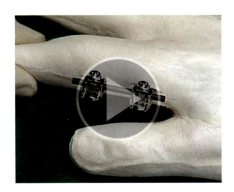
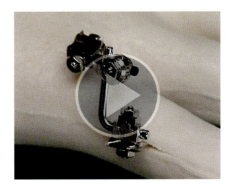

動画 3.1-1　示指基節に装着した単支柱式ミニ創外固定器

動画 3.1-2　小指 PIP 関節を架橋したミニ創外固定器

3.2 PIP 関節脱臼骨折―掌側ラグスクリューを用いた治療

1　症例の説明

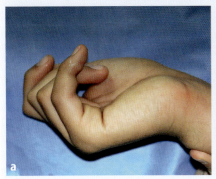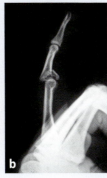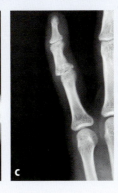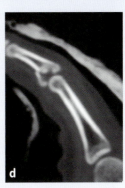

図 3.2-1a–d　26 歳男性，医学生．右小指の PIP 関節背側脱臼骨折を受傷した．身体所見上，小指は腫脹・硬直していた．2 方向の X 線撮影と CT 精査で中節基部関節面の嵌入骨折が判明した．

2　適応

掌側板の裂離骨折の分類

掌側板の裂離骨折はしばしば遭遇する外傷で，スポーツ外傷に伴うことが多く，通常中指および小指におこる．いくつかの分類法が提唱されている．Eaton 分類は実践的な観点から非常に有用な分類である．治療の成功は骨折部の安定性に基づいて得られることを前提に分類され，安定性は下記の因子による．
- 骨片の大きさ
- 嵌入の程度
- 片側もしくは両側の側副靱帯損傷
- 脱臼の方向（過伸展，側方脱臼，屈曲）

2 適応（つづき）

Eaton タイプ I（過伸展）

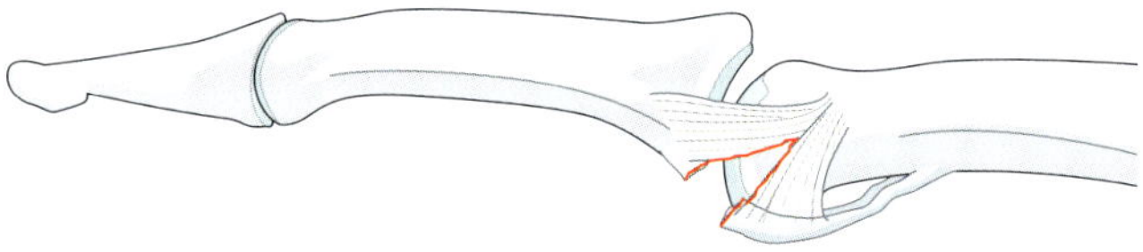

Eaton タイプ II（背側脱臼）

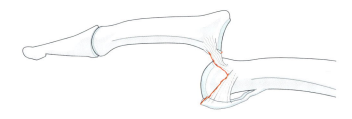

図 3.2-2 これは過伸展損傷で掌側板の裂離と側副靱帯の縦断裂を伴う．

図 3.2-3 PIP 関節の完全な背側脱臼で，掌側板の裂離を伴う．中節の基部は基節の背側に位置し，関節面の接触は完全に絶たれている．

Eaton タイプ III（脱臼骨折）

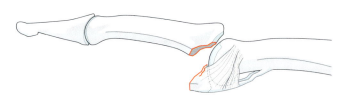

図 3.2-4 裂離した小さな骨片を伴う脱臼骨折．中節の掌側基部を含む掌側板の起始部は損傷される．側副靱帯の大部分は掌側板と屈筋腱鞘とともに保たれる．関節面の大欠損を生じることがある．中節掌側基部の 40％以上の大きさの骨折の場合には，側副靱帯は多くの場合中節に付着しない．

2 適応（つづき）

脱臼骨折の安定性（Eaton タイプ III）

整復後の安定性は裂離骨片の大きさと中節に付着残存した靱帯の量に依存する．裂離骨片の大きさが関節面の 40% 以下であれば，中節は背側転位し，中節に側副靱帯の背側線維が付着しており，整復後の安定性に貢献する．しかし，裂離骨片の大きさが関節面の 40% 以上であれば，靱帯は中節にわずかしか付着せず，整復後も不安定である．

受傷機転

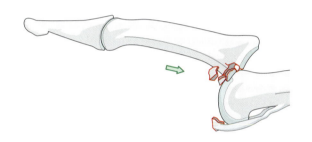

図 3.2-5 指の過伸展損傷はスポーツ中におこることが多い（例：指伸展位での接触やボールが当たった場合）．PIP 関節が過伸展すると掌側板の裂離骨折を引きおこす．過伸展に伴いしばしば軸圧が PIP 関節にかかり，中節基部の嵌入骨折をおこす．

変形を引きおこす力

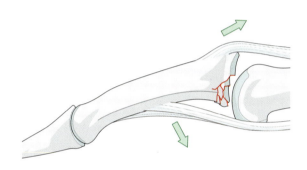

図 3.2-6 PIP 関節に掌側不安定性がある場合，筋の牽引力により（浅指屈筋と伸展中央索）嵌入の程度に応じて掌屈し背側亜脱臼する．

2 適応（つづき）

亜脱臼の判断

診断は下記に基づき行う
- 外傷の病歴および受傷機転
- 臨床所見
- X線所見

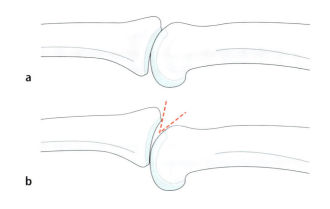

図3.2-7a-b　亜脱臼はしばしば明確ではない．側面像で関節面のV字サインは亜脱臼を意味する．

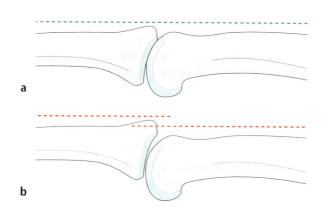

図3.2-8a-b　側面像では基節ならびに中節は一直線をなす（a）．軸のずれは亜脱臼を意味する（b）．

診断のためにはX線正面および側面像が必要である．撮影の際には，ほかの指が重なることを避けなければならない．正面像は嵌入骨折の診断に重要である．

嵌入骨折に注意

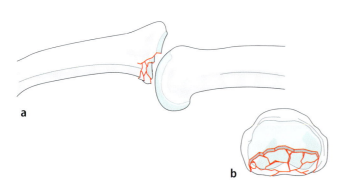

図3.2-9a-b　嵌入骨折は矢状面（a）および冠状面（b）のいずれにもおこりうる．正確な正面像および側面像で診断する．

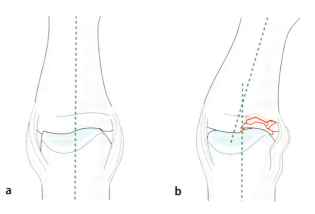

図3.2-10a-b　冠状面でのアライメント不整は，嵌入骨折のサインである．

2 適応（つづき）

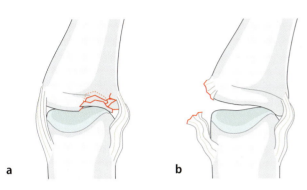

図 3.2-11a-b　愛護的に外側ストレスをかけることで不安定性を診断する．不安定性があると嵌入骨折(a)か，時に側副靱帯の断裂(b)を診断できる．

保存療法の適応

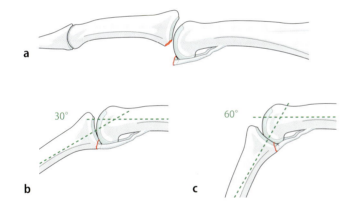

図 3.2-12a-c　透視下に患者に指の屈曲を行わせる．裂離骨片(a)の整復(b)が30°以下の屈曲で得られれば保存療法の適応となる．しかし整復に60°以上の屈曲(c)が必要であれば手術の適応となる．整復が30〜60°の間で得られれば手術の相対的適応となる．

骨片間に軟部組織が介在すると，整復は得られない．これも手術の適応となる．外側ストレスを透視下に加えることで外側不安定性を判定できる．

ラグスクリューを用いた手術の適応

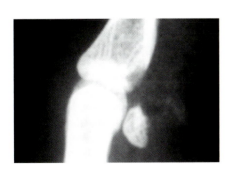

図 3.2-13　中節裂離骨折の手術適応は主に2つある．
- X線で示すような整復不能な骨片（軟部組織の介在）
- 関節面の裂離骨片が関節面の40%より大きなもの

3 術前計画

手術器具

- モジュラーハンドセット 1.3 または 1.5
- 先端鋭の整復用鉗子
- 0.8 mm K-ワイヤ
- 自家骨採骨用器具

患者の準備と肢位

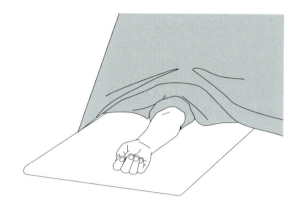

図 3.2-14　手台に前腕を回外位に置く．未滅菌空気止血帯を装着する．予防的抗菌薬投与はオプションである．
〔訳注：p.108 参照〕

4 手術進入法

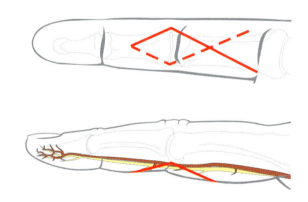

図 3.2-15　掌側進入法を用いた〔p.19 参照〕．

4 手術進入法（つづき）

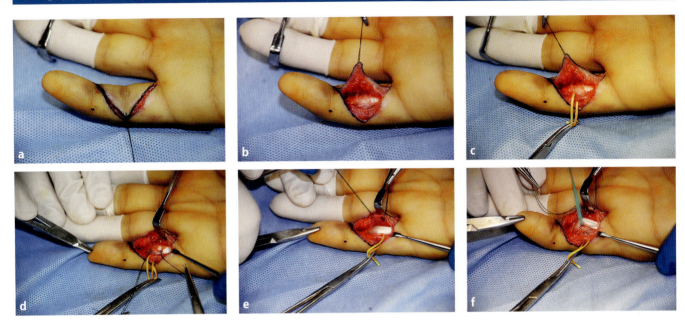

図 3.2-16a-f PIP 関節掌側へのアプローチ．神経血管束を同定・保護し，A2 と A4 滑車間で屈筋腱鞘を挙上し，屈筋腱を移動させる．
a　PIP 関節直上に Bruner 皮膚切開を加える．
b　皮弁を挙上し C1，A3，C2 滑車と屈筋腱鞘を露出．
c-d　滑車の切開．尺側固有指神経を保護している．
e　屈筋腱の同定．
f　2 本の屈筋腱を挙上することで掌側板が展開できる．

5 整復

関節の観察

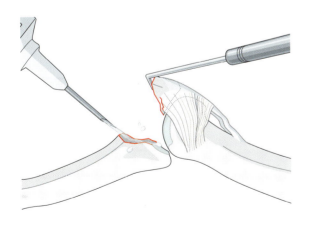

図 3.2-17 関節面を最大限に観察するために中節を過伸展する．注射器に入れたリンゲル液に圧をかけ，血餅を洗い流す．ラグスクリューの適応とならない粉砕や嵌入がないか骨折部の形態を観察し，滑り孔作成のための至適位置（骨折線に垂直で骨片の中央）を決定する．しばしば X 線では関節面の粉砕は明白ではなく，直視下で判明することがある．さらに基節骨頭の軟骨損傷がないか確認する．

5 整復（つづき）

間接的整復

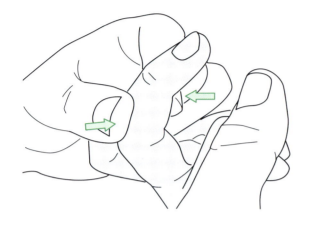

図 3.2-18　PIP 関節で中節を屈曲させ，圧迫を加えることでしばしば整復できる．

直接的整復

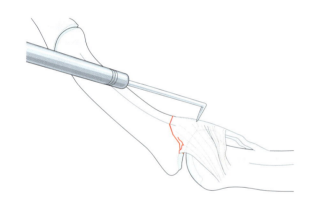

図 3.2-19　骨折を正確に整復するためにデンタルピックを愛護的に使用する．X 線透視を用いて整復を確認する．解剖学的整復は慢性的な不安定性や二次性関節症変化の予防に重要である．

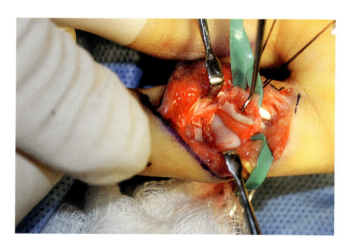

図 3.2-20　掌側骨片を神経フックで挙上し，嵌入した関節面を展開．嵌入した関節面はデンタルプローブで挙上した．

6 固定

スクリュー固定

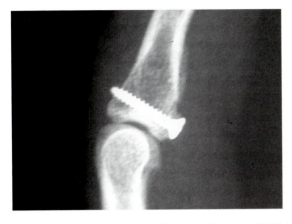

図 3.2-21 ラグスクリューを挿入し締める．対側皮質ぎりぎりに突出させる．透視下に関節面の適合性を確認する．整復は解剖学的でなければならず，0.8 mm K-ワイヤを用いることで整復を補助することができる．

Pitfall：スクリューの締めすぎ

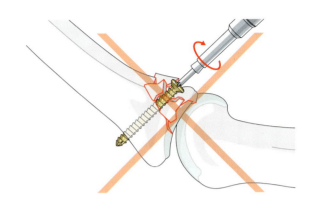

図 3.2-22 スクリューを過度に締めすぎると骨片を粉砕する可能性があり，注意しなければならない．

大きな骨片：2本のスクリュー使用

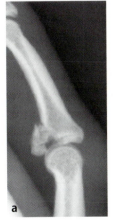
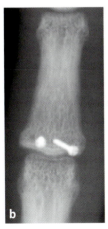
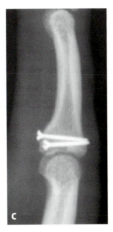

図 3.2-23a–c 骨片が大きければ 1.3 mm または 1.5 mm のスクリューを2本使用できる．これは非常に難易度が高く，骨片を粉砕する可能性がある．しかし回旋に対する固定性が増加し，屈筋腱を過度に牽引する必要がなく，安定性が増すという利点もある．

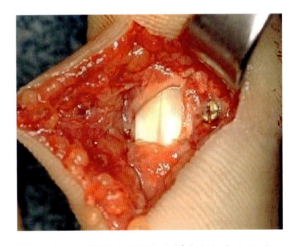

図 3.2-24 屈筋腱の両側から挿入されたスクリュー．挿入方法はラグスクリューを1本挿入する方法と同様である．

3.2　PIP関節脱臼骨折—掌側ラグスクリューを用いた治療　　285

6 固定（つづき）

鞘の修復

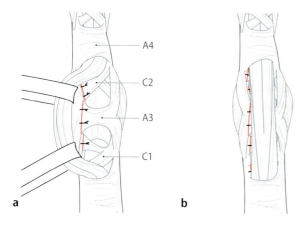

図 3.2-25a-b 掌側版の補強ならびに屈筋腱の滑走をスムーズにするために，C1，A3とC2滑車を含んだ腱鞘は屈筋腱の下をとおし，5-0モノフィラメント非吸収性糸を用いて対側に縫合する．

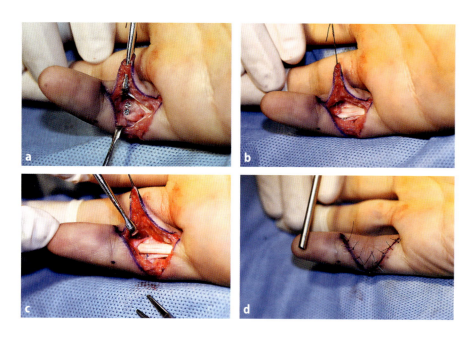

図 3.2-26a-d 掌側の骨片は2本の1.3 mmラグスクリューを用いて透視下に固定した．腱の癒着を防ぐために，屈筋腱の深層で腱鞘を縫合し創閉鎖した．

6　固定（つづき）

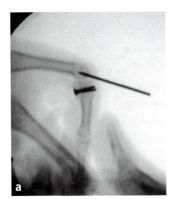
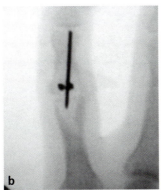

図 3.2-27a–b　術中の X 線で関節の整復損失を防ぐために一時的な伸展ブロック K-ワイヤ固定をしている．K-ワイヤは 2 週間後に抜去した．

7　リハビリテーション

術後ケア

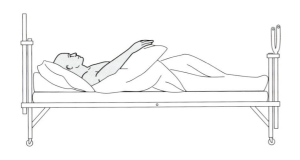

図 3.2-28　腫脹軽減のため，ベッド上にいる間は枕を使用し，手を心臓より高い位置に置く．移動する際には三角巾などで腕が心臓より高い位置になるよう固定する．

スプリント固定

このような繊細な骨折治療には，保護目的でのスプリント固定を行ってもよい．

経過観察

創部観察のために 2～5 日後に診察する．10 日後に抜糸し，X 線で二次的な転位がないことを確認する．

機能訓練

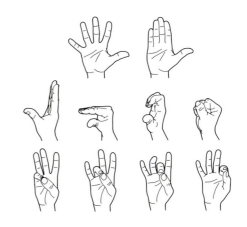

図 3.2-29　疼痛と腫脹が緩和するに従い，早期に指の自動可動域訓練（6-パック運動）を緩やかに開始する．患者には運動の重要性を強調し，セラピストの指導のもとにリハビリテーションを行う．

8 術後経過

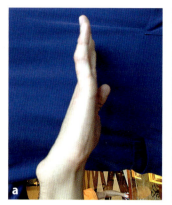
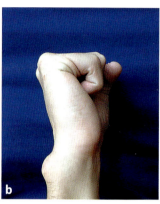
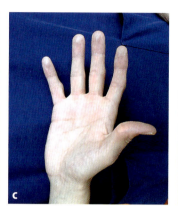
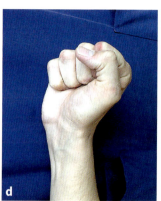

図 3.2-30a-d 術後 4 年の経過観察時，運動時痛のない状態を維持していた．

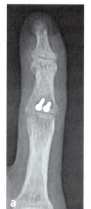
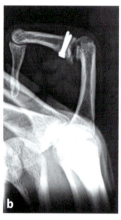
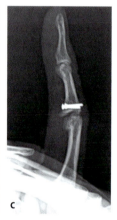

図 3.2-31a-c 経過観察時の X 線像にて基節骨頭，中節の関節表面に微細な変化を観察したが，関節面は整復保持されていた．

9 代替テクニック

掌側支えプレートで治療した関節中央嵌入骨折

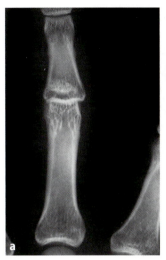
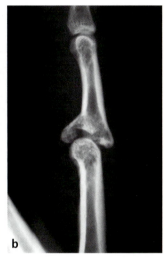

図 3.2-32a-b　36歳男性．関節中央嵌入骨折を認めた．X線の2方向撮影にて中節基部の嵌入を認める．

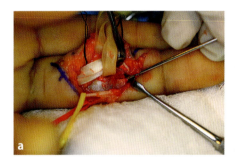
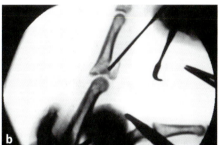
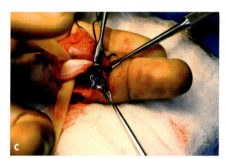
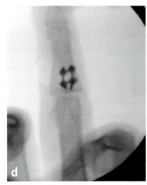
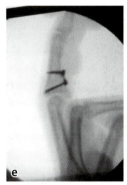
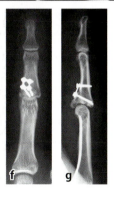

図 3.2-33a-g　掌側進入法を用いて骨折部の整復を行い，1.3 mm ケージプレートを用いて骨接合を行った．
- **a-b** 嵌入した関節面を骨打ち込み器で挙上した．
- **c** 骨折部は1.3 mm 支えプレートを屈筋腱下に当て，固定した．
- **d-e** 術中のX線2方向撮影
- **f-g** 早期のX線像

3.2　PIP関節脱臼骨折—掌側ラグスクリューを用いた治療

9　代替テクニック（つづき）

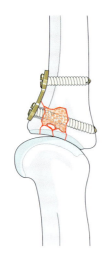

図 3.2-34　支えプレートは移植骨とともに中節の掌側に設置した．

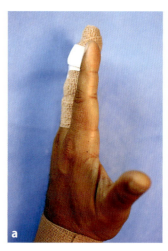
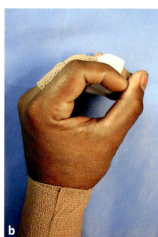

図 3.2-35a–b　支えプレートによって術直後からの機能訓練が可能となった．

3.3 PIP関節脱臼骨折―スクリューで治療した中央嵌入骨折

1 症例の説明

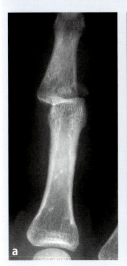
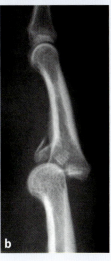
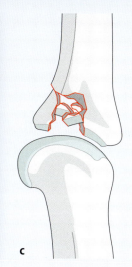

図 3.3-1a–c 27歳女性．階段より転落し左中指に軸圧損傷が加わり受傷．X線2方向撮影にて関節面の転位を冠状面および矢状面で認め，中節基部の掌側半分の嵌入骨折を認めた．

2 適応

受傷機転

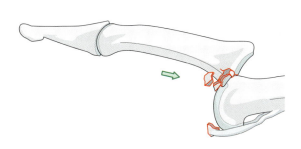

図 3.3-2 PIP関節に過伸展応力が加わると掌側板の裂離骨折を引きおこす．さらに中節に著しい軸圧が加わると，PIP関節をまたぐ圧迫力は嵌入骨折と掌側の裂離骨折を引きおこす．

変形応力

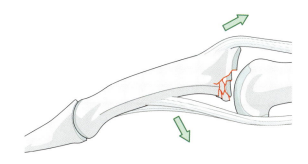

図 3.3-3 PIP関節に掌側不安定性がある場合，筋の牽引力により（浅指屈筋と伸展中央索）嵌入の程度に応じて掌屈し背側亜脱臼する．

2 適応（つづき）

亜脱臼の判断

診断は下記に基づき行う
- 外傷の病歴および受傷機転
- 臨床所見
- X線所見

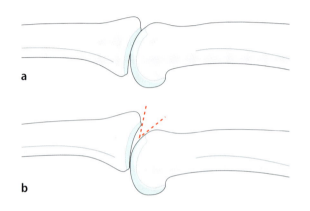

図 3.3-4a-b 亜脱臼はしばしば明確ではない．PIP関節側面像のV字サインは亜脱臼を意味する．

診断のためにはX線の正面および側面像が必要である．撮影の際には，ほかの指が重なることを避けなければならない．正面像は嵌入骨折の判断の補助となる．

嵌入骨折に注意

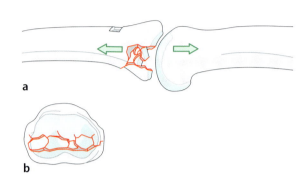

図 3.3-5a-b 嵌入骨折は矢状面（a）および冠状面（b）のいずれにもおこりうる．正確な正面像および側面像で診断する．

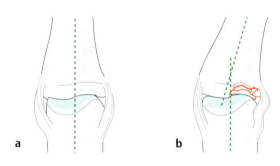

図 3.3-6a-b 冠状面でのアライメント不整は嵌入骨折を疑う．

3 術前計画

手術器具

- モジュラーハンドセット 1.3 または 1.5
- 0.8 mm K-ワイヤ
- 自家骨採骨用器具
- 先端鋭の整復用鉗子
- 骨打ち込み器

患者の準備と肢位

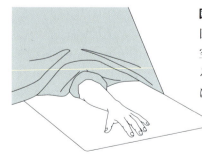

図 3.3-7 手台に前腕を回内位に置く．未滅菌空気止血帯を装着する．予防的抗菌薬投与はオプションである．

〔訳注：p.108 参照〕

4 手術進入法

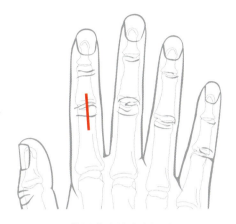

図 3.3-8　背側進入法を用いた〔p.33 参照〕.

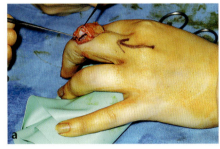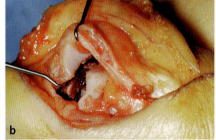

図 3.3-9a–b　固有伸筋と側索間の展開により，嵌入した関節面を観察することが可能となった．

5 整復

陥没した関節面の整復

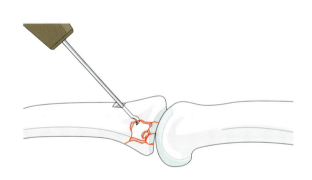

図 3.3-10　基節の骨頭をテンプレートとして陥没した骨片をK-ワイヤ，デンタルピックもしくは小さな鋭匙で押しつけ中節関節面を整復し，晩期の関節症変化を予防する．この手技は通常背側皮質骨に骨孔を作成して行う．

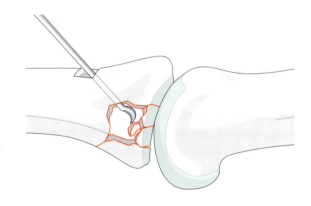

図 3.3-11　軟骨下の海綿骨が嵌入しているため，関節面の骨片整復後に間隙が残ると，下記の理由で骨癒合を遷延させる可能性がある．
- 非常に不安定な状態で，骨片が圧潰する可能性がある
- 治癒過程が非常に遅い
- そのため骨移植を行うことが望ましい

5 整復（つづき）

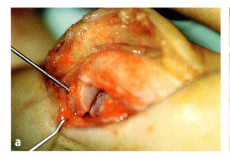
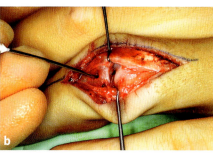
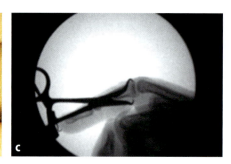

図 3.3-12a-c 中節の背側で嵌入骨折部より遠位に開窓し，小さな骨打ち込み器を用いて直視下に中央の嵌入を整復した（**a-b**）．その後，先端鋭の整復鉗子にて整復保持した（**c**）．

骨移植

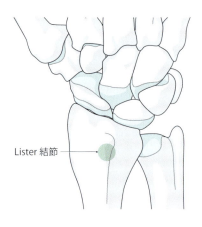

Lister 結節

図 3.3-13 橈骨遠位より移植骨を採取する．採骨に安全で最適な部位は Lister 結節の近位部でやや橈側である．

5 整復（つづき）

採骨

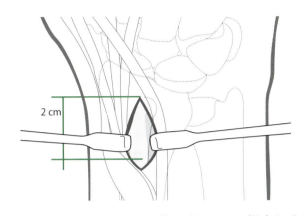

図 3.3-14 Lister 結節から近位に約 2 cm の縦皮切を置く．第 2 コンパートメントの腱を橈側に，長母指伸筋腱を尺側方向に牽引する．

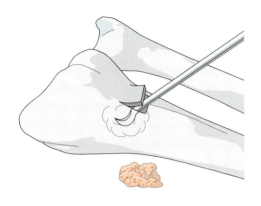

図 3.3-15 開窓する四角形の 3 か所をノミで切り，橈骨背側皮質を弁状に挙上する．海綿骨を採取したあとに蓋を閉め骨膜を縫合し閉創する．

移植骨の圧迫

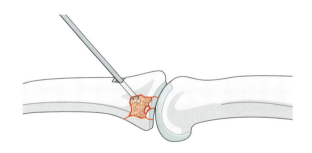

図 3.3-16 骨片打ち込み用の器具で，骨折部に生じた間隙に移植骨を圧迫充塡する．X 線透視で整復を確認する．

6　固定

ドリリング

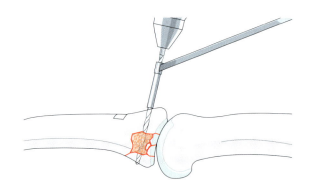

図 3.3-17　ドリルガイドに軽い圧迫を加えながら整復を保持し，ネジ切り孔を適切なドリルを用いて作成する．スクリューはポジションスクリューとして挿入する．

スクリュー挿入

スクリューを挿入し，整復を保持するのに十分なだけの強さで慎重に締める．スクリューは対側皮質にわずかに突出させる．X線透視を用いて関節の適合性を確認する．整復は解剖学的でなければならない．

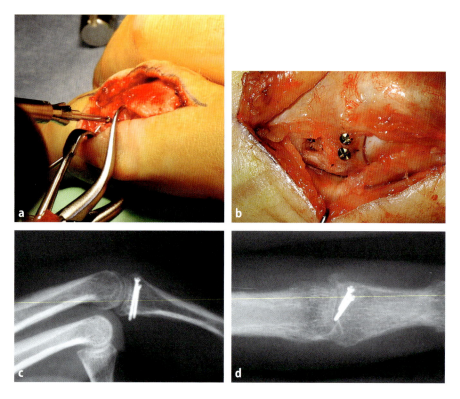

図 3.3-18a-d　骨折した関節面は，2本の 1.3 mm ポジションスクリューを背側から挿入して固定した．背側の骨孔から移植した海綿骨が確認できる．

6 固定（つづき）

Pitfall：スクリューの干渉や過圧迫

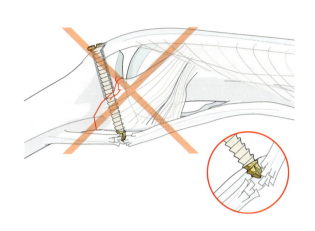

図 3.3-19　スクリューが長すぎると突出した先端が屈筋腱を損傷することがある．

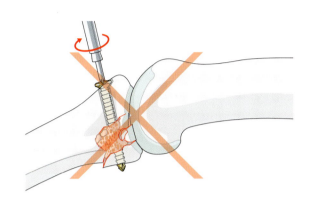

図 3.3-20　ラグスクリュー法を用いると，関節面の骨片の再転位や移植骨の圧潰をきたすことがある．さらにスクリューを過度に締めすぎると，掌側の辺縁骨片を粉砕する可能性もある．

7 リハビリテーション

術後ケア

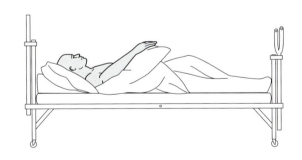

図 3.3-21　腫脹軽減のため，ベッド上にいる間は枕を使用し，手を心臓より高い位置に置く．移動する際には三角巾などで腕が心臓より高い位置になるよう固定する．

経過観察

創部観察のために 2〜5 日後に診察する．10 日後に抜糸し，X 線で二次的な転位がないことを確認する．

7　リハビリテーション（つづき）

機能訓練

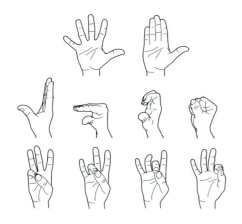

図 3.3-22　疼痛と腫脹が緩和するに従い，早期に指の自動可動域訓練（6-パック運動）を緩やかに開始する．患者には運動の重要性を強調し，セラピストの指導のもとにリハビリテーションを行う．

スプリント固定

このような繊細な骨折治療には，保護目的でのスプリント固定が適切である．

8　術後経過

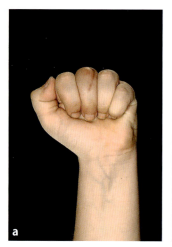
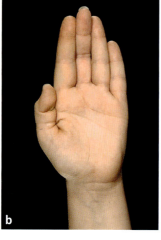
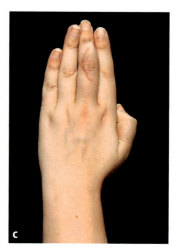
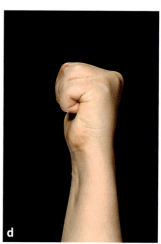

図 3.3-23a-d　術後6か月の経過観察時，PIP関節の可動域は回復し，疼痛も認めなかった．

3.4 PIP関節脱臼骨折——半有鈎骨関節形成術による再建

1 症例の説明

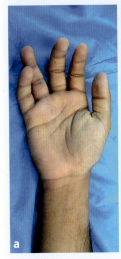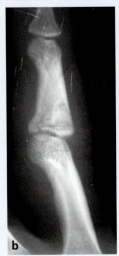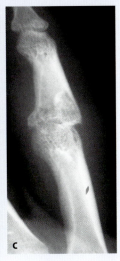

図 3.4-1a–c 28歳男性, 会社員. バスケットボール中に右小指に直達外力を受け受傷. 受傷8週後に疼痛と変形, そして可動域制限を主訴に受診. X線像で中節の背側亜脱臼と関節面掌側半分の嵌入骨折を認めた. 指は角状変形し運動機能は不良であった.

2 適応

掌側板の裂離骨折の分類

掌側板の裂離骨折はしばしば遭遇する外傷で, スポーツ外傷に伴うことが多く, 通常中指および小指におこる. いくつかの分類法が提案されている. Eaton分類は実践的な観点から非常に有用な分類である. 治療の成功は骨折部の安定性に基づいて得られることを前提に分類され, 安定性は下記の因子による.

- 骨片の大きさ
- 嵌入の程度
- 片側もしくは両側の側副靱帯損傷
- 脱臼の方向(過伸展, 側方脱臼, 屈曲)

2 適応（つづき）

Eaton タイプ I（過伸展）

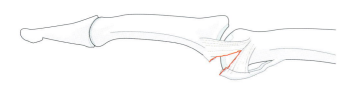

図 3.4-2　これは過伸展損傷で掌側板の裂離と側副靱帯の縦断裂を伴う．

Eaton タイプ II（背側脱臼）

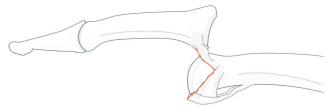

図 3.4-3　PIP 関節の完全な背側脱臼で，掌側板の裂離を伴う．中節の基部は基節の背側に位置し，関節面の接触は完全に絶たれている．

Eaton タイプ III（脱臼骨折）

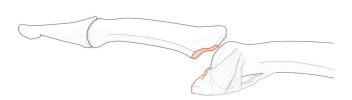

図 3.4-4　裂離した小さな骨片を伴う脱臼骨折．中節の掌側基部を含む掌側板の起始部は損傷される．側副靱帯の大部分は掌側板と屈筋腱鞘とともに保たれる．関節面の大欠損を生じることがある．中節掌側基部の 40％ 以上の大きさの骨折の場合には，側副靱帯は多くの場合中節に付着しない．

脱臼骨折の安定性（Eaton タイプ III）

整復後の安定性は裂離骨片の大きさと中節に付着残存した靱帯の量に依存する．裂離骨片の大きさが関節面の 40％ 以下であれば，中節は背側転位し，中節に側副靱帯の背側線維が付着しており，整復後の安定性に貢献する．しかし裂離骨片の大きさが関節面の 40％ 以上であれば，中節に靱帯はわずかしか付着せず，整復後も不安定である．

2 適応（つづき）

受傷機転

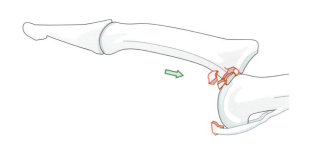

図 3.4-5 指の過伸展損傷はスポーツ中におこることが多い（例：指伸展位での接触やボールが当たった場合）．PIP関節が過伸展すると掌側板の裂離骨折を引きおこす．過伸展に伴いしばしば軸圧がPIP関節にかかり，中節基部の嵌入骨折をおこす．

変形を引きおこす力

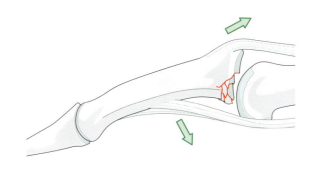

図 3.4-6 PIP関節に掌側不安定性がある場合，筋の牽引力により（浅指屈筋と伸展中央索）嵌入の程度に応じて掌屈し背側亜脱臼する．

亜脱臼の判断

診断は下記に基づき行う
- 外傷の病歴および受傷機転
- 臨床所見
- X線所見

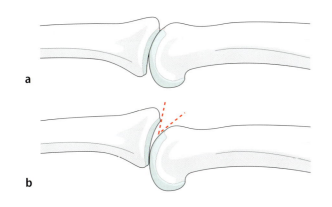

図 3.4-7a-b 亜脱臼はしばしば明確ではない．側面像で関節面のV字サインは亜脱臼を意味する．

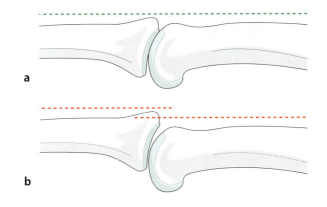

図 3.4-8a-b 側面像では基節ならびに中節は一直線をなすが（a），軸のずれは亜脱臼を意味する（b）．

診断のためにはX線正面および側面像が必要である．撮影の際には，ほかの指が重なることを避けなければならない．正面像は嵌入骨折の診断に重要である．

2 適応（つづき）

嵌入骨折に注意

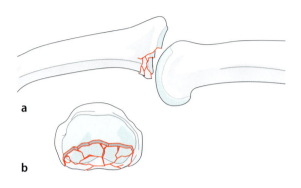

図 3.4-9a-b　嵌入骨折は矢状面（a）および冠状面（b）のいずれにもおこりうる．正確な正面像および側面像で診断する．

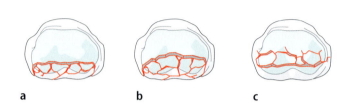

図 3.4-10a-c　嵌入骨折はさまざまな部位におこる．
a 掌側の辺縁
b 50％に達する掌側関節面の嵌入
c 関節中央の嵌入．本治療法の最適な骨折型

著明な粉砕と嵌入骨折：骨移植での再建

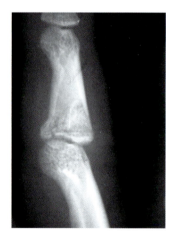

図 3.4-11　軟骨下骨から骨幹端にかけての嵌入を伴う多骨片骨折は骨軟骨移植と骨移植再建のもっともよい適応である．60％を超える関節軟骨面が粉砕し嵌入していた場合は，骨軟骨移植を用いた関節面の再建が唯一の治療法である．

その他の適応：掌側板を用いた関節再建の失敗

骨軟骨移植再建のその他の適応には，掌側板を用いた関節形成のサルベージがある．

3　術前計画

手術器具

- モジュラーハンドセット 1.3
- 1.0 mm と 1.3 mm スクリュー
- 0.8 mm K-ワイヤ
- 先端鋭の整復用鉗子
- 自家骨採骨用器具

患者の準備と肢位

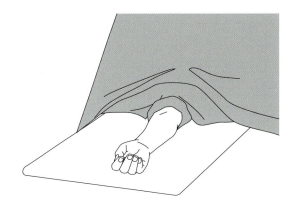

図 3.4-12　手台に前腕を回外位に置く．未滅菌空気止血帯を装着する．予防的抗菌薬投与はオプションである．
〔訳注：p.108 参照〕

4　手術進入法

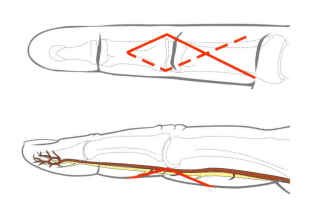

図 3.4-13　掌側進入法を用いた〔p.19 参照〕．

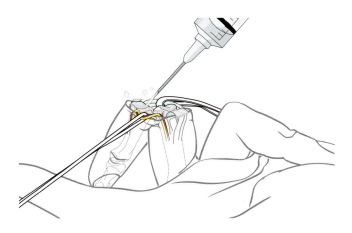

図 3.4-14　これらの外傷に対しては関節面の最大限の視野を確保するために掌側進入法でショットガン伸展を行う．骨折部の良好な視野を得るため，注射器に入れたリンゲル液に圧をかけ血餅を洗い流す．X 線ではしばしば粉砕の程度は明瞭でなく，直視下の観察によってのみ確認できる．

4 手術進入法（つづき）

骨折の評価

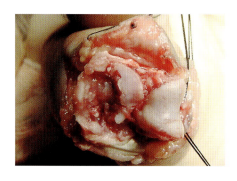

図 3.4-15 この写真では関節面の 60％ 以上が明らかに損傷している．背側関節面だけがかろうじて残っている．骨軟骨移植と骨移植を併用しての関節再建が唯一の治療法である．

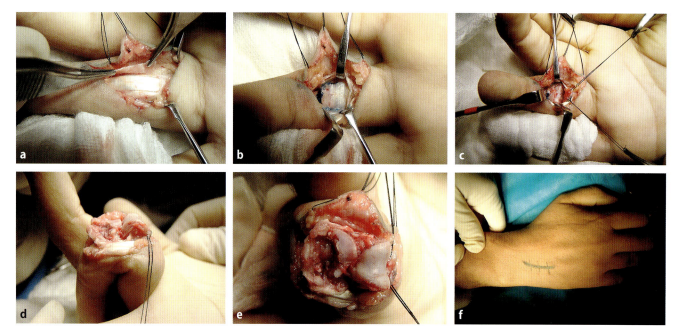

図 3.4-16a–f 通常の掌側進入法に加えて，本症例では掌側板を同定し印をつけ，牽引用の糸をかけて挙上し固定した．関節面の一側方に屈筋腱をよけて，PIP 関節にショットガン伸展を行い中節基部の掌側半分の関節面欠損を展開した（**a–e**）．有鉤骨部分骨移植のための採骨部が手背の第 5 中手骨と有鉤骨間の手根中手骨関節にマークされている（**f**）．

5 整復

骨片の切除

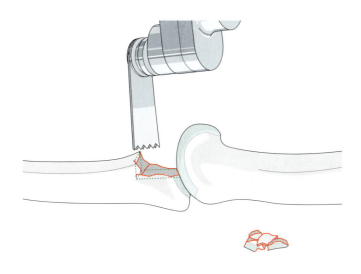

図 3.4-17 粉砕，嵌入したすべての骨片を除去する．破骨鉗子(rongeur)，外科用メス，そして振動鋸を用いて移植骨用の箱型スペースを作成する．

「箱型」の骨欠損の計測

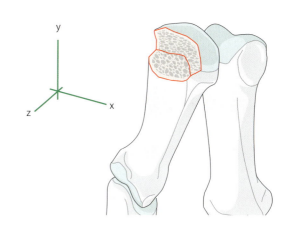

図 3.4-18 すべての面で「箱型」の骨欠損部の大きさを慎重に計測する．

有鈎骨からの移植骨採取の準備

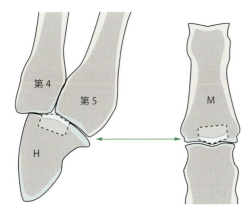

図 3.4-19 骨軟骨移植片（関節軟骨と骨を含む）は有鈎骨(H)から採取可能である．有鈎骨の遠位関節面には第4，5中手骨と接する位置に隆起があり，それ以外の関節面は平坦なため中節基部(M)の関節面の形状と非常に似ている．

進入法

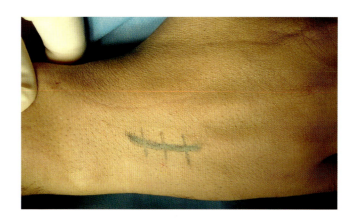

図 3.4-20 第4，5中手基部間から近位に向かい，約2 cmの縦切開を加える．鈍的に展開する．背側静脈および尺骨神経の背側感覚枝を同定し保護しなければならない．総指伸筋(EDC)と小指伸筋(EDM)を分離しEDCは橈側，EDMは尺側によける．関節包を確認し，縦切開を加える．

5 整復（つづき）

有鉤骨の準備

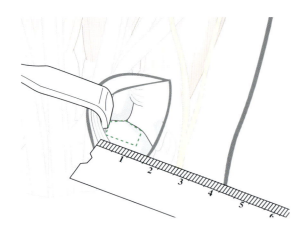

図 3.4-21　欠損部に一致する大きさを有鉤骨に記す．計測は正確に行わなければならない．

有鉤骨からの移植

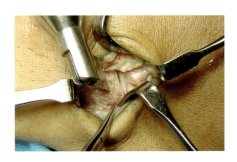

図 3.4-22　有鉤骨から骨軟骨移植片を摘出する．切れ味のよい振動鋸で垂直面と水平面を切る．

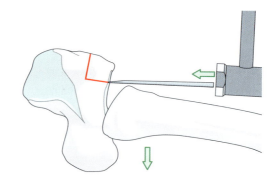

図 3.4-23　有鉤骨から移植片を外すために中手骨を掌側に脱臼させ，ノミを梃子として用いて切除を完了する．

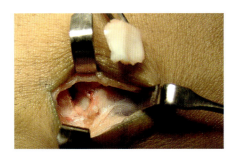

図 3.4-24　骨軟骨移植片を摘出する．

5 整復（つづき）

欠損部に移植片を適合させる

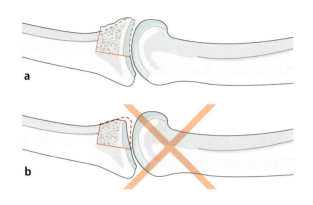

図 3.4-25a-b 小さな破骨鉗子を用いて移植片と骨欠損部を完璧に一致するように適合させる．まず関節面を完璧に再建する．この重要な工程のあとに移植片の余分な部分は切除する（**a**）．基節基部の掌側縁を確実に再建すると背側亜脱臼を予防できる（**b**）．

6 固定

移植骨の挿入

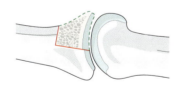

図 3.4-26 完璧に形成された骨軟骨移植片を関節面の再建のために挿入する．有鈎骨からの関節軟骨が基節骨頭部と適合した関節を形成していることを確認する．有鈎骨遠位から採取した関節軟骨は，中節基部の軟骨より通常厚いことに注意する．

関節適合性の確認

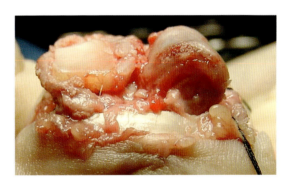

図 3.4-27 関節を整復し適合性を確認する．関節が解剖学的に整復されていれば，すべての可動域で関節は安定している．X線透視を用いて確認する．

6　固定（つづき）

ラグスクリュー固定：1本目のスクリュー孔作成

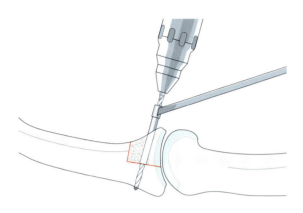

図 3.4-28　2本のスクリュー挿入を行う．まず移植骨の掌側から背側まで1.0 mmの滑り孔を開ける．ドリルガイドを滑り孔に挿入する．ネジ切り孔のためにドリルガイドをとおして0.8 mmのドリルで対側皮質までドリリングする．

1本目のスクリューの挿入

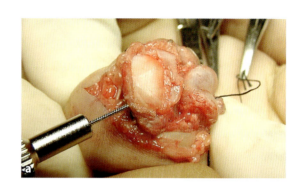

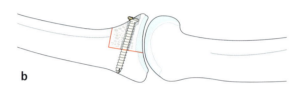

図 3.4-29a-b　1.0 mmのセルフタッピングスクリューを挿入するが，最終締結は行わない．

2本目のスクリューの挿入

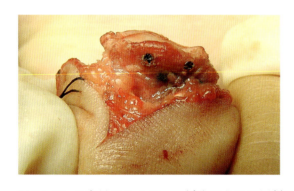

図 3.4-30　2本目のスクリュー挿入のために同様のドリリング手順を繰り返す．2本のスクリューを交互に締めていく．

掌側板の重要性

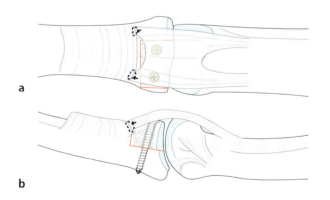

図 3.4-31a-b　ラグスクリュー固定後，掌側板の修復を行う．過伸展変形は本法後におこりうる合併症で，掌側板を修復することにより予防できる．

6 固定（つづき）

掌側板の再接着

4-0 モノフィラメント非吸収糸を用いて掌側板を A4 滑車に縫合し，残存した側副靱帯を中節基部に縫着する．

鞘の修復

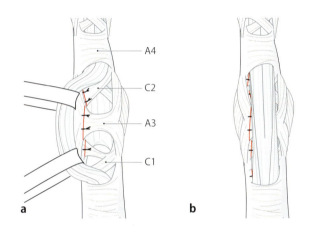

図 3.4-32a-b 掌側板を補強し屈筋腱の滑らかな滑走面を可能とするため，C1，A3 と C2 滑車を屈筋腱の下に引き込み，対側に 5-0 モノフィラメント非吸収糸にて縫合する．

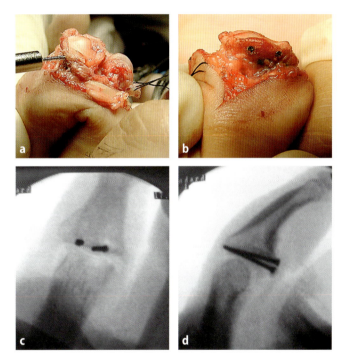

図 3.4-33a-d 移植片は欠損部に適合するように慎重に形成し，1.0 mm ラグスクリューで固定した．掌側板は元の付着部に縫着した．

7　リハビリテーション

術後ケア

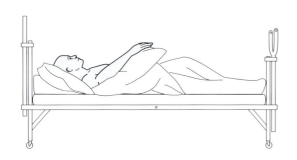

図 3.4-34　腫脹軽減のため，ベッド上にいる間は枕を使用し，手を心臓より高い位置に置く．移動する際には三角巾などで腕が心臓より高い位置になるよう固定する．

経過観察

創部観察のために2〜5日後に診察する．10日後に抜糸し，X線で二次的な転位がないことを確認する．

機能訓練

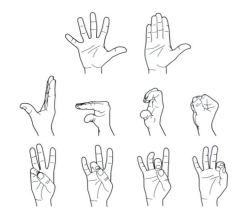

図 3.4-35　疼痛と腫脹が緩和するに従い，早期に指の自動可動域訓練(6-パック運動)を緩やかに開始する．患者には運動の重要性を強調し，セラピストの指導のもとにリハビリテーションを行う．

スプリント固定

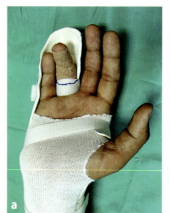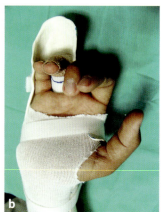

図 3.4-36a-b　関節の過伸展を防ぐための背側ブロック装具を装着し，機能訓練を開始した．

8 術後経過

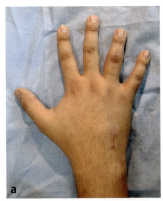
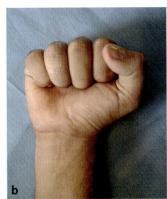
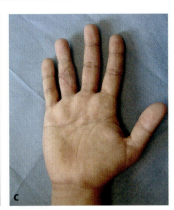
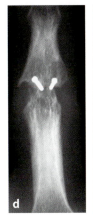
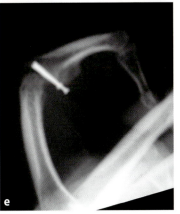
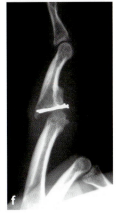

図 3.4-37a-f 術後3年半の経過観察時，指の完全屈曲は可能となり，わずかな伸展制限を残すのみであった．関節は整復位を保っていたが，X線像では早期の変形性関節症を呈し，軽度の背側亜脱臼を認める．

3.5 PIP関節脱臼骨折―変形癒合に対する骨切り術とラグスクリュー

1 症例の説明

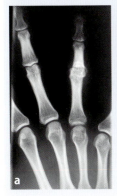
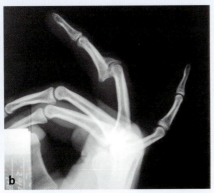

図 3.5-1a-b　21歳男性，学生．5週間前に小指PIP関節脱臼骨折を受傷し，疼痛が続くため来院．X線正面および側面像にて，中節の掌側脱臼と変形癒合した関節内骨折を認めた．

2 適応

損傷の分類

過屈曲損傷で障害される部位はさまざまである．これらはすべて伸展機構の中央索断裂という特徴を有する．脱臼を伴う場合と伴わない場合があるが，急性のボタン穴損傷となる可能性がある．

脱臼を伴わない損傷

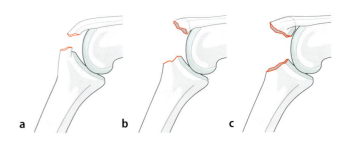

図 3.5-2a-c　脱臼を伴わない損傷型．
a 過屈曲による中央索の断裂（骨折なし）
b 小さな関節外骨片を伴う中央索の単純裂離骨折
c 大きな関節内骨片を伴う中央索の単純裂離骨折

2 適応（つづき）

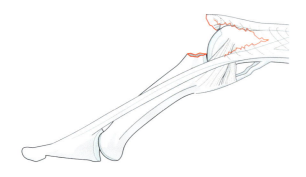

図 3.5-3　このような損傷は時として外傷医（traumatologist）から軽症と診断され，単純な靱帯損傷と混同されることがある．しかし初期に適切に治療されなければボタン穴変形をきたし，のちに治療困難となる．

脱臼を伴う損傷

PIP 関節の掌側脱臼を認めた場合は，側副靱帯の断裂と中央索の断裂を伴っている．このような損傷ではスワンネック変形をきたし，手指の屈曲は不能となる．

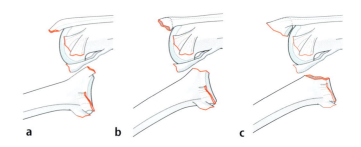

図 3.5-4a-c　脱臼を伴う損傷型．
a 骨折を伴わない中央索の断裂
b 小さな関節外骨片を伴う中央索の裂離骨折
c 大きな関節内骨片を伴う中央索の裂離骨折

非脱臼損傷：Stark 手技による早期診断

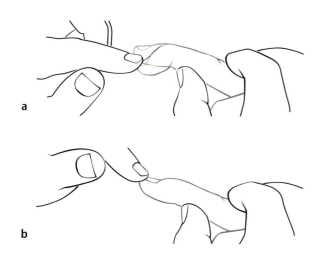

図 3.5-5a-b　脱臼を伴わない損傷の早期の診断は重要である．早期診断は腫脹と X 線では診断が確定的ではないため，容易ではない．PIP 関節を過伸展位に保持し，遠位指節間（DIP）関節を受動的に屈曲する．もし DIP 関節の屈曲が制限されていたら，中央索の断裂が強く疑われる．健側と比較するとよい．

2 適応 (つづき)

中央索断裂の診断

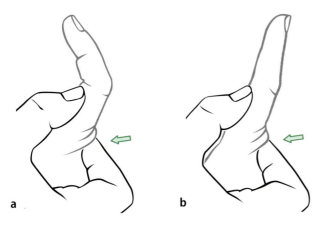

図 3.5-6a–b 中央索の断裂を診断する方法として，患者に中手指節(MP)関節を過伸展した状態で PIP 関節を伸展してもらう．この肢位で PIP 関節を完全伸展できれば中央索は連続しており，保存療法の適応となりうる．

Pitfall：MP 関節が過伸展されていない場合

MP 関節が過伸展されていなければ，中央索が断裂していたとしても PIP 関節の伸展は可能である．この状態では内在筋が関節を伸展させている．

受傷機転

過屈曲損傷はクリケット，バレーボールやバスケットボールなどの球技系のスポーツ活動中におこることが多い．指の過屈曲が中央索の裂離損傷をきたすことが典型的である．過屈曲に加え，指尖部に加わった衝撃は中節から基節へと軸圧を伝達し，嵌入骨折をきたすこともある．

変形応力

ボタン穴変形

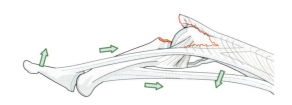

図 3.5-7 中央索が断裂すると側索は掌側に転位し，DIP 関節を過伸展へと牽引する．浅指屈筋(FDS)が中節を近位に牽引し，PIP 関節を屈曲位へと変形させる．

スワンネック変形

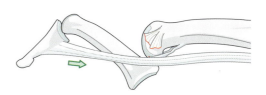

図 3.5-8 外傷のエネルギーにより PIP 関節で中節が掌側に脱臼すると，深指屈筋(FDP)が DIP 関節を屈曲位へと牽引する．

3　術前計画

手術器具

- モジュラーハンドセット 1.3
- 1.0 mm と 1.3 mm スクリュー
- 先端鋭の整復用鉗子
- 0.8 mm K-ワイヤ
- 骨切りノミ

患者の準備と肢位

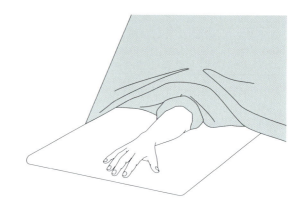

図 3.5-9　手台に前腕を回内位に置く．未滅菌空気止血帯を装着する．予防的抗菌薬投与はオプションである．
〔訳注：p.108 参照〕

4　手術進入法

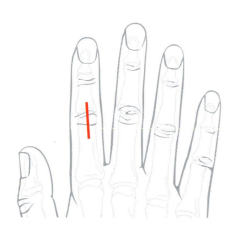

図 3.5-10　背側進入法を用いた
〔p.33 参照〕．

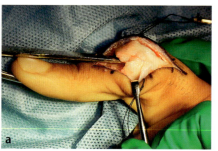

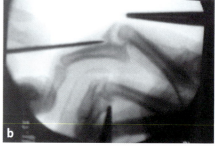

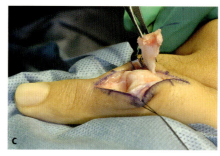

図 3.5-11a-c　背側進入法で変形癒合した中央索の付着部はノミで挙上し（**a-b**），伸筋腱をつけた中央索は近位に挙上する（**c**）．

5 整復

関節内の観察

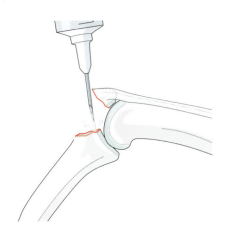

図 3.5-12 PIP 関節を屈曲する．骨折部の良好な視野を得るために注射器で水圧をかけて洗浄し，仮骨や介在する軟部組織をデンタルピックやノミで新鮮化する．

骨折の整復

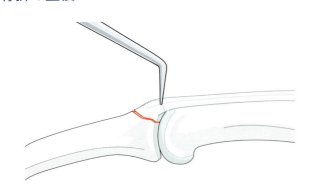

図 3.5-13 PIP 関節を伸展し牽引する．徒手的に中節の掌側から圧迫をかけ，デンタルピックを使用して整復する．

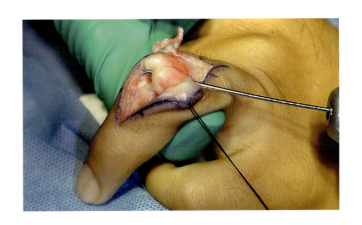

図 3.5-14 本症例では基節骨頭に斜めに K-ワイヤを刺入し，掌側に脱臼した関節面の整復を行う準備を行った．

6　固定

スクリューのサイズ

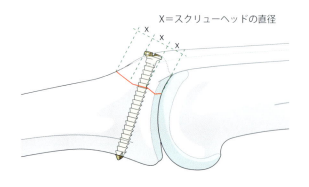

図 3.5-15　許容される最大スクリューヘッド径は裂離骨片径の 1/3 である．スクリュー長は対側皮質を貫通し，良好な固定が得られる適切な長さが必要である．一般的に 1.0 mm か 1.3 mm のスクリューが用いられる（図は 1.0 mm のスクリューである）．

Pitfall：裂離骨片の粉砕

裂離骨片をドリリングするときには，骨片を粉砕しないように細心の注意を払わなければならない．

滑り孔の作成

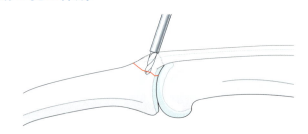

図 3.5-16　ドリルガイドで整復保持したまま 1.0 mm 径のドリルで滑り孔を作成する．

ネジ切り孔の作成

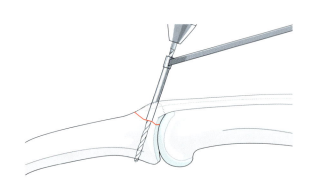

図 3.5-17　対応するドリル径（0.8 mm 径ドリル）を用いて，対側骨片を貫通させネジ切り孔を作成する．適切なスクリュー長をデプスゲージで計測する．

斜め方向の計測

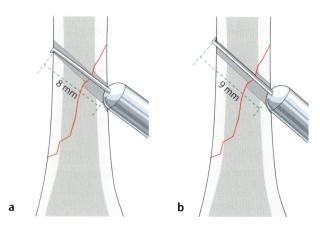

図 3.5-18a–b　スクリュー長の計測にデプスゲージを用いる．斜めにドリリングされたスクリュー孔の長さを計測する際には，鋭角に計測する場合と鈍角に計測する場合で計測値が異なる．常に鋭角と鈍角をともに計測し，より計測長が長い値を使用する．しかし，長すぎるスクリューは突出して軟部組織を危険にさらす可能性があることも念頭に置く．

6　固定（つづき）

スクリュー挿入

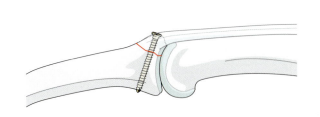

図 3.5-19　セルフタッピングラグスクリューを挿入し，締める．スクリューは対側皮質に確実に貫通する長さがよい．X線透視を用い確認する．解剖学的整復が得られていなければならない．

Pitfall：スクリューの締めすぎ

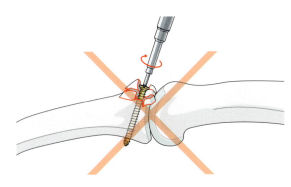

図 3.5-20　スクリューを締めすぎると骨片を粉砕する可能性があるので注意しなければならない．

固定の安定性を調べる

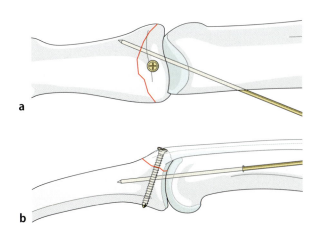

図 3.5-21a–b　固定性に少しでも不安があればK-ワイヤを斜めにPIP関節をとおして挿入する．ラグスクリューとの接触に注意する．2〜3週後にK-ワイヤは抜去できる．

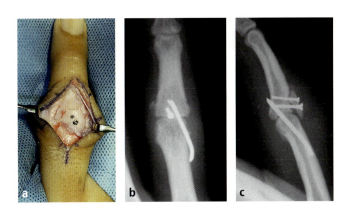

図 3.5-22a–c　骨切りされた中央索の付着部は 1.0 mm と 1.3 mm のラグスクリューで固定され，PIP関節は K-ワイヤで一時的固定を追加した．

7 リハビリテーション

術後ケア

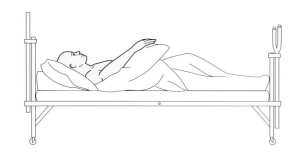

図 3.5-23 腫脹軽減のため，ベッド上にいる間は枕を使用し，手を心臓より高い位置に置く．移動する際には三角巾などで腕が心臓より高い位置になるよう固定する．

経過観察

創部観察のために2～5日後に診察する．10日後に抜糸し，X線で二次的な転位がないことを確認する．

スプリント固定

K-ワイヤを除去するまでの2週間はスプリント固定を行い，その後可動域訓練を開始した．

機能訓練

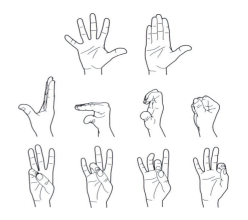

図 3.5-24 疼痛と腫脹が緩和するに従い，早期に指の自動可動域訓練(6-パック運動)を緩やかに開始する．患者には運動の重要性を強調し，セラピストの指導のもとにリハビリテーションを行う．

8　術後経過

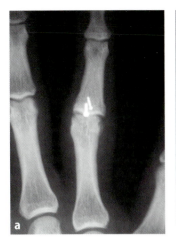
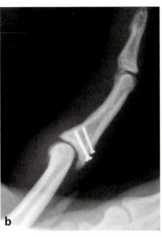
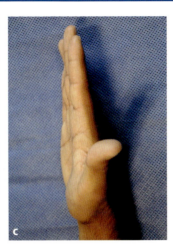
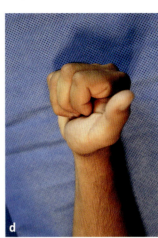

図 3.5-25a-d　術後の正面および側面像で関節面は整復されている．術後3年の経過観察時，関節の形態は保たれ良好な背側関節面のリモデリングを認めた．PIP関節の可動域は伸展・屈曲ともにほぼ回復していた．

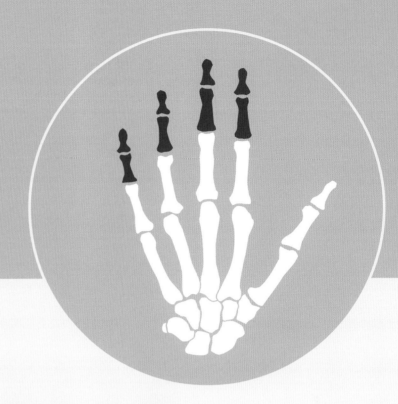

4 中節と末節

4.1 中節骨欠損を伴った開放骨折——架橋プレートならびに骨移植による治療

1 症例の説明

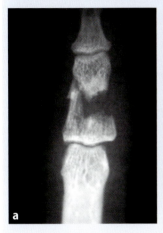
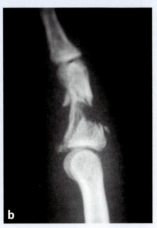

図 4.1-1a-b 29歳男性，労災事故．示指中節の開放骨折と骨欠損を認めた．X線正面および側面像で損傷の範囲が推察できる．

2 適応

多骨片骨折

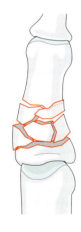

図 4.1-2 多骨片骨折は高エネルギー外傷（圧潰）に伴う損傷であり，単独損傷は非常に稀である．軟部組織の損傷はしばしば浮腫，線維性反応や結果として拘縮を生じる．そのため，このような損傷は即時の関節運動を可能とするために通常は観血的整復内固定（ORIF）を行い，関節拘縮や腱の癒着を予防する．血流のよいとされる手でさえ，多骨片化した小骨片に軟部組織の付着は乏しく，血流は障害される．

3 術前計画

手術器具

- モジュラーハンドセット 1.3
- 1.0 mm または 1.25 mm K-ワイヤ
- 自家骨採骨用器具
- 整復用鉗子

システム，インプラント，手術器具のサイズは骨に応じてさまざまである．

患者の準備と肢位

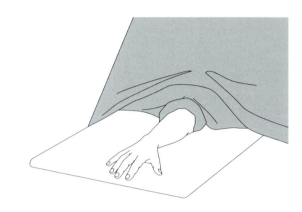

図 4.1-3 手台に前腕を回内位に置く．未滅菌空気止血帯を装着する．予防的抗菌薬投与はオプションである．破傷風予防も考慮する．
〔訳注：p.108 参照〕

4 手術進入法

開放創を利用した背側進入法を用いた．

5 整復

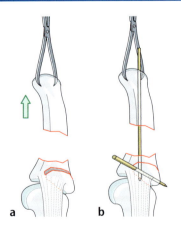

図 4.1-4a-b 先端鋭の整復用鉗子と K-ワイヤを用いた整復．
a 先端鋭の整復用鉗子を用いて長軸の牽引を加える．
b 長軸に 1.25 mm の K-ワイヤを挿入するとプレート固定をする際に長さを保つ補助となる．関節面の仮固定を 1.0 mm または 1.25 mm の K-ワイヤで行う．

6　固定

骨移植

本症例には骨移植が必要であった．骨移植に関する基本事項は「2.2章　基節，基部関節内骨折—ミニコンディラープレートと骨移植による治療」〔p.119参照〕に示されている．

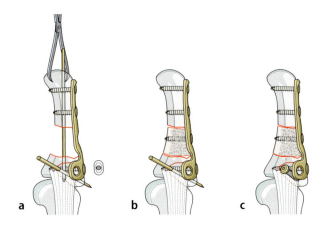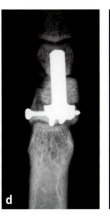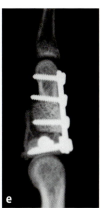

図 4.1-5a–e　1.3 mm T プレート，皮質海綿骨移植とプレートとは別に挿入したスクリューにより，術直後からの自動運動が可能となる十分な固定が得られた．
a　1.3 mm T プレートを用いた．近位と遠位のスクリューは中和位置に挿入した．
b　腸骨からの皮質海綿骨を骨欠損部に移植した．4本目のスクリューを移植骨片をとおして挿入した．固定強度を増強するために移植骨の皮質部を掌側に設置した．
c–e　関節面に挿入した仮固定の K-ワイヤを 1.3 mm スクリューで置き換えた．

スクリュー締結時の回旋変形と角状変形を予防するために，まずプレート近位の中央と遠位のスクリューを挿入する．軟部組織の損傷もすべて修復しなければならない．

7　リハビリテーション

術後ケア

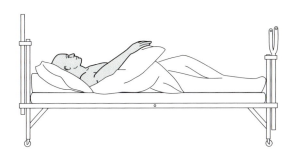

図 4.1-6　腫脹軽減のため，ベッド上にいる間は枕を使用し，手を心臓より高い位置に置く．移動する際には三角巾などで腕が心臓より高い位置になるよう固定する．

7　リハビリテーション（つづき）

経過観察

創部観察のために2〜5日後に診察する．10日後に抜糸し，X線で二次的な転位がないことを確認する．

機能訓練

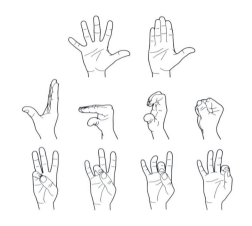

図 4.1-7　疼痛と腫脹が緩和するに従い，早期に指の自動可動域訓練(6-パック運動)を緩やかに開始する．患者には運動の重要性を強調し，セラピストの指導のもとにリハビリテーションを行う．

8　術後経過

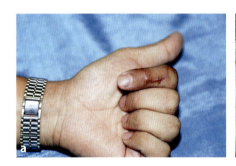
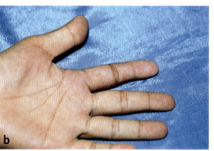

図 4.1-8a-b　良好な機能回復が得られた．運動訓練が指示されたが，軟部組織の状況に応じて対応する．伸筋腱と周囲の軟部損傷が障害されていたためDIP関節の屈曲制限が残存した．

4.2　中節単顆骨折―ラグスクリューによる治療

1　症例の説明

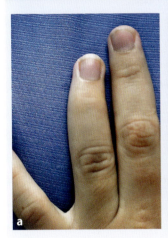
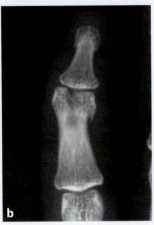

図 4.2-1a-b　17歳女性．スポーツ中に左環指遠位指節間（DIP）関節を損傷．指は角状変形し，DIP関節の可動域は制限されていた．X線像では中節骨頭の単顆骨折を認めた．

2　適応

骨折型

中節の単顆骨折は横骨折，短・長斜骨折や多骨片骨折の場合がある．典型的にはスポーツ外傷で指への外反力に軸圧が加わった結果引きおこされる．顆部骨折は不安定な場合が多く，観血的に治療されるべきである．保存療法を選択した場合には，二次的な転位と指の角状変形がしばしばおこる．

2 適応（つづき）

短・長斜骨折

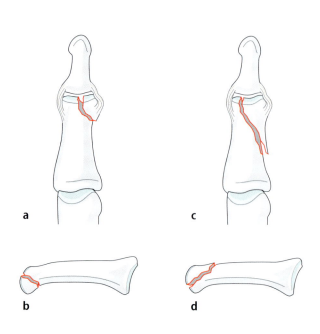

図 4.2-2a-d　短斜骨折は典型的には顆間切痕から始まる．長斜骨折は典型的には対側顆部から始まり，損傷していない顆部側の骨幹部皮質の近位に向かって骨折する．

中節骨折の治療成績は基節骨折より通常は良好である．これは DIP 関節の可動域制限は，PIP 関節や MP 関節の可動域制限と比べて大きな問題にならないためである．しかし，基節骨折と比べて骨片が通常小さいため，整復と固定はより困難となる．変形癒合に伴う痛みや変形，あるいは DIP 関節での関節症変化は，予後が非常に安定した関節固定術で対応できる．

警告

これらの骨折は稀であるが，治療は困難である．骨折に伴い，関節拘縮を引きおこす危険性が高い．これらの手技には拡大ルーペの使用が賢明である．手技全体をとおして愛護的かつ正確な扱いが必須である．

解剖学的整復が推奨される

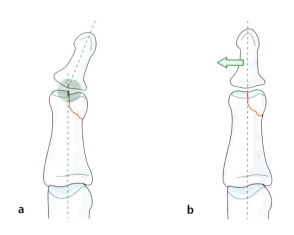

図 4.2-3a-b　DIP 関節が非常に寛大であったとしても関節面は解剖学的に整復されるべきである．そうしないと関節軟骨は損傷され，痛みを伴う関節症変化と指の変形をきたす．DIP 関節でのこれらの問題は関節固定術で解決でき，指に大きな問題をおこすことなく予後は安定している．単顆のわずかな陥凹でも指の角状変形につながるため（a），対側への牽引により解剖学的整復を行う（b）．

2 適応（つづき）

K-ワイヤ固定

経皮的な K-ワイヤ固定が中節骨折の際には頻用される．利点は以下のとおりである．

- 技術的に容易である
- 軟部組織へ低侵襲である
- 低価格である
- 汎用性が高い

しかし欠点もあり，時として大きな問題となりうる．たとえば以下の要素があげられる．

- 安定性に欠ける
- 圧迫は不可能である
- 早期の可動は困難である
- 骨片を分離させる可能性がある
- 皮膚刺激をおこす可能性がある

3 術前計画

手術器具

- モジュラーハンドセット 1.3
- 1.0 mm と 1.3 mm スクリュー
- 0.8 mm または 1.0 mm K-ワイヤ
- 先端鋭の整復用鉗子

患者の準備と肢位

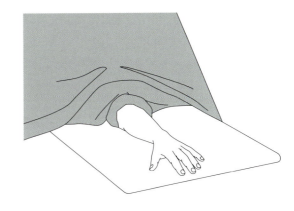

図 4.2-4　手台に前腕を回内位に置く．未滅菌空気止血帯を装着する．予防的抗菌薬投与はオプションである．
〔訳注：p.108 参照〕

4 手術進入法

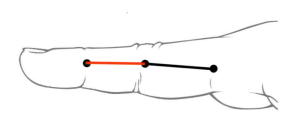

図 4.2-5　軸正中（正側方）進入法を用いた〔p.41 参照〕．皮膚切開は単顆骨折がある側に置き，骨片の近位端をみて直視下に整復できるようにした．

5 整復

骨折部の観察

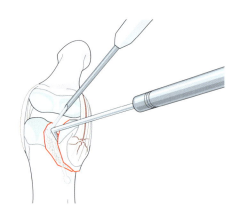

図 4.2-6 骨折部の良好な視野を得るため，注射器を用いて血餅をリンゲル液で勢いよく洗い流す．デンタルピックを使用して，形状を評価するため骨折部を丁寧に観察する．ピックは小さな骨片を注意深く整復するのにも使用することができる．どの骨片もそれ以上の粉砕を避けるよう十分に注意する．骨壊死を避けるため，側副靱帯に付着した小さな骨片の血流も温存することが重要である．

間接的整復

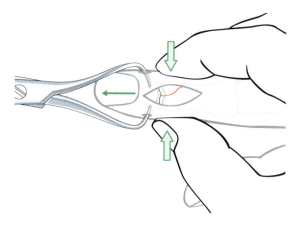

図 4.2-7 長さを修復するために整復は牽引から始める．術者の母指と示指で外方から圧迫し，骨折部を整復する．X線透視装置を用いて整復を確認する．

大きな骨片の直接的整復

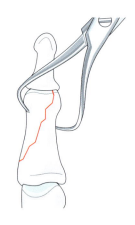

図 4.2-8 大きな骨片に対しては小さな先端鋭の整復鉗子で側方から骨折部を愛護的に整復することが可能である．骨折のない顆部側では整復鉗子の先端は経皮的に挿入する．過度の圧迫を加えると骨片が割れる可能性があるので注意する．X線透視装置を用いて整復を確認する．慢性的な不安定性や外傷後の関節症変化を予防するためには解剖学的整復が重要である．

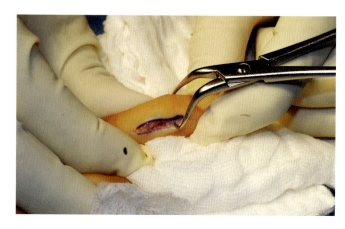

図 4.2-9 軸正中進入法を用い，骨折部は解剖学的に整復し，先端鋭の整復鉗子で保持する．

6 固定

大きな骨片の直接的整復

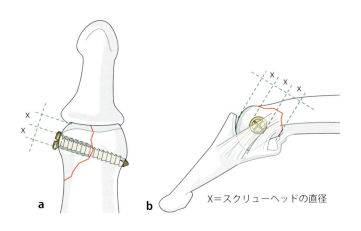

図 4.2-10a–b　スクリュー長は対側皮質を確実に貫通する適切な長さが必要である．骨片の先端とスクリューヘッドの間には少なくともスクリューヘッド径と同じ距離を取らなければならない．必要であれば，より小さなスクリュー径を選択しなければならない．

ドリリングの準備

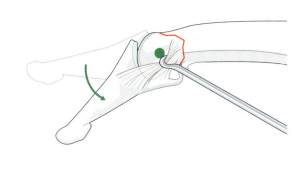

図 4.2-11　DIP 関節を屈曲して，側副靱帯の背側半分を引っ張ることで中節骨頭を展開する．

ドリリング

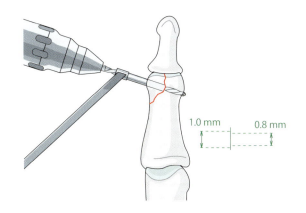

図 4.2-12　1.0 mm ドリル先を用いて 1.0 mm スクリュー用の滑り孔をできるだけ骨折線に垂直になるように作成する．0.8 mm ドリル先を用いて対側骨片の皮質を確実に貫通するだけドリリングし，ネジ切り孔を作成する．適切な大きさの器具を使用しなければならない．大きすぎるドリル先は骨片を壊す．

Pitfall：スクリュー長

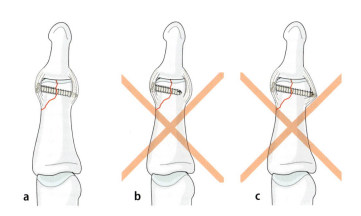

図 4.2-13a–c　適切なスクリュー長が選択されていることを確認しなければならない(a)．短すぎるスクリューはネジ切り部が対側皮質を適切にとらえられず，セルフタッピングスクリューを用いた際にはその先端の特殊形状のため固定力が減じる(b)．長すぎるスクリューは軟部組織損傷，特に腱や神経血管束を傷害する危険性があり，セルフタッピングスクリューではカッティングフルートが対側の皮質骨表面から突出しないように十分注意しなければならない(c)．

6 固定（つづき）

ラグスクリューの挿入

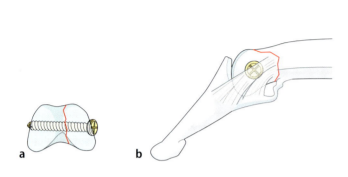

図 4.2-14a–b ラグスクリューを挿入し，骨片を圧迫するため徐々に締めていく．

代替固定：K-ワイヤ

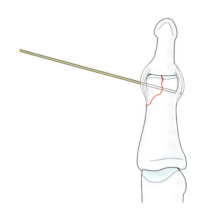

図 4.2-16 小さな骨片の固定には K-ワイヤ固定が代替となりうる．

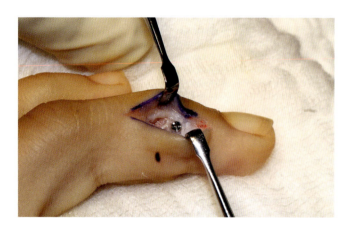

図 4.2-15 単顆骨折を 1.3 mm ラグスクリューで固定した．

6 固定（つづき）

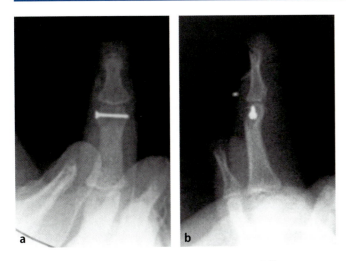

図 4.2-17a-b 術中のX線正面および側面像で，スクリューの適切な設置と関節面の解剖学的整復が確認できる．

7 リハビリテーション

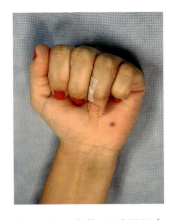

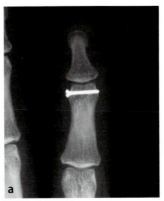

図 4.2-18 術後 48 時間以内に自動運動を開始した．

図 4.2-19a-b 早期の術後 X 線像で安定した固定を確認した．

7 リハビリテーション（つづき）

術後ケア

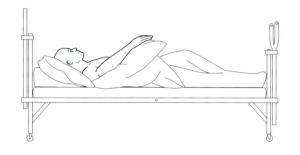

図 4.2-20 腫脹軽減のため，ベッド上にいる間は枕を使用し，手を心臓より高い位置に置く．移動する際には三角巾などで腕が心臓より高い位置になるよう固定する．

経過観察

創部観察のために2〜5日後に診察する．10日後に抜糸し，X線で二次的な転位がないことを確認する．

機能訓練

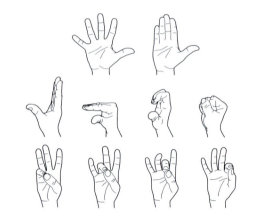

図 4.2-21 疼痛と腫脹が緩和するに従い，早期に指の自動可動域訓練（6-パック運動）を緩やかに開始する．患者には運動の重要性を強調し，セラピストの指導のもとにリハビリテーションを行う．

8 術後経過

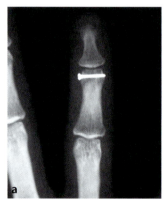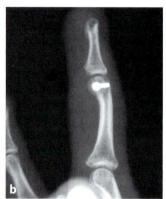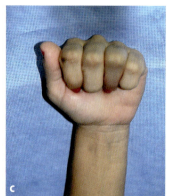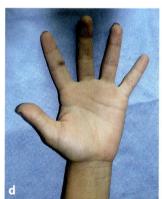

図 4.2-22a–d 術後9か月の経過観察時のX線像では，関節面の解剖学的整復と骨壊死がないことを確認できた．身体所見では関節の伸展・屈曲とも完全に回復していた．

4.3 末節マレット骨折—石黒法による治療

1 症例の説明

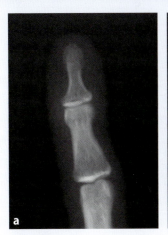
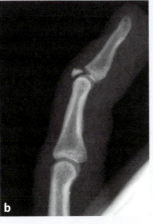

図 4.3-1a-b 23歳男性，モトクロス選手．右小指の閉鎖性マレット骨折を受傷．X線正面および側面像にて転位したマレット骨片を認める．

2 適応

解剖

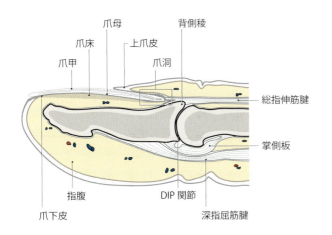

図 4.3-2 末節は解剖学的に最近位から骨幹端，骨幹，そして末節粗面と3つの区画に分かれる．末節基部には伸筋腱停止部に突出した背側稜がある．腱はさらにDIP関節包に付着する．掌側表面には深指屈筋(FDP)腱が停止し，掌側板にも付着する．屈筋腱は末節基部の全幅にわたり付着する．掌側板は非常に柔軟性があり，DIP関節の過伸展を可能とし，指腹つまみが可能となる．伸筋腱の血流は屈筋腱の血流よりも乏しく，このため伸筋腱の治癒期間は長くなる．

2 適応（つづき）

診断

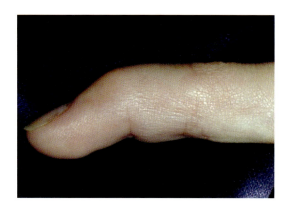

図 4.3-3　伸筋停止部の連続性の途絶は，しばしばマレット損傷や野球指と呼ばれる．完全に腱性の場合もあるが，裂離骨片を伴うこともある．診断は以下の所見で行う．
- 外傷歴
- 変形，痛み，DIP 関節の背側の腫脹
- DIP 関節の自動伸展不能
- X 線所見

裂離骨折の診断のためには DIP 関節の X 線正面および側面像が必要である．軟部組織撮影は，小さな骨片の見極めに便利である．

屈曲損傷

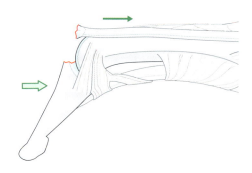

図 4.3-4　この損傷の一般的な受傷機転は伸ばした指を打ちつけるように，自動伸展した DIP 関節が屈曲強制されておこる．

軸圧損傷

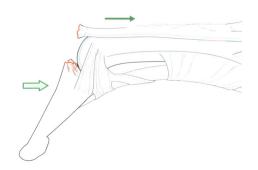

図 4.3-5　しばしば指の末梢部に過度の軸圧がかかり，関節の嵌入と背側縁の骨折を伴う．伸筋腱により骨片が牽引される．
〔訳注：軸圧損傷は骨片が大きく，末節が亜脱臼することが多い〕

2 適応 (つづき)

損傷の程度—部分破綻

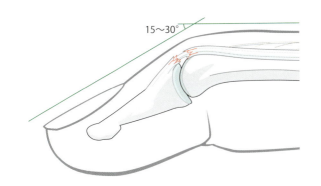

図4.3-6 損傷の程度は完全断裂から部分断裂までさまざまである．破綻は骨折を伴わない腱付着部の断裂か，末節背側の腱付着部の裂離骨折を伴い，骨片の大きさはさまざまである．腱の不全断裂の場合には伸展不全は30°以下となる．この場合，DIP関節はある程度まで自動伸展可能である．

損傷の程度—完全破綻

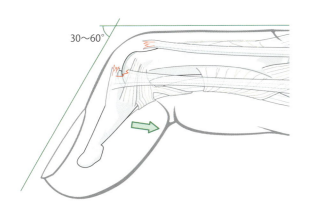

図4.3-7 伸展機構が完全に破綻するとDIP関節の自動伸展は不能となる．深指屈筋が末節を屈曲させるが，損傷のない斜支靱帯と側副靱帯が部分的に拮抗する．

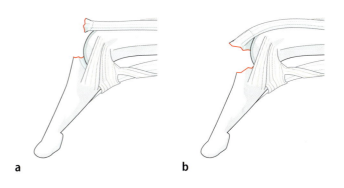

図4.3-8a-b 裂離骨折の臨床像も同様である．背側の裂離骨片の大きさはさまざまである．

2 適応（つづき）

スワンネック変形

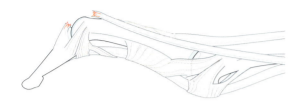

図 4.3-9 症例によっては靱帯の弾性と PIP 関節の弛緩によりスワンネック変形を呈する．DIP 関節の伸展機構が破綻しているため，すべての伸展力が PIP 関節に集中するためである．

DIP 関節での亜脱臼

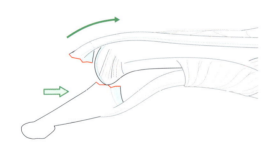

図 4.3-10 斜め方向の軸圧は時として関節面の半分ほどの背側縁の骨折を引きおこし，側副靱帯を断裂させる．

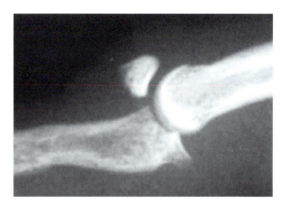

図 4.3-11 そのような状況では深指屈筋の牽引は末節の掌側亜脱臼を引きおこす．この損傷は観血的整復内固定（ORIF）のよい適応である．

3　術前計画

手術器具

- モジュラーハンドセット 1.3
- 1.0 mm または 1.2 mm K-ワイヤ
- 先端鋭の整復用鉗子

患者の準備と肢位

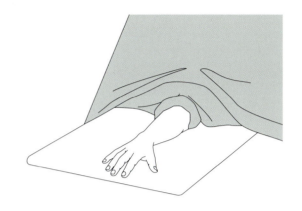

図 4.3-12　手台に前腕を回内位に置く．未滅菌空気止血帯を装着する．予防的抗菌薬投与はオプションである．
〔訳注：p.108 参照〕

4　手術進入法

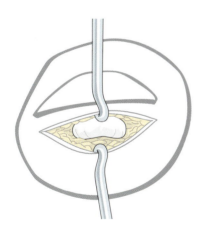

図 4.3-13　本症例に対して，末節の K-ワイヤ固定の際に適応となる指尖部からの経皮的アプローチを選択した．

これらの骨折に対する手術手技は難易度が高く，多くの合併症を伴う可能性がある．軟部組織の血流は乏しく，骨片は小さくさらに多骨片化する可能性がある．治癒はしばしば遷延する．この領域の稚拙な扱いは爪母を損傷し，爪の恒久的な変形をきたす．これらの骨折に対しては代替治療法として保存療法があることを考慮する．治療結果は遜色ないことが多い．手術は選択された症例に対し，経験のある手外科医が行うべきである．

手術の絶対的な適応は，以下のとおりである．
- 開放骨折
- 関節面を含む大きな骨片
- DIP 関節の掌側亜脱臼

これらの手術の際には拡大ルーペを用いることが望ましい．

5　整復

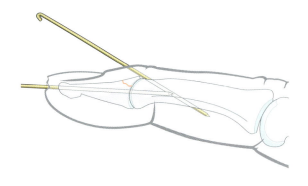

図 4.3-14　K-ワイヤを用いることでマレット骨折は整復される．

6　固定

外科的関節固定の適応

DIP 関節の固定は副子ばかりでなく，経関節 K-ワイヤ刺入で得られる．スプリント固定は，創を清潔に保ち，スプリントの交換の指導を守れる協力的な患者で奏効する．DIP 関節 K-ワイヤ固定の適応は，以下のとおりである．
- 早期の職場復帰を望むもの
- 患者の希望

経皮ピンニングの潜在的な危険性

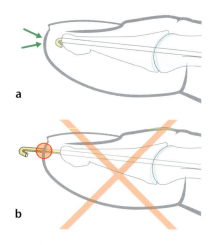

図 4.3-15a-b　経皮 K-ワイヤ固定のもっとも高いリスクは感染である．リスクを軽減できる注意深い操作が 2 点ある．
- 適切な清潔環境で手術を行う
- K-ワイヤを切って曲げ，骨先端と同じ高さに打ち込む（a）．K-ワイヤを皮膚外へ突出させると刺激や刺入部感染をおこす（b）．

DIP 関節における K-ワイヤ折損は最低でも直径 1.0 mm の K-ワイヤを使用することと，患者に DIP 関節に負担をかけないことを助言することで予防できる．

6　固定（つづき）

Pitfall：K-ワイヤの横滑り

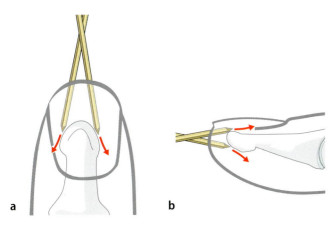

図 4.3-16a-b　末節の先端の形状は円錐形であるため，K-ワイヤ挿入時に外側（**a**）や掌背側（**b**）に滑る危険性がある．

Pitfall：横滑り防止

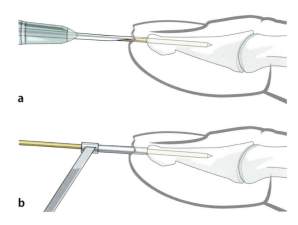

図 4.3-17a-b　K-ワイヤの挿入時の横滑りを防ぐために 16 G の皮下注射針（**a**）もしくは 1.0 mm ドリルガイド（**b**）を用いるとよい．いずれも末節先端に良好に固定でき，指節の長軸に一致して K-ワイヤを挿入することが可能となる．

Pitfall：間違った面への K-ワイヤ挿入

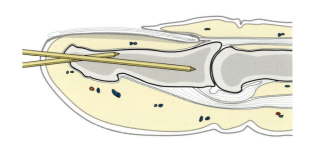

図 4.3-18　指節の長軸と異なった面に K-ワイヤが挿入された場合には，次の K-ワイヤが正しい位置に挿入されるまで留置しておいたほうがよい．ワイヤが意図しない道筋をとおることを防げる．

K-ワイヤを深く刺入

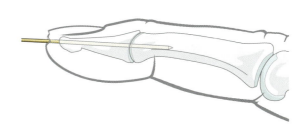

図 4.3-19　K-ワイヤは DIP 関節を貫通して中節まで挿入する．PIP 関節を貫通しないよう注意する．

6 固定（つづき）

K-ワイヤの切離

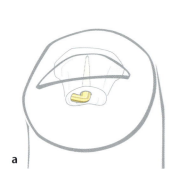
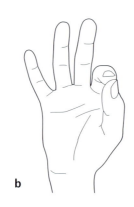

図 4.3-20a-b K-ワイヤは末節頂上のわずか遠位で切離する．末節頂上の凸状の形状に合うように100°ほど曲げ，5 mmほど打ち込み，軟部組織障害を防ぐために尺側に回旋する（**a**）．尺側にK-ワイヤ先を曲げる利点は，ほとんどの指尖つまみ（**b**）が橈側，掌側面で行われるからである．

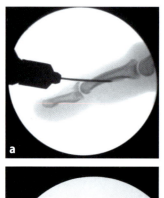
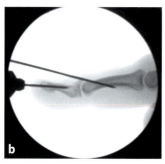
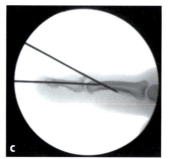
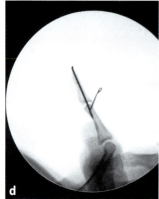
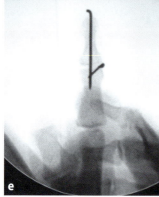

図 4.3-21a-e 長軸上に挿入したK-ワイヤに加えて，石黒によって考案されたマレット骨片の近位への転位を防止するK-ワイヤを挿入した．

まずDIP関節を屈曲し，K-ワイヤを背側から挿入し，裂離骨片の近位への転位を止める．その後DIP関節を伸展し，整復を得る．長軸方向（もしくは斜方向）にK-ワイヤを挿入しDIP関節を固定する．

7　リハビリテーション

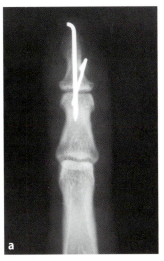
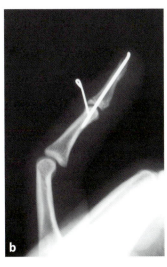

図 4.3-22a–b　本法では，DIP 関節が固定されている間は指の自動運動が可能である．

経過観察

術後 2〜5 日で再診させる．

8　術後経過

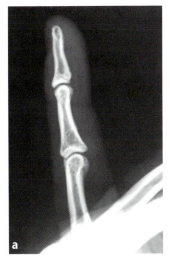
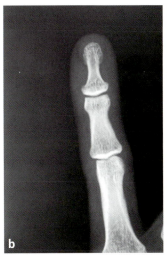
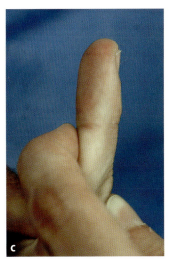
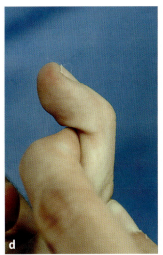

図 4.3-23a–d　術後 6 か月の経過観察にて，DIP 関節の整復とマレット骨片の解剖学的治癒が得られ，DIP 関節の良好な屈曲伸展運動がみられた．

4.3　末節マレット骨折―石黒法による治療

4.4 末節マレット指—ラグスクリューによる治療

1 症例の説明

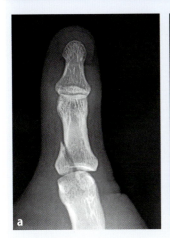
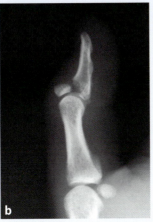

図 4.4-1a-b 30歳男性．ラグビー中に母指を多発骨折．末節の大きなマレット骨片を受傷（基節基部の剪断骨折を合併しているが，本項ではマレット指に関してのみ記載する）．X線正面および側面像で骨折は明確である．

2 適応

解剖

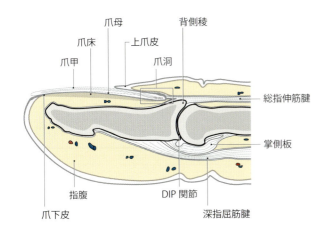

図 4.4-2 末節は解剖学的に最近位から骨幹端，骨幹，そして末節粗面と3つの区画に分かれる．末節基部には伸筋腱停止部に突出した背側稜がある．腱はさらにDIP関節包もしくは母指ではIP関節包に付着する．掌側表面には深指屈筋（FDP）腱が停止し，掌側板にも付着する．屈筋腱は末節基部の全幅にわたり付着する．掌側板は非常に柔軟性があり，DIP関節の過伸展を可能とし，指腹つまみが可能となる．伸筋腱の血流は屈筋腱の血流よりも乏しく，このため伸筋腱の治癒期間は長くなる．

2 適応（つづき）

診断

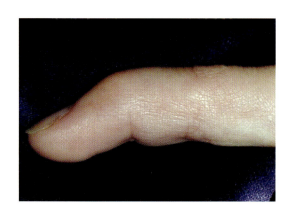

図 4.4-3　伸筋停止部の連続性の途絶は，しばしばマレット損傷や野球指と呼ばれる．完全に腱性の場合もあるが，裂離骨片を伴うこともある．診断は以下の所見で行う．
- 外傷歴
- 変形，痛み，DIP 関節の背側の腫脹
- DIP 関節の自動伸展不能
- X 線所見

裂離骨折の診断のためには DIP 関節の X 線正面および側面像が必要である．軟部組織撮影は，小さな骨片の見極めに便利である．

屈曲損傷

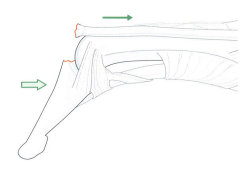

図 4.4-4　この損傷の一般的な受傷機転は伸ばした指を打ちつけるように，自動伸展した DIP 関節が屈曲強制されておこる．

軸圧損傷

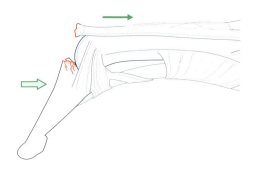

図 4.4-5　しばしば指の末梢部に過度の軸圧がかかり，関節の嵌入と背側縁の骨折を伴う．伸筋腱により骨片が牽引される．

2 適応（つづき）

DIP 関節での亜脱臼

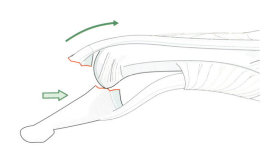

図 4.4-6 斜め方向の軸圧は時として関節面の半分ほどの背側縁の骨折を引きおこし，側副靱帯を断裂させる．

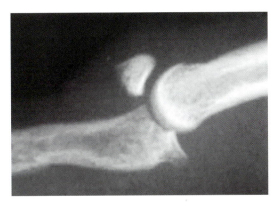

図 4.4-7 そのような状況では深指屈筋の牽引は末節の掌側亜脱臼を引きおこす．この損傷は観血的整復内固定（ORIF）のよい適応であることを示す．

損傷の程度—部分破綻

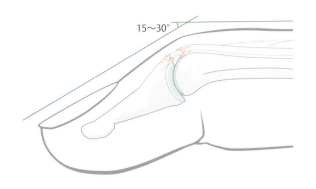

図 4.4-8 損傷の程度は完全断裂から部分断裂までさまざまである．破綻は骨折を伴わない腱付着部の断裂か，末節背側の腱付着部の裂離骨折を伴い，骨片の大きさはさまざまである．腱の不全断裂の場合には伸展不全は30°以下となる．この場合，DIP 関節はある程度まで自動伸展可能である．

4.4 末節マレット指—ラグスクリューによる治療　349

2　適応（つづき）

損傷の程度―完全破綻

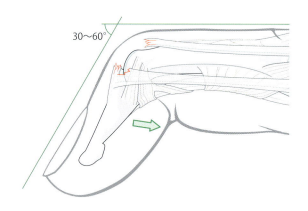

図 4.4-9　伸展機構が完全に破綻すると DIP 関節の自動伸展は不能となる．深指屈筋が末節を屈曲させるが，損傷のない斜支靱帯と側副靱帯が部分的に拮抗する．

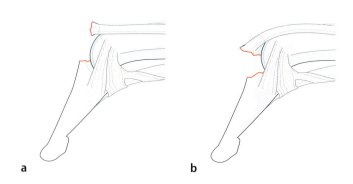

図 4.4-10a–b　裂離骨折の臨床像も同様である．背側の裂離骨片の大きさはさまざまである．

スワンネック変形

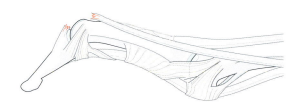

図 4.4-11　症例によっては靱帯の弾性と PIP 関節の弛緩によりスワンネック変形を呈する．DIP 関節の伸展機構が破綻しているため，すべての伸展力が PIP 関節に集中するためである．

2 適応（つづき）

保存療法（スプリント固定）

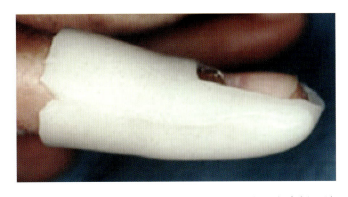

図 4.4-12 保存療法はたとえ転位のある場合でも良好な治療成績が得られ，骨のリモデリングに伴いほぼ正常に近い可動域も得られる．保存療法はDIP関節を伸展固定し，PIP関節は自由にする．

固定期間

DIP関節は8週間伸展位固定されなければならない．スプリント固定はこの期間継続するように患者に強調しておかなければならない．健常人であっても指尖部の血流は不安定で治癒が遅いことを念頭に置かなければならない．短い期間の固定は再断裂の可能性を高める．関節拘縮はこれらの外傷後にはあまりみられない．

結果

しばしば患者は指背側の突出ならびにDIP関節の最後の10〜20°の伸展ができないことを訴える．背側の圧痛はスプリント固定除去後，1か月以上続くことは稀である．

「背側スプリント固定」対「掌側スプリント固定」

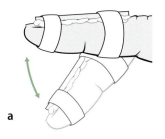
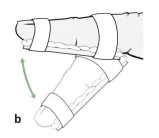

図 4.4-13a-b 背側スプリントは指を固定している間にもつまむ動作が可能である利点がある（**a**）．一方で掌側スプリント（**b**）の支持者は掌側が背側よりも柔らかいためスプリント固定に耐えやすいと主張している．

熱可塑性の形成されたスプリント固定

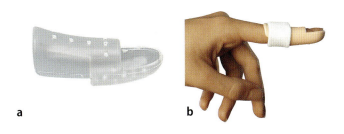

図 4.4-14a-b 特製の熱可塑性スプリントの利点は指先により適合しやすく，交換が簡便な点があげられる（指先に装着した図）．
〔Waldemar Link GmbHによる写真提供〕

2 適応（つづき）

洗浄

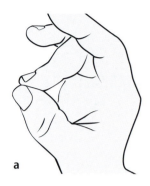

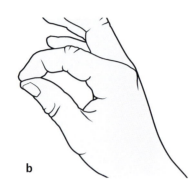

図 4.4-15a-b スプリントを洗浄のために外したときには，母指と患指をつまんで伸展位を保つように指導しなければならない（**a**）．母指の損傷であれば示指を使って母指を伸展させる（**b**）．この方法は非常に重要で，指を屈曲することを許せば治癒過程を遷延させることになる．

保存療法の注意点：DIP 関節の過伸展

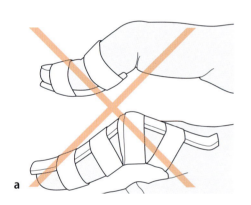

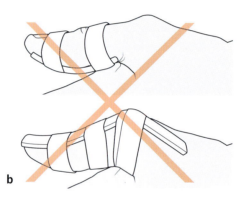

図 4.4-16a-b DIP 関節（**a**）や母指 IP 関節（**b**）を過伸展位で固定しない．指尖部背側の乏しい皮膚血流を障害し，虚血や壊死の可能性を引きおこす．

PIP 関節の固定

PIP 関節の固定は，関節の屈曲拘縮をきたすため行ってはならない．

警告：手術

経験の乏しい医師が指尖部の軟部組織を扱うと，爪母を損傷し，恒久的な爪の変形をきたすことがある．これらの骨折に対しては代替治療法として保存療法が常にあることを考慮する．治療結果は遜色ないことが多い．手術は選択された症例に対し，経験のある手外科医が行うべきである．手術の絶対的な適応は以下のとおりである．
- 開放骨折
- 関節面の大きな骨片
- DIP 関節の掌側脱臼

これらの手術の際には拡大ルーペを用いるのが望ましい．

3 術前計画

手術器具

- モジュラーハンドセット 1.3
- 1.0 mm と 1.3 mm スクリュー
- 先端鋭の整復用鉗子
- 1.0 mm K-ワイヤ

患者の準備と肢位

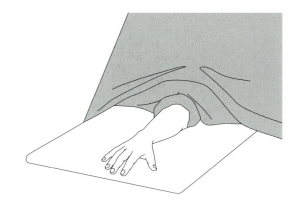

図 4.4-17 手台に前腕を回内位に置く．未滅菌空気止血帯を装着する．予防的抗菌薬投与はオプションである．
〔訳注：p.108 参照〕

4 手術進入法

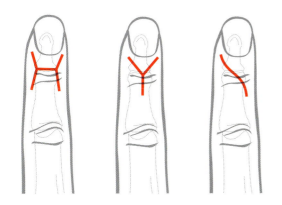

図 4.4-18 背側進入法を用いた〔p.57 参照〕．本症例のように母指の場合には IP 関節の背屈アプローチとなる．

5 整復

骨折部の観察

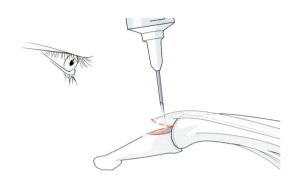

図 4.4-19 DIP 関節を屈曲する．骨折部の良好な視野確保のため注射器に入れた水に圧をかけて血餅を洗い流す．しばしば X 線像では多骨片骨折は明瞭ではなく，直視下に観察してから初めてわかることがある．介在物の除去にデンタルピックを用いて，血餅や瘢痕を除去する．

骨折部の整復

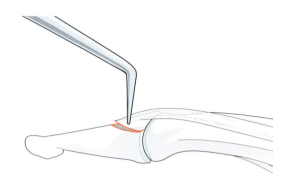

図 4.4-20 DIP 関節を伸展させる．末節骨の掌側に徒手的に圧を加える．そしてデンタルピックで補助しながら整復を完了させる．

6 固定

スクリューのサイズ

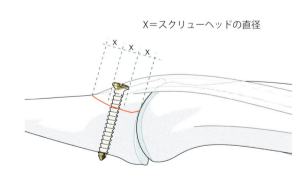

図 4.4-21 許容される最大スクリューヘッド径は，裂離骨片径の 1/3 である．スクリュー長は対側皮質を貫通し，良好な固定が得られる適切な長さが必要である．一般的に 1.0 mm のスクリューが用いられるが，大きな骨片には 1.3 mm のスクリューを用いることもできる．

Pitfall：多骨片骨折化

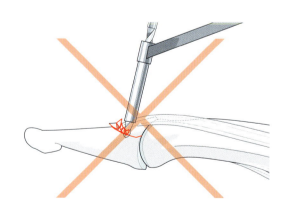

図 4.4-22 ドリリングには細心の注意を払う．愛護的にドリリングしなければ骨折が多骨片化する．

6 固定（つづき）

滑り孔の作成

ドリルガイドで整復保持したまま1.0 mm径のドリルで1.0 mmスクリューの滑り孔を作成する．

ネジ切り孔の作成

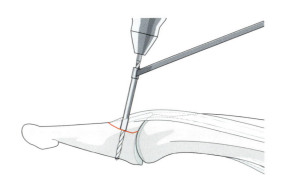

図4.4-23 対応するドリル径を用いて対側骨片を貫通させネジ切り孔を作成する．

斜め方向の計測

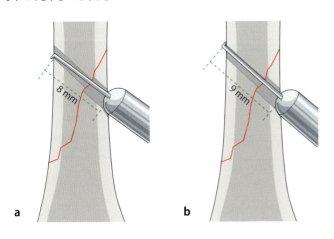

図4.4-24a-b 斜めにドリリングされたスクリュー孔の長さを計測する際には，鋭角に計測する場合と鈍角に計測する場合で計測値が異なる．常に鋭角と鈍角を計測し，より長い計測長を使用する．しかし，長すぎるスクリューは突出して軟部組織を危険にさらす可能性があることも念頭に置く．

スクリュー挿入

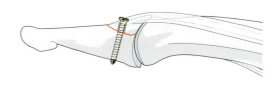

図4.4-25 セルフタッピングラグスクリューを挿入し，締める．スクリューは対側皮質をちょうど貫通する長さがよい．

6 固定（つづき）

スクリュー挿入（つづき）

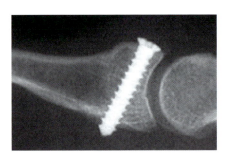

図 4.4-26　X線透視を使い確認する．解剖学的整復が得られていなければならない．

Pitfall：スクリューの締めすぎ

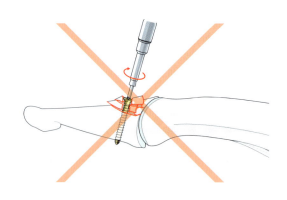

図 4.4-27　スクリューを締めすぎると骨片を粉砕する可能性があるので注意する．

掌側亜脱臼

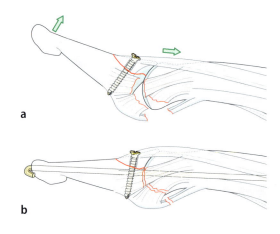

図 4.4-28a-b　側副靱帯と掌側板が破綻していると，通常掌側亜脱臼がおこる(a)．そのような場合にはDIP関節はK-ワイヤにて固定しなければならない(b)．

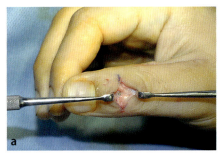 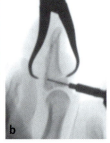 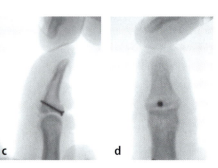

図 4.4-29a-d　小さな横切開を加え，骨片の整復と先端鋭の整復鉗子にて固定したあと，1.3 mmラグスクリューを伸筋腱をとおして挿入した(a-b)．術中のX線像でマレット骨折の解剖学的整復が確認できる(c-d)．

7 リハビリテーション

術後ケア

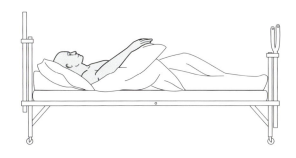

図 4.4-30 腫脹軽減のため，ベッド上にいる間は枕を使用し，手を心臓より高い位置に置く．移動する際には三角巾などで腕が心臓より高い位置になるよう固定する．

経過観察

創部観察のために2〜5日後に診察する．10日後に抜糸し，X線で二次的な転位がないことを確認する．

関節固定

このような骨折ではDIP関節は小さなスクリューで3〜4週間固定される必要がある．その後緩やかな関節運動訓練を開始する．
〔訳注：原文ではスクリューとあるが，K-ワイヤの誤りと考えられる〕

8 術後経過

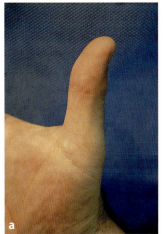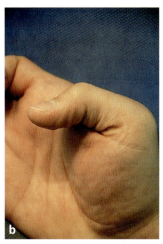

図 4.4-31a–b 術後12か月の経過観察で，IP関節の可動域は完全に回復していた．

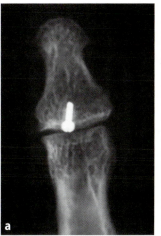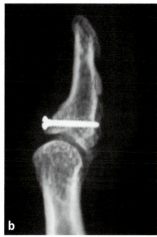

図 4.4-32a–b X線像で末節は転位することなく良好に治癒したことがわかる．

4.4 末節マレット指—ラグスクリューによる治療

5 母指

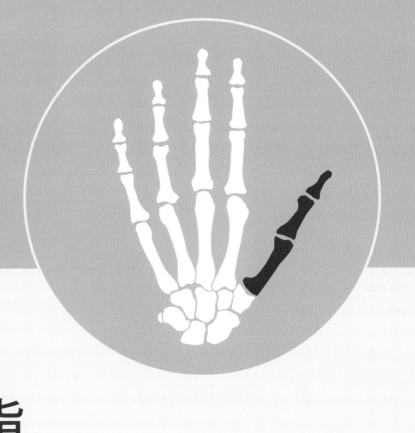

5.1 母指基節長斜骨折―ラグスクリューによる治療

1 症例の説明

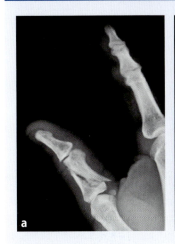
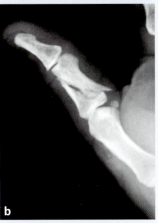

図 5.1-1a-b 37 歳男性，実業家．乗馬事故で右母指基節の長斜骨折を受傷．X 線斜位像で長斜骨折が確認できる．

2 適応

長斜・螺旋骨折

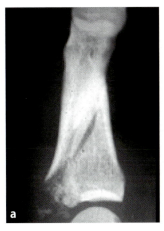
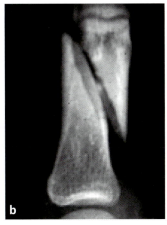

図 5.1-2a-b 骨幹部の骨折は横骨折，斜骨折，螺旋骨折そして多骨片骨折となりうる．長斜骨折および螺旋骨折の治療は類似している．違いは骨折面に対するスクリューの挿入で，長斜骨折では骨折線に完全に垂直である．螺旋骨折においては骨折面は螺旋状で，そのためそれぞれのスクリューは少し異なる方向に挿入される．牽引と指の操作で間接的整復が得られる．通常これらの骨折は不安定である．

この骨折を治療するのに 2 つの方法がある．
- 非観血的整復と経皮的ピンまたはスクリュー固定
- 観血的整復とラグスクリューによる観血的整復内固定（ORIF）

ORIF のその他の適応として，開放骨折や軟部組織の裂傷などがあげられる．

2 適応（つづき）

スクリューの挿入とプレートの必要性

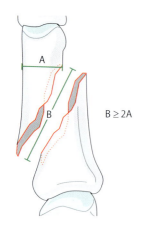

図 5.1-3　斜骨折に対して単独のラグスクリューで固定を行うか，ラグスクリューに中和プレートを併用するかは骨折線の長さによって決まる．長い斜骨折であれば2本またはそれ以上のラグスクリュー固定で十分であり，中和プレートは不要である．

わかりやすいルールとして骨折線の長さ（B）が指節骨の直径（A）の2倍以上，つまり B≧2A の長さであれば長斜骨折である．

3 術前計画

手術器具

- モジュラーハンドセット 1.3 と 1.5
- 1.0 mm または 1.2 mm K-ワイヤ
- 先端鋭の整復用鉗子
- X 線透視装置

患者の準備と肢位

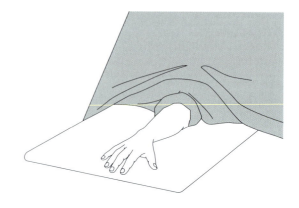

図 5.1-4　手台に前腕を回内位に置く．未滅菌空気止血帯を装着する．予防的抗菌薬投与はオプションである．
〔訳注：p.108 参照〕

4 手術進入法

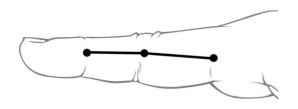

図 5.1-5 軸正中（正側方）進入法を用いた〔p.9参照〕．本症例の場合は母指基節に対してである．

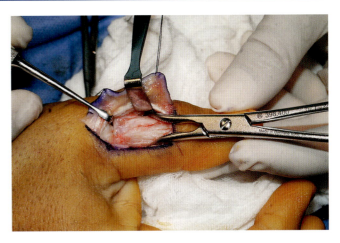

図 5.1-6 整復と固定を容易にするため，皮切を近位と遠位の背側に延長し幅の広い皮弁を挙上した．

動画

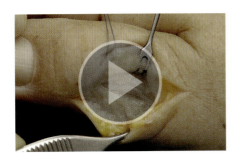

動画 5.1-1 母指基節への背外側進入法．

5 整復

牽引での間接的整復

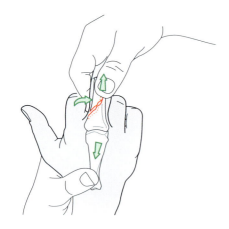

図 5.1-7　術者が牽引と外側からの圧迫を加えることにより整復が得られる．この骨折型では非観血的整復で安定することは稀である．骨折部の整復が安定しており，保存療法を選択する場合には，X線透視下に整復を確認する必要がある．

骨折部の観察

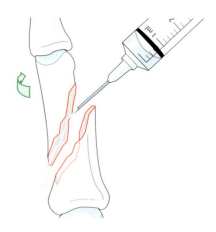

図 5.1-8　指を回旋して骨折部を開き，洗浄して良好な視野を確保し，正確な骨折型を把握する．これはラグスクリュー設置の際にスクリュー先端が骨折線に近づきすぎることを避ける非常に重要なポイントである．

直接的整復

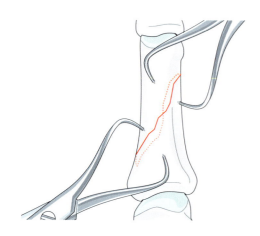

図 5.1-9　骨折が牽引と外側からの圧迫で整復できない場合や，整復が不安定なときには直接的整復が必要である．間接的整復ができないとき，通常は伸展機構が骨折部に介在している．さらなる骨折線を見つけるために拡大ルーペを用いることが望ましい．先端鋭の整復鉗子で骨折部を徐々に解剖学的に整復する．過度の圧迫は骨折部を多骨片骨折化するので注意しなければならない．

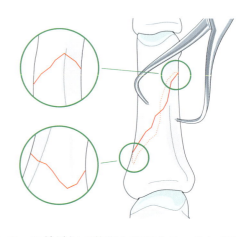

図 5.1-10　X線透視で整復を確認する．それぞれの骨片の先端が適切に整復されていることを確認することが望ましい．さもなければ回旋変形をきたす可能性がある．

5 整復（つづき）

一時的固定

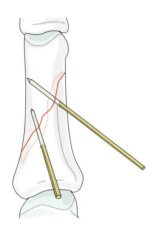

図 5.1-11 一時的な固定を2本のK-ワイヤか，K-ワイヤ1本と整復鉗子で行う．皮質骨にワイヤを挿入する際には水で冷却しながら行い，熱による骨の傷害を予防する．

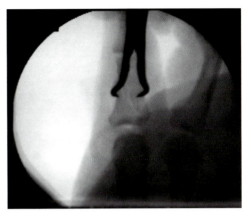

図 5.1-12 骨折部の整復は先端鋭の整復鉗子にて保持された．整復位はX線透視で確認された．

6 固定

適切なスクリュー設置位置の計画

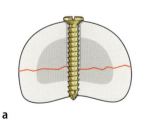

図 5.1-13a–b スクリューは骨片の中央で，骨折線にできるだけ垂直に挿入しなければならない（**a**）．そうでない場合はスクリューを締めた際に骨折部の転位をきたす（**b**）．

スクリューの位置

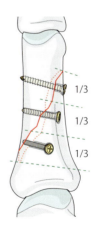

図 5.1-14 可能であれば3本のラグスクリュー挿入が望ましい．一般的な規則として等間隔で挿入されるべきである．スクリューを骨片の先端付近に挿入することは多骨片骨折をきたす可能性があるので行ってはならない．手術時に拡大ルーペを用いて，不全骨折部へのスクリュー挿入を避けなければならない．

5.1　母指基節長斜骨折—ラグスクリューによる治療

6 固定（つづき）

短い骨片には2本のスクリュー

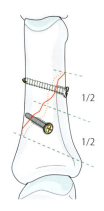

図 5.1-15 3本のスクリューを挿入するには骨片が短すぎる場合は，スクリューを等間隔に2本挿入する．

斜め方向の計測

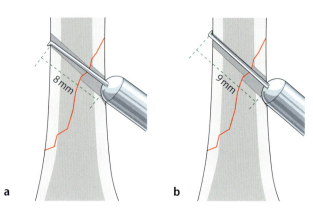

図 5.1-16a–b 斜めにドリリングされたスクリュー孔の長さを計測する際には，鋭角に計測する場合と鈍角に計測する場合で計測値が異なる．常に鋭角と鈍角を計測し，長い計測長を使用する．しかし，長すぎるスクリューは突出して軟部組織を損傷する可能性があることも念頭に置く．

Pitfall：スクリュー長

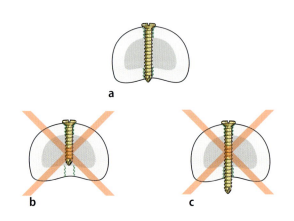

図 5.1-17a–c 適切なスクリュー長が選択されていることを確認しなければならない（**a**）．短すぎるスクリューはネジ切り部が対側皮質を適切にとらえられず，セルフタッピングスクリューを用いた際にはその先端の特殊形状のため固定力が減じる（**b**）．長すぎるスクリューは軟部組織損傷，特に腱や神経血管束を傷害する危険性があり，セルフタッピングスクリューではカッティングフルートが対側の皮質骨表面から突出しないように十分注意しなければならない（**c**）．

骨幹部へのカウンターシンク

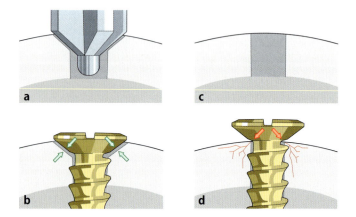

図 5.1-18a–d カウンターシンクには2つの重要な理由がある．
a–b 骨表面からのスクリューヘッドの突出がわずかとなり軟部組織への刺激が大幅に軽減される．
c–d カウンターシンクすることにより，スクリューヘッドが骨表面と最大限に接触し，応力が幅広く分散される．

6 固定（つづき）

ラグスクリューのためのドリリング

滑り孔とネジ切り孔を作成するために2つの方法がある．
- 滑り孔を先に作成する．
- ネジ切り孔を先に作成する．

滑り孔を先に作成

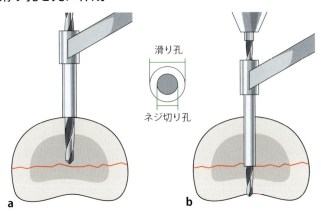

図 5.1-19a-b 手前の皮質に滑り孔をドリリングする．骨折部の整復が完全であることを確認し，ドリルガイドを滑り孔に挿入する．ドリルガイドをとおしてネジ切り孔を対側皮質にドリリングする．この方法ではネジ切り孔は滑り孔と完全に一直線上に作成される．推奨される方法である．

ネジ切り孔を先に作成

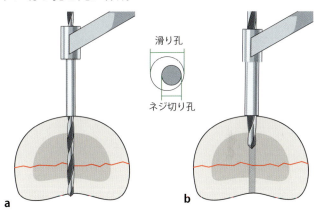

図 5.1-20a-b ネジ切り孔の作成に用いるサイズのドリルで対側皮質までドリリングする．滑り孔を作成するために，対応するより大きな径のドリル先で手前の皮質の孔を拡大する．この方法は小さな骨片に対して有用である．しかし，欠点としては滑り孔とネジ切り孔の中心が一直線上に並ばない可能性がある．

1つ目の滑り孔作成

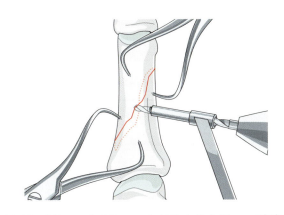

図 5.1-21 1.5 mm か 1.3 mm のドリル先を用い，手前の皮質に1本目のスクリュー用の滑り孔を作成する．過度に圧迫をかけると多骨片化を引きおこす．3本のスクリュー挿入を予定した場合には，中央のスクリューの骨孔をまず作成する．

ネジ切り孔の作成

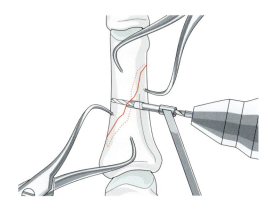

図 5.1-22 ドリルガイドを滑り孔に挿入し，対側皮質へ1.1 mm ドリル（1.3 mm スクリューの場合には 1.0 mm）を用いてネジ切り孔を作成する．対側皮質を貫通する際には軟部組織損傷に注意する．

6　固定（つづき）

Pearl：ドリルガイド

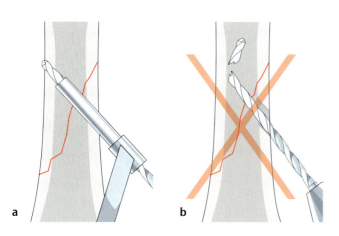

図 5.1-23a-b　ドリルガイドを用いると軟部組織の保護ばかりでなく，滑り孔の中心にドリルを位置させることができ(**a**)，また，ドリル先が過度に斜めになることで生じる破損も防ぐことができる(**b**)．

カウンターシンク

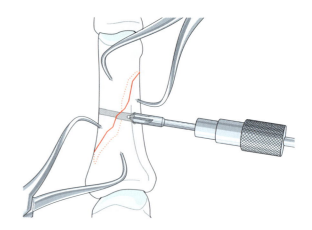

図 5.1-24　滑り孔にカウンターシンクすることでスクリューヘッドの過度な突出を防ぐ．この操作は決してパワーツールで行ってはならない．

計測

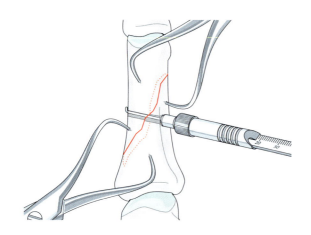

図 5.1-25　デプスゲージを用いてスクリュー長を計測する．斜めのドリル孔では確実に対側皮質の鈍角側を計測する．

1本目のスクリュー挿入

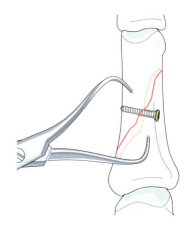

図 5.1-26　1本目のラグスクリューを挿入する．骨片が3本のスクリューを挿入可能な大きさであれば，1本目のスクリューを慎重に締める．対側皮質を確実にとらえるようにするが，突出しすぎることによる軟部組織の損傷にも注意する．これで骨片間に圧迫が加わる．

6 固定（つづき）

短い骨片の場合

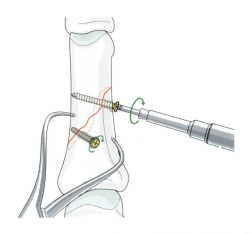

図 5.1-27　3本のスクリュー挿入には短すぎる骨片の場合は，1本目のスクリューを完全に締めることなく，同様の手順で2本目のスクリューを挿入する．骨折部の転位をきたさないように2本のスクリューを交互に締めていく．

Pearl：骨折部辺縁への小さなスクリュー

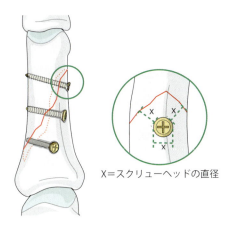

X＝スクリューヘッドの直径

図 5.1-28　骨片の先端に近い位置にスクリュー挿入を行う場合には1.3 mmのスクリューを用いる．骨折線までの最短距離はスクリューヘッドの直径と同じ長さであることを念頭に置く．

残りのスクリュー挿入

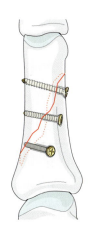

図 5.1-29　最初のスクリュー同様に残りのスクリューを挿入し，交互にスクリューを慎重に締めていく．

6 固定（つづき）

ラグスクリューの使用

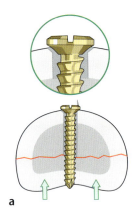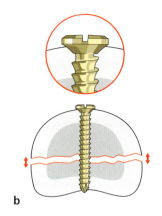

図 5.1-30a-b 手前の皮質に滑り孔，対側皮質にネジ切り孔を作成し，スクリューをラグスクリューとして確実に挿入する（**a**）．両方の皮質ともにネジ切り孔しか作成せずにスクリューを挿入すると，骨片同士は離れたまま保持され，骨片間に圧迫が加わらない（**b**）．

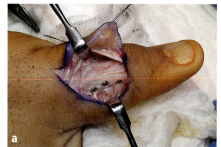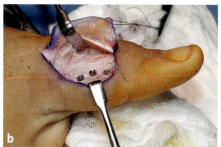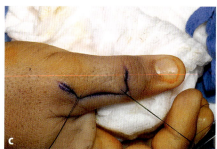

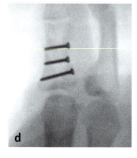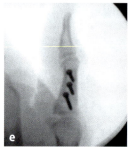

図 5.1-31a-e 3本のスクリューが骨折面に垂直に挿入された（**a-c**）．術中のX線にて3本のラグスクリューで骨折部が整復されていることが確認できる（**d-e**）．

7 リハビリテーション

術後ケア

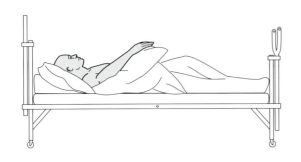

図 5.1-32 腫脹軽減のため，ベッド上にいる間は枕を使用し，手を心臓より高い位置に置く．移動する際には三角巾などで腕が心臓より高い位置になるよう固定する．

機能訓練

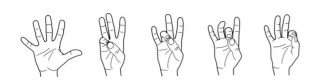

図 5.1-33 疼痛と腫脹が緩和するに従い，母指の伸展・屈曲運動を徐々に進める．患者には運動の重要性を強調し，セラピストの指導のもとにリハビリテーションを行う．

経過観察

創部観察のために 2〜5 日後に診察を行う．10 日後に抜糸を行い，X 線で二次的な転位がないことを確認する．

スプリント固定

着脱可能な保護スプリント固定も考慮するべきである．

8 術後経過

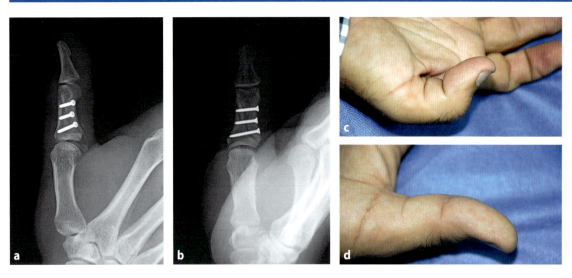

図 5.1-34a–d 術後1年のX線像および身体所見にて解剖学的な整復と完全な機能回復が得られた．

5.2 母指基節ピロン骨折―
LCP T-プレートによる治療

1 症例の説明

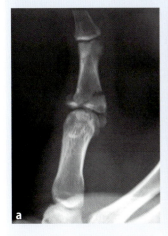
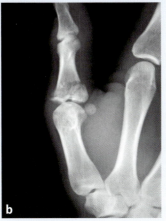

図 5.2-1a-b 20歳男性，学生．利き手の右母指を嵌入骨折した．X線斜位像で母指基節関節面の割裂を認める．

2 適応

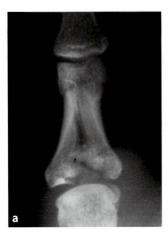
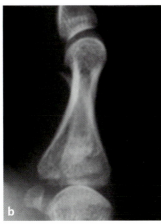

図 5.2-2a-b 母指基節の関節内骨折は以下のことを予防するため観血的治療が必要である．
- 可動域制限
- 外傷後の関節症変化

関節面の適合性は解剖学的に整復されなければならない．多骨片骨折で嵌入を認める場合（ピロン骨折）は，骨幹端の欠損を補塡するために橈骨遠位からの骨移植が必要である．関節面の整復を支え，二次的な嵌入を予防しなければならない．

2 適応（つづき）

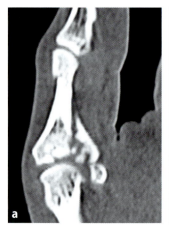 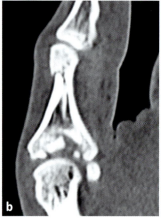

図 5.2-3a-b 単純 X 線像だけで関節面の多骨片骨折の範囲を把握することは困難である．CT 撮影を行うとよい．

手術進入の選択

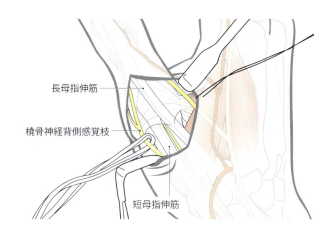

図 5.2-4 骨折が骨幹部にまで及んだ際には，MP 関節へのアプローチの変法を用いて指節（IP）関節まで皮膚切開を延長できる．IP 関節自体を展開する必要はない．短母指伸筋（EPB）を停止部である基部の骨片から剥離しないように注意しなければならない．

3 術前計画

手術器具

- LCP モジュラーハンドセット 2.0
- 先端鋭の整復用鉗子
- 0.8 mm または 1.0 mm K-ワイヤ
- ノミ
- 自家骨採骨用器具

患者の準備と肢位

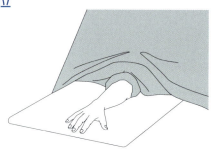

図 5.2-5 手台に前腕を回内位に置く．未滅菌空気止血帯を装着する．予防的抗菌薬投与はオプションである．
〔訳注：p.108 参照〕

4 手術進入法

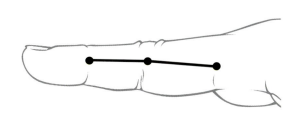
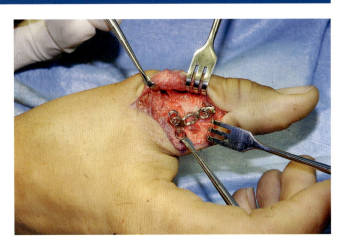

図 5.2-6　軸正中（正側方）進入法を用いた〔p.9 参照〕．本症例の場合は母指基節に対してである．

図 5.2-7　骨折部の整復と内固定を行った術中写真．軸正中進入法を用いて母指基節に進入した．

5 整復

関節面の再建

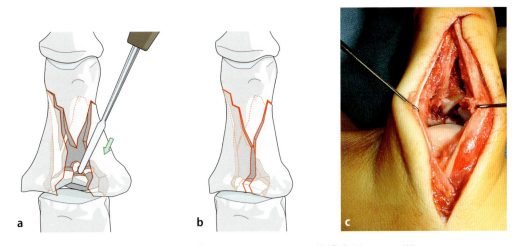

図 5.2-8a–c　エレバ（エレバトリウム）または K-ワイヤの鈍端を用いて，関節内骨片を整復する．母指中手骨頭をテンプレートとして用いる．

5　整復（つづき）

骨幹部骨片の整復

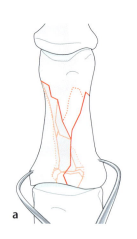
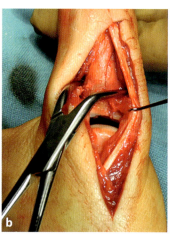

図 5.2-9a-b　先端鋭の整復鉗子を用いて骨幹部骨片を整復固定する．骨幹部の整復の際には，関節面の転位を直視下に確認する．

6　固定

関節面の固定

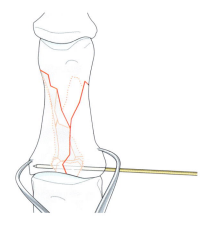

図 5.2-10　骨片が小さすぎてスクリュー固定できない場合には慎重に K-ワイヤを挿入し，関節面の骨片を固定する．

骨移植

骨幹部の固定のあとに骨幹端に生じた間隙には整復された関節面を支持し，二次的な転位をきたさないように骨移植を行う．

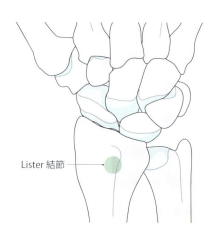

図 5.2-11　橈骨遠位より移植骨を採骨する．採骨に安全で最適な部位は Lister 結節近位部のやや橈側である．

6 固定（つづき）

採骨

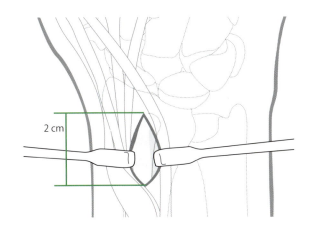

図 5.2-12　Lister 結節から近位に約 2 cm の縦皮切を置く．第2コンパートメントの腱を橈側に，長母指伸筋腱を尺側方向に牽引する．

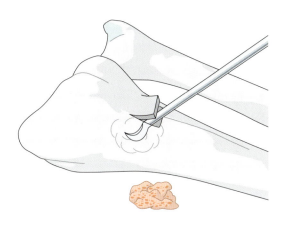

図 5.2-13　開窓する四角形の3か所をノミで切り，橈骨背側皮質を骨弁として挙上する．海綿骨を採取したあとに蓋を閉め骨膜を縫合し閉創する．

骨移植

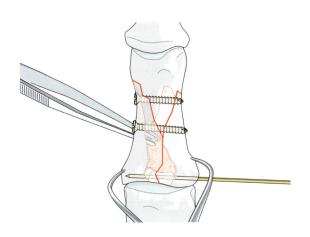

図 5.2-14　関節面の上の骨幹端部にある皮質窓から骨移植を行う．その後ラグスクリューとK-ワイヤまたはT-プレートの組み合わせで固定する．

T-プレート固定

T-プレート固定の多くの原則は「2.1 章　基節，基部関節内骨折―LCP T-プレートと骨移植による治療」〔p.107 参照〕に示されている．

6 固定（つづき）

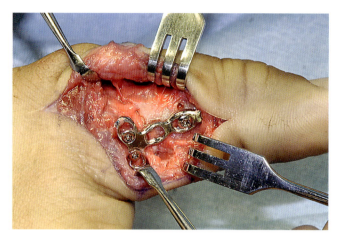

図 5.2-15　観血的整復と橈骨遠位から採取した自家骨移植後に LCP T-プレート 2.0 を使用した．

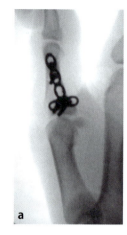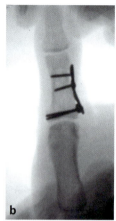

図 5.2-16a-b　術中 X 線で関節面の整復と安定したプレート，スクリュー固定が確認できる．

7 リハビリテーション

術後ケア

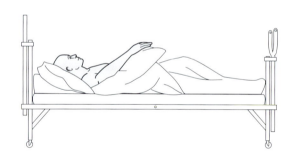

図 5.2-17　腫脹軽減のため，ベッド上にいる間は枕を使用し，手を心臓より高い位置に置く．移動する際には三角巾などで腕が心臓より高い位置になるよう固定する．

経過観察

創部観察のために 2〜5 日後に診察を行う．10 日後に抜糸を行い，X 線撮影で二次的な転位がないことを確認する．

機能訓練

図 5.2-18　疼痛と腫脹が緩和するに従い，母指の伸展・屈曲運動を徐々に進める．患者には運動の重要性を強調し，セラピストの指導のもとにリハビリテーションを行う．

8 術後経過

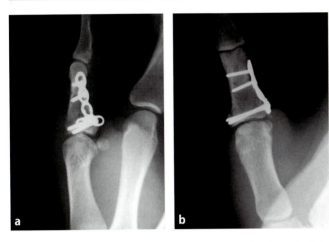

図 5.2-19a–b　術後1年のX線像で，関節面の解剖学的な整復が確認できる．

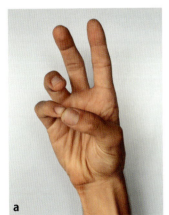
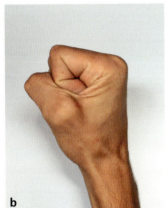
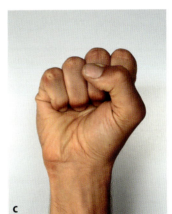
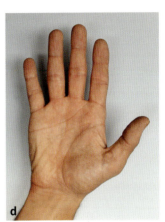

図 5.2-20a–d　完全な機能回復が得られた．

5.3 母指中手骨基部関節外骨折——LCP コンディラープレートによる治療

1 症例の説明

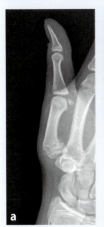
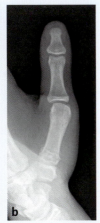
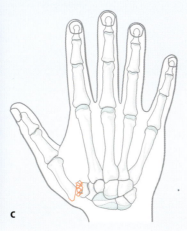

図 5.3-1a–c 17歳男性，庭師．利き手の右手で喧嘩中にパンチし受傷 2 日後に来院した．X 線正面および側面像で母指中手骨基部に角状変形を認め，骨折部で 40° 変形していた．

2 適応

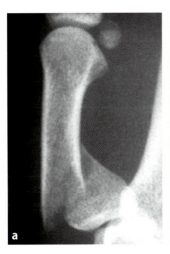
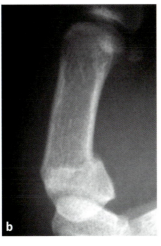

図 5.3-2a–b 母指中手骨基部の関節外骨折はしばしば屈曲変形・転位し，掌側の多骨片骨折（Winterstein 骨折）を呈することがある．

筋力による転位

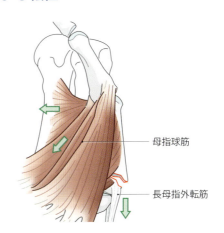

図 5.3-3 母指球筋の牽引により遠位骨片は掌屈する．

2 適応（つづき）

屈曲変形

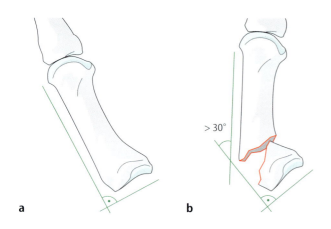

図 5.3-4a–b　屈曲変形が30°を超えた場合，筋力の不均衡のため母指の機能障害をきたす．内固定を行うことで解剖学的整復が可能となる．

掌側多骨片骨折による不安定性

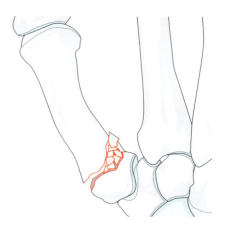

図 5.3-5　通常のプレートを用いる場合には，遷延癒合による二次的転位や，固定の破綻をきたさないよう橈骨遠位からの骨移植が必要な場合がある．ロッキングコンプレッションプレート（LCP）を用いると角度安定性があるプレート固定が得られ，骨移植なしに二次的な転位を予防できる．

3 術前計画

手術器具

- モジュラーハンドセット 2.0
- LCP コンディラープレートまたは LCP T-プレート 2.0
- 先端鋭の整復用鉗子
- 0.8 mm または 1.0 mm K-ワイヤ

システム，インプラント，手術器具のサイズは骨に応じてさまざまである．

患者の準備と肢位

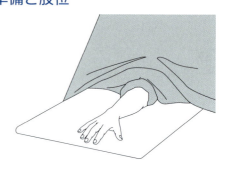

図 5.3-6　手台に前腕を回内位に置く．未滅菌空気止血帯を装着する．予防的抗菌薬投与はオプションである．
〔訳注：p.108 参照〕

4 手術進入法

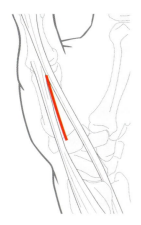

図 5.3-7 背側進入法を用いた〔p.87 参照〕.

5 整復

プレートを用いた間接的整復

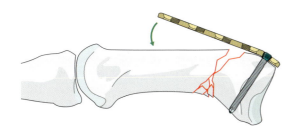

図 5.3-8 角度安定性プレート(ロッキングプレート)固定を近位骨片に行うと,プレートを梃子として整復できる.

牽引による整復

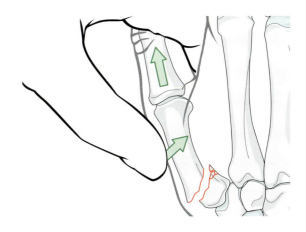

図 5.3-9 別の方法として通常のプレートを用いる場合には,母指の長軸方向に徒手的もしくはフィンガートラップで牽引し,骨幹部の背側から圧迫をかけることで整復できる.

5 整復（つづき）

仮固定

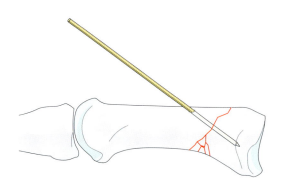

図 5.3-10　K-ワイヤを斜位に挿入し仮固定を行う．X線透視を用いて解剖学的整復を確認し，LCP T-プレート 2.0 を第1中手骨背側に装着し，通常のロッキング固定をする．

6 固定

プレートの選択

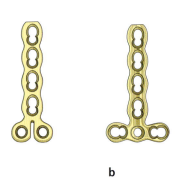

図 5.3-11a–b　LCP コンディラープレート（a）や LCP T-プレート（b）などの T 型のプレートがこの手技には適している．本症例では LCP コンディラープレートを用いたが，LCP T-プレート 2.0 を用いた手技を説明する．

プレートの準備と長さ

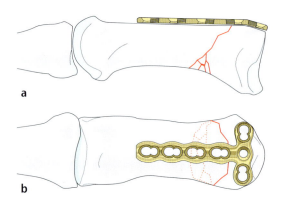

図 5.3-12a–b　遠位骨幹部骨片に最低2本のスクリュー固定ができる長さの LCP 2.0 を選択するか，長いプレートを適切な長さに切断する．

6 固定（つづき）

プレートを成形する

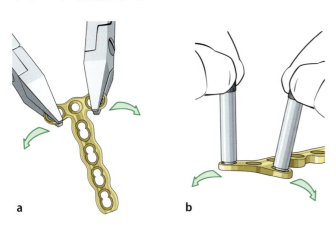

図 5.3-13a-b プレートは近位骨片の形状に適合しなければならない．ベンディングプライヤをプレート形成に用いる．プライヤでプレート穴上を挟み，スクリュー孔間でプレートを曲げるように注意しなければならない（**a**）．代替法としてロッキングスクリュー用のネジ付きボルトをスクリュー孔に挿入してプレートを曲げる（**b**）．プレート穴部で曲げるとロッキング機構を損傷する可能性があるので行ってはならない．

曲げを少し追加する

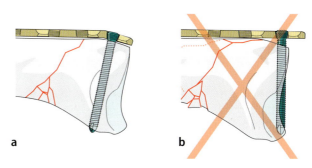

図 5.3-14a-b スクリューが関節内に突出しないようにプレートを少し曲げなければならない．対側皮質が粉砕していると圧迫に耐えられないため，オーバーベンドしないよう注意する．

1本目のスクリュー挿入

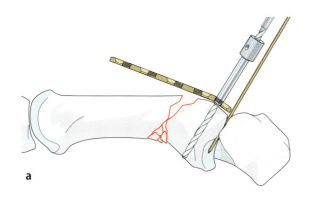

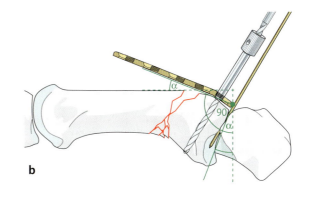

図 5.3-15a-b 第1手根中手（CM）関節に細いK-ワイヤや皮下注射針を刺入し目印にする．近位骨片背側にプレートを設置し，スクリュー孔にネジ付きドリルガイドを装着する．ドリルする際には刺入したK-ワイヤや皮下注射針と平行にドリリングし，関節内にスクリューが突出しないようにする．X線透視を用いて確認し，ネジ付きドリルガイドをとおしてドリリングする．ドリルガイドを取り除き，デプスゲージで，適切なスクリュー長を計測する．ロッキングヘッドスクリューを挿入するが，最後まで締め上げない（**a**）．

注釈：間接的整復を用いる場合には，プレートと骨幹部骨片のなす角は骨折部の屈曲変形角（α）と一致する（**b**）．

6 固定（つづき）

プレートのアライメント

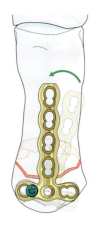

図 5.3-16　プレートの軸を骨軸と一致させる．

2本目のスクリュー挿入

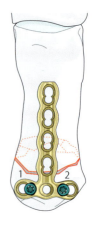

図 5.3-17　同様の手技で2本目のスクリューを挿入する．ロッキングヘッドスクリューを挿入する際には常にネジ付きドリルガイドを用いる．

プレートを梃子として整復する

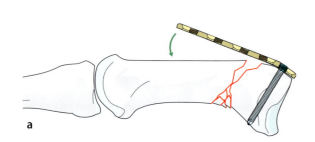
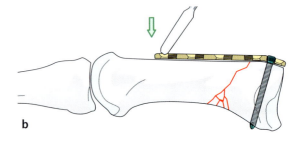

図 5.3-18a-b　エレバ（エレバトリウム）を用いてプレートを骨幹部骨片に押しつけると，関節面骨片は自動的に傾斜して適切な位置に戻る．背側の骨折線の整復を確認する．X線透視を用いて確認する．

6　固定（つづき）

遠位スクリュー挿入

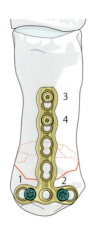

図 5.3-19　最遠位のスクリュー孔(3)からスクリューを挿入する．厚い皮質骨に噛みこむため通常のスクリューを用いてもよい．ネジ付きドリルガイドを用いるロッキングヘッドスクリューは粗鬆骨やその他の適応がある場合に用いる．同様の手技を用いて2本目の遠位スクリュー(4)を挿入する．

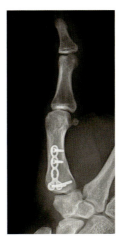

図 5.3-20　プレート固定術直後のX線像．本症例ではT型のLCPコンディラープレートを用いた．

7　リハビリテーション

術後ケア

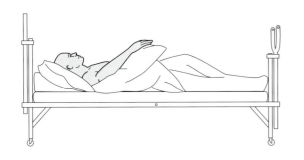

図 5.3-21　腫脹軽減のため，ベッド上にいる間は枕を使用し，手を心臓より高い位置に置く．移動する際には三角巾などで腕が心臓より高い位置になるよう固定する．

経過観察

創部観察のために2〜5日後に診察する．10日後に抜糸し，X線で二次的な転位がないことを確認する．

機能訓練

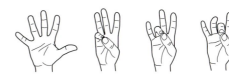

図 5.3-22　疼痛と腫脹が緩和するに従い，母指の伸展・屈曲運動を徐々に進める．患者には運動の重要性を強調し，セラピストの指導のもとにリハビリテーションを行う．

5.3　母指中手骨基部関節外骨折—LCPコンディラープレートによる治療

8 術後経過

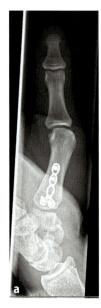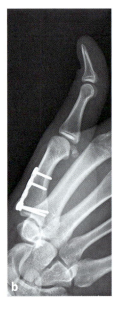

図 5.3-23a–b 術後 9 か月の X 線像で良好な結果がみられる．母指の可動域は完全に回復し，庭師として復職した．

5.4 母指中手骨基部 Bennett 骨折—非観血的整復ならびに経皮 K-ワイヤ固定による治療

1 症例の説明

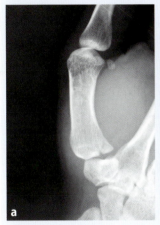
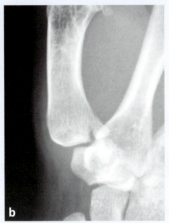

図 5.4-1a–b 28 歳男性，看護師．利き手の母指中手骨基部の閉鎖骨折を受傷．X 線の両斜位像で小さな Bennett 骨折を認める．

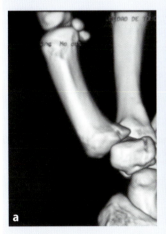
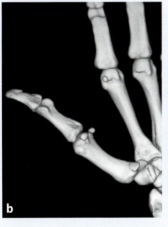
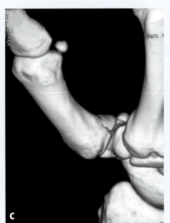
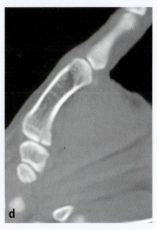

図 5.4-2a–d さらに骨折部の 2D および 3DCT を追加した．これらの画像から母指中手骨が大菱形骨から亜脱臼していることがわかる．

2 適応

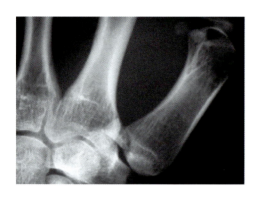

図 5.4-3　Bennett 骨折は母指手根中手（CM）関節の亜脱臼骨折である．受傷機転は母指中手骨に過度な軸圧と同時に屈曲が加わり発症する．

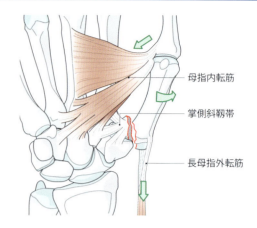

図 5.4-4　掌側斜靱帯が掌側縁の骨片を解剖学的な位置に保持する．母指中手骨の遠位部分は母指内転筋によって内転・回外する．中手骨全体は，同時に長母指外転筋によって近位に転位する．治療目標は母指中手骨を CM 関節に戻し，関節面を整復することにある．

治療の選択

この損傷ではさまざまな治療法が可能である．
- 転位のない骨折では保存療法の適応
- 整復可能であれば非観血的整復と内固定
- 非観血的に整復できない場合は，観血的整復内固定（ORIF）の適応

さらに ORIF は要求が高い患者や術直後から全可動域運動が可能となることを求める患者に適応となる．しかし ORIF は前方縁の骨片が内固定に十分な大きさ（関節面の 20％を超える骨片）でなければならない．

3 術前計画

手術器具

- 1.2 mm または 1.6 mm K-ワイヤ
- 先端鋭の整復用鉗子
- X線透視装置

患者の準備と肢位

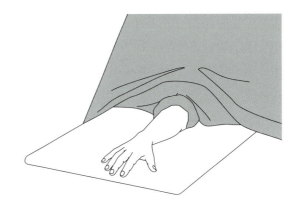

図 5.4-5　手台に前腕を回内位に置く．未滅菌空気止血帯を装着する．予防的抗菌薬投与はオプションである．
〔訳注：p.108 参照〕

4 手術進入法

本症例は観血的に治療しなかった．

5 整復

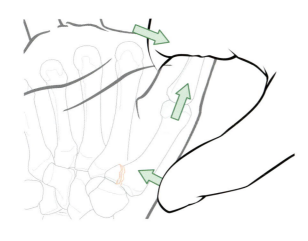

図 5.4-6　整復は以下の組み合わせにて行う．
- 長軸方向への牽引
- 中手骨の回内
- 母指中手骨基部への圧迫

関節面の適切な整復を X 線透視で確認する．

6 固定

内固定

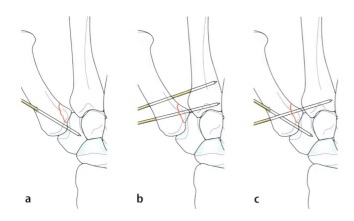

図 5.4-7a-c　ほとんどの Bennett 骨折は非観血的整復と内固定で治療可能である．内固定方法にはさまざまな方法があるが，一般的なものは下記である．
a 母指中手骨基部と大菱形骨の貫通固定
b 母指中手骨基部と第 2 中手骨との貫通固定
c 両方の併用

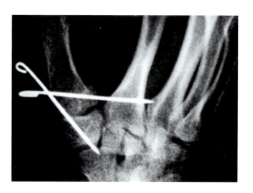

図 5.4-8　1.2 mm または 1.6 mm の K-ワイヤを用いる．皮下で切断するか，皮膚外に突出させてもよい．

Pearl：鈍的進入で軟部組織を保護する

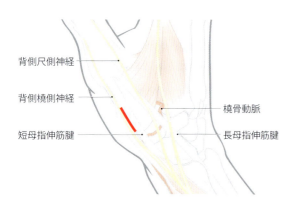

図 5.4-9　K-ワイヤ挿入前に母指中手骨基部背側に 1 cm の縦切開を加える．鈍的に進入し橈骨神経の皮神経と腱を保護する．皮神経への損傷は疼痛を伴う神経腫の原因にもなる．手術終了前に X 線撮影を行い，関節面の解剖学的整復を確認する．X 線透視は最終確認には不適切である．整復が解剖学的でなければ観血的整復に移行する．

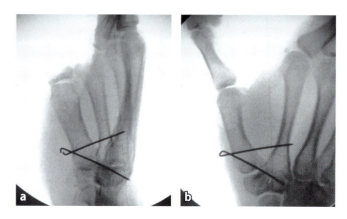

図 5.4-10a-b　術直後の X 線正面および側面像．2 本の 1.2 mm K-ワイヤが挿入された．1 本目は母指中手骨と第 2 中手骨を固定し，2 本目は母指中手骨から大菱形骨を貫通固定した．

7 リハビリテーション

術後ケア

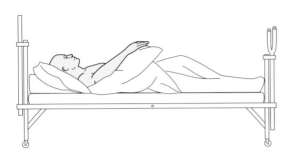

図 5.4-11 腫脹軽減のため，ベッド上にいる間は枕を使用し，手を心臓より高い位置に置く．移動する際には三角巾などで腕が心臓より高い位置になるよう固定する．

経過観察

創部観察のために 2～5 日後に診察する．10 日後に抜糸し，X 線で二次的な転位がないことを確認する．

スプリント固定

母指の自動運動で K-ワイヤが折損することを防止するために術後にスプリント固定またはギプス固定することが強く推奨される．K-ワイヤは 6 週間で抜去するべきである．スプリント固定またはギプス固定の除去後に機能訓練を開始する．

機能訓練

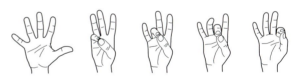

図 5.4-12 疼痛と腫脹が緩和するに従い，母指の伸展・屈曲運動を徐々に進める．患者には運動の重要性を強調し，セラピストの指導のもとにリハビリテーションを行う．

8 術後経過

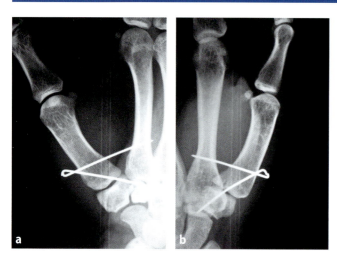

図 5.4-13a–b　術後6週．K-ワイヤ抜去前の正面および側面像．

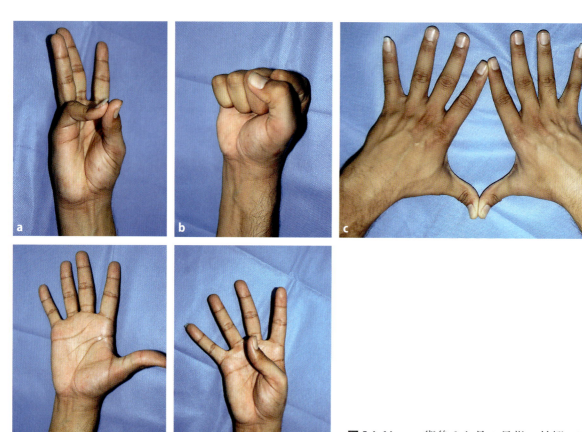

図 5.4-14a–e　術後6か月の母指の外観．可動域の完全な回復と指間の修復がみられる．

8 術後経過（つづき）

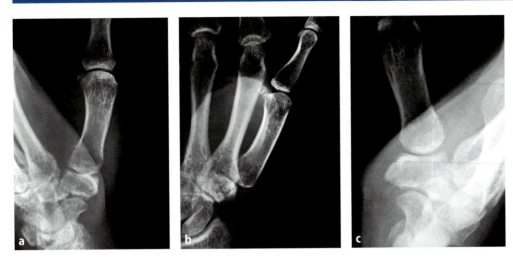

図 5.4-15a–c 母指の X 線正面および側面像で，骨癒合と関節面の解剖学的修復が確認できる．

5.5 母指中手骨基部 Bennett 骨折—ラグスクリューによる治療

1 症例の説明

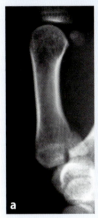
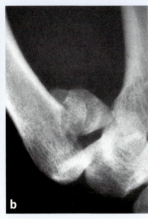

図 5.5-1a–b 30 歳女性．落馬し非利き手側の左母指を骨折した．X 線の両斜位像で大きな Bennett 骨折片を認める．

2 適応

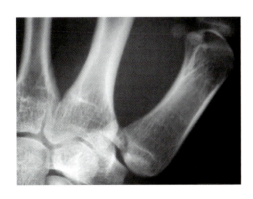

図 5.5-2 Bennett 骨折は母指手根中手(CM)関節の亜脱臼骨折である．受傷機転は母指中手骨に軸圧と同時に屈曲が加わり発症する．

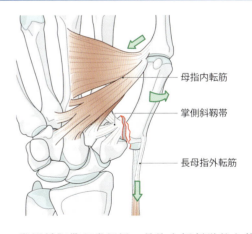

図 5.5-3 掌側斜靱帯が掌側縁の骨片を解剖学的な位置に保持する．母指中手骨の遠位部分は母指内転筋によって内転・回外する．中手骨全体は同時に長母指外転筋によって近位に転位する．治療目標は母指中手骨を CM 関節に戻し，関節面を整復することである．

2　適応（つづき）

治療の選択

この損傷ではさまざまな治療法が可能である．
- 転位のない骨折では保存療法の適応
- 整復可能であれば非観血的整復と内固定
- 非観血的に整復できない場合は，観血的整復内固定（ORIF）の適応

さらにORIFは要求が高い患者や術直後から全可動域運動が可能となることを求める患者に適応となる．しかしORIFは前方縁の骨片が内固定に十分な大きさ（関節面の20％を超える骨片）でなければならない．

損傷領域

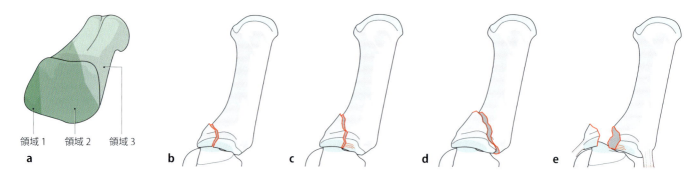

図 5.5-4a–e　BüchlerによってBennett骨折の損傷領域の分類が提案されている．
a 中手骨基部関節面は3つの部位に分類でき，中央の領域がもっとも軸圧を受けやすい．
b 小さな斜骨片．
c より大きな剪断骨折，嵌入骨折を伴うこともある．
d 長い斜骨折，関節面の損傷は最小限である．
e 亜脱臼の可能性があり，関節面の嵌入骨折を伴うこともある．

2 適応（つづき）

骨片固定

掌側縁骨片の大きさに応じて，スクリューとK-ワイヤを併用するか，2本のスクリューを挿入するかを選択する．

スクリューとK-ワイヤ

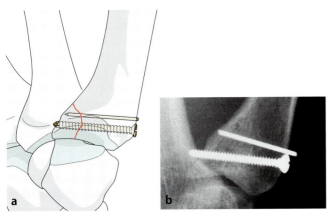

図 5.5-5a–b　掌側縁骨片が関節面の1/3以下であれば，スクリューとK-ワイヤを用いる．

2本のスクリュー

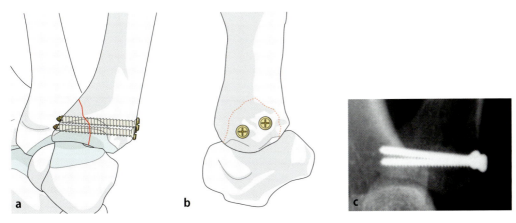

図 5.5-6a–c　骨片が関節面の1/3以上であれば，2本のスクリューを用いる．

3　術前計画

手術器具

- モジュラーハンドセット 1.5 または 2.0
- 先端鋭の整復用鉗子
- 1.0 mm または 1.2 mm K-ワイヤ
- X線透視装置

システム，インプラント，手術器具のサイズは骨に応じてさまざまである．

患者の準備と肢位

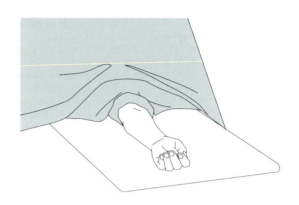

図 5.5-7　手台に前腕を回外位に置く．未滅菌空気止血帯を装着する．予防的抗菌薬投与はオプションである．
〔訳注：p.108 参照〕

4　手術進入法

小さな Bennett 骨折

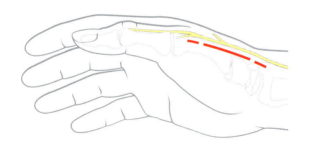

図 5.5-8　小さな Bennett 骨折の場合，通常，橈掌側進入法を用いる〔p.77 参照〕．

大きな Bennett 骨折

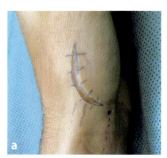 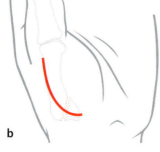

図 5.5-9a–b　本症例のような大きな Bennett 骨折の場合には弧状掌側進入法を用いる．

4 手術進入法（つづき）

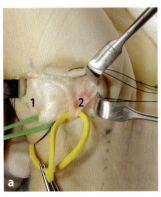
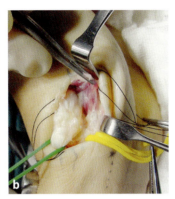
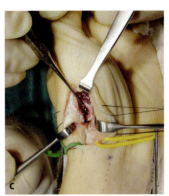
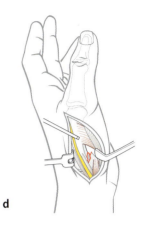
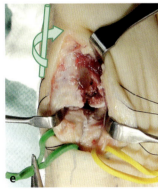

図 5.5-10a–e　本症例は弧状切開を用いた．
a 長母指外転筋（**1**）．浅橈骨神経感覚枝の終末枝（**2**）
b 母指球筋を骨膜下に反転
c 関節包を切開し，骨折部を露出
d アプローチのシェーマ
e 中手骨を回外すると骨折部を展開できる．

5　小さな骨片の整復

関節面の観察

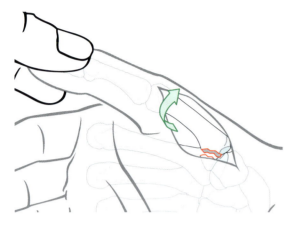

図 5.5-11　正確な骨折形態の把握と適切なスクリュー挿入部の決定は母指を牽引，回外し骨折面を開くと容易になる．よりよい視野確保のために骨折面を洗浄する．

骨折の整復

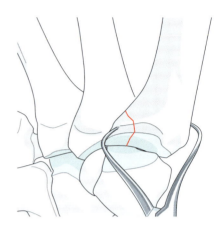

図 5.5-12　中手骨を回内し骨折部を整復し，先端鋭の整復用鉗子にて保持する．過度な力で把持すると骨片の多骨片化をきたすので注意しなければならない．直視下に関節面が解剖学的に整復されているか確認し，必要があれば微調整を行う．

K-ワイヤ

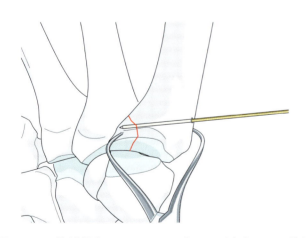

図 5.5-13　骨折部を 1.2 mm K-ワイヤで固定する．X 線透視を用いて整復状態と K-ワイヤの位置を確認する．

選択肢：フック

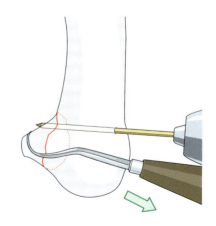

図 5.5-14　骨折部を小さなフック（デンタルピック）で整復し，1.2 mm K-ワイヤにて固定する．

6 大きな骨片の整復

inside-out法での滑り孔作成

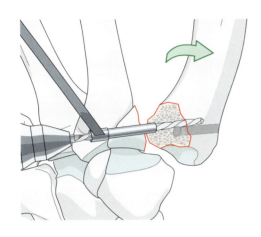

図 5.5-15 掌側縁骨片が大きな場合には，2本のスクリューで固定する．整復前に中手骨を回外し骨折面から2つの滑り孔を骨外に向けドリルする．適切なラグスクリューの位置は，2本が均等に辺縁骨片に挿入され，骨折面に垂直である．

骨折の整復

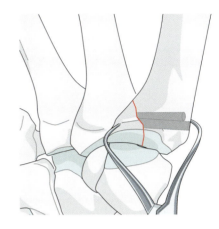

図 5.5-16 滑り孔を作成後に中手骨を回内し骨折部を整復し，先端鋭の整復鉗子で把持する．直視下および透視下に関節面の整復を確認する．

7　小さな骨片の固定

ラグスクリュー用のドリル

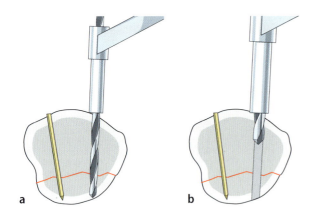

図 5.5-17a–b　1.5 mm ドリルを用いて，両側の骨片をとおしてネジ切り孔をドリルする．セルフタッピングスクリューを用いなければこの時点でタッピングが必要である（a）．そしてさらに大きな 2.0 mm ドリルを用いて手前の皮質をオーバードリルし，滑り孔を作成する（b）．オーバードリルは手前の皮質のわずか数 mm だけで十分である．滑り孔を掌側縁骨片まで作成すると，骨片間に圧迫がかからない．より小さな骨片であれば 1.5 mm スクリューを用いる必要があるかもしれない（1.1 mm ネジ切り孔，1.5 mm 滑り孔）．

ラグスクリューの挿入

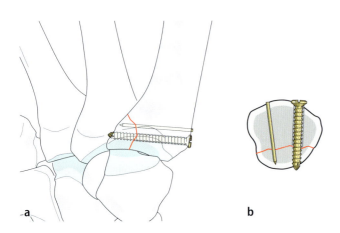

図 5.5-18a–b　ラグスクリューを挿入し，慎重に締める．骨片間に適切に挿入されている．

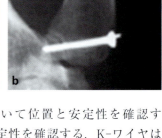

図 5.5-19a–b　X 線透視を用いて位置と安定性を確認する．直視下にも骨折部の安定性を確認する．K-ワイヤは皮質直上で切り，皮下に埋める．K-ワイヤを曲げることで骨片の転位をきたす可能性がある．

8 大きな骨片の固定

ラグスクリュー用のドリル

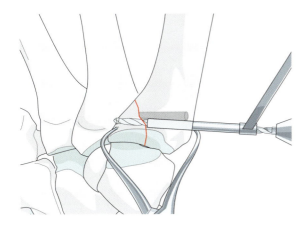

図 5.5-20 大きな骨片の固定のために，事前に作成した滑り孔にドリルスリーブを挿入し，1.5 mm ドリル先でネジ切り孔を作成する．

ラグスクリュー挿入

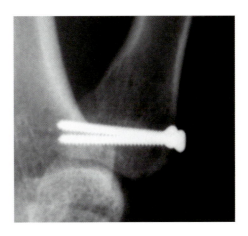

図 5.5-21 2.0 mm セルフタッピングラグスクリューを2本挿入し，交互に締めていく．整復用鉗子を除去する．X線透視を用いて位置と固定性を確認する．同時に直視下にも固定の安定性を確認する．

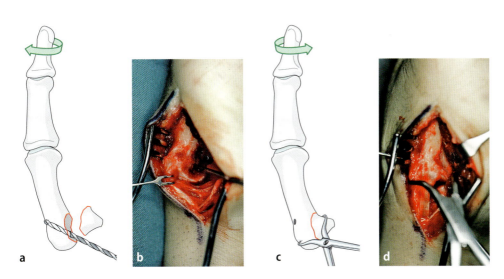

図 5.5-22a-d 本症例での手技は，整復と滑り孔である．
a-b 整復前に中手骨を回外する．骨折面から 2.0 mm ドリルを用いて滑り孔を作成．
c-d 中手骨を回内し，骨折部を整復し先端鋭の整復鉗子で保持する．

8 大きな骨片の固定（つづき）

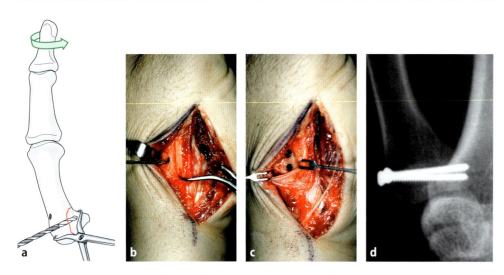

図 5.5-23a–d 本症例での手技は，左母指へのスクリュー挿入である．
a–b 1.5 mm ドリルを用いてネジ切り孔を作成．
c–d その後 2 本の 2.0 mm スクリューを挿入．

Pitfall：不適切な整復

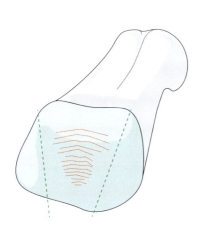

図 5.5-24 嵌入した関節面は，不適切な整復の原因となりうる．

Pitfall：剪断力

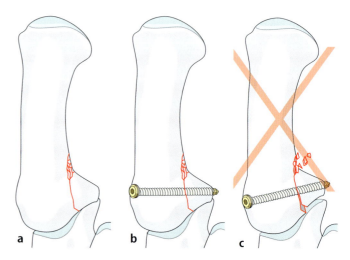

図 5.5-25a–c 垂直方向への骨折は剪断力がかかることを表す．多骨片化した部位があれば，大きな Bennett 骨折の転位をきたす可能性がある．そのような場合には LCP コンディラープレート 2.0 のような角度安定性があるプレートを考慮しなければならない．

8 大きな骨片の固定（つづき）

動画

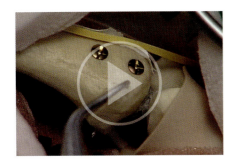

動画 5.5-1 Bennett 骨折に対して inside-out 法で滑り孔を作成して 2.0 mm ラグスクリューを挿入．

9 リハビリテーション

術後ケア

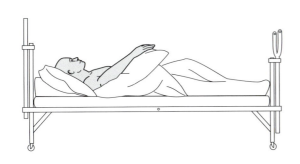

図 5.5-26 腫脹軽減のため，ベッド上にいる間は枕を使用し，手を心臓より高い位置に置く．移動する際には三角巾などで腕が心臓より高い位置になるよう固定する．

経過観察

創部観察のために 2～5 日後に診察する．10 日後に抜糸し，X 線で二次的な転位がないことを確認する．

9　リハビリテーション（つづき）

スプリント固定

手指の保護のためにスプリント固定を4〜6週行う．自動運動は可能と考えられた時点で開始された．

機能訓練

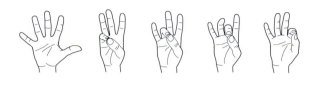

図 5.5-27　疼痛と腫脹が緩和するに従い，母指の伸展・屈曲運動を徐々に進める．患者には運動の重要性を強調し，セラピストの指導のもとにリハビリテーションを行う．

10　術後経過

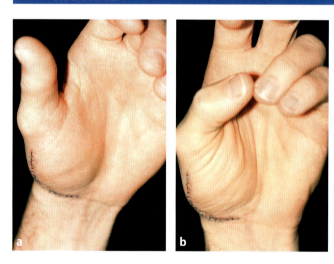

図 5.5-28a-b　術後2週および6週でX線撮影を行った．術後10日目には良好に可動でき，最終治療成績も良好であった．

5.6 母指中手骨基部3パート関節内 Rolando 骨折― LCP T-プレートを用いた治療

1 症例の説明

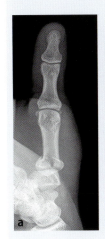
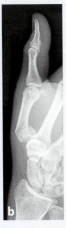
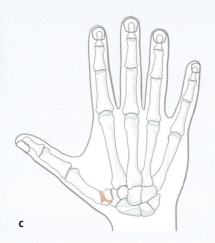

図 5.6-1a-c 21歳男性，サッカー選手．転倒し非利き手である右手母指基部の3パート関節内骨折を受傷．X線正面および側面像，シェーマで関節内3パート骨折を示す．

2 適応

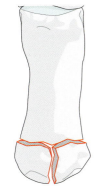

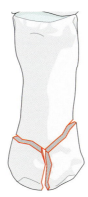

図 5.6-2a-b Rolando 骨折は母指中手骨基部が3パートに分離した関節内骨折である．これらのT型(**a**)やY型(**b**)の骨折型は冠状面および矢状面でおこりうる．母指中手骨に過度の軸圧がかかり，関節面に圧迫力が加わることにより発症する．今日，Rolando 骨折は母指中手骨基部の関節内多骨片骨折を表現する用語としてしばしば誤って用いられている．

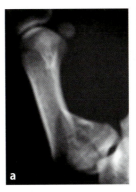
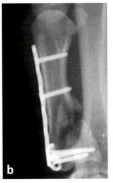

図 5.6-3a-b 骨幹端および関節内多骨片骨折はX線でみるよりもより重篤である場合が多い．術前にCTもしくは牽引下のX線撮影をすることが望ましい．これらの骨折は観血的整復内固定の適応である．

3 術前計画

手術器具

- LCP モジュラーハンドセット 2.0
- 2.0 mm または 2.4 mm スクリュー
- 1.2 mm または 1.6 mm K-ワイヤ
- 先端鋭の整復用鉗子
- X 線透視装置

システム，インプラント，手術器具のサイズは骨に応じてさまざまである．

患者の準備と肢位

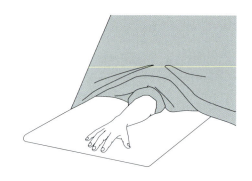

図 5.6-4 手台に前腕を回内位に置く．未滅菌空気止血帯を装着する．予防的抗菌薬投与はオプションである．
〔訳注：p.108 参照〕

4 手術進入法

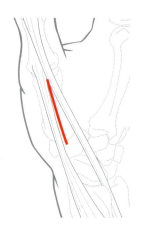

図 5.6-5 背側進入法を用いた〔p.87 参照〕．

5 整復

関節内骨片の予備固定

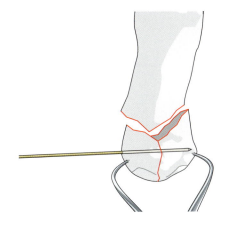

図 5.6-6 先端鋭の整復用鉗子を用いて関節内骨片を仮固定する．適切な整復を直視下および X 線透視を用いて確認する．整復した骨片同士をより強固に固定するため，K-ワイヤを骨折面に垂直に挿入する．K-ワイヤはプレート設置のために整復鉗子を外さなければいけない状況で非常に有用となる．

牽引を加える

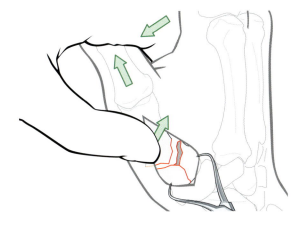

図 5.6-7 鉗子で関節面骨片を整復固定したあと，母指に牽引を加え，同時に骨折部近傍の骨幹部背側皮質に圧迫を加えて骨幹部骨片と関節面骨片の整復を行う．

骨幹部の予備固定

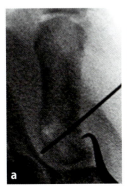 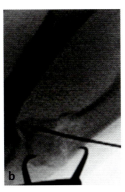

図 5.6-8a–b K-ワイヤを用いて骨幹部と関節面骨片の仮固定を行う．X 線透視を用いて関節面の適合性と解剖学的整復を確認する．関節包に小切開を加えることで関節面を直視下に確認できる．

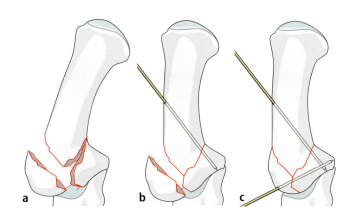

図 5.6-9a–c K-ワイヤを用いた整復法．
a 骨折型：矢状面での Y 型骨折
b–c 1.2 mm K-ワイヤで 1 つの関節内骨片と中手骨を固定し，骨幹部に別の関節内骨片を整復し 2 本目の 1.2 mm K-ワイヤで固定する．

5　整復（つづき）

別の整復法

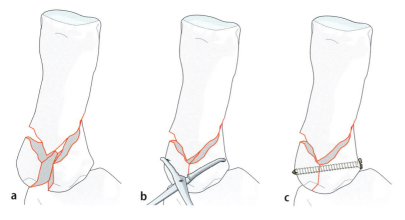

図 5.6-10a–c　冠状面での Y 型骨折の場合には別の整復法がある．
a 前額面での骨折型．
b 関節内骨片を整復し，先端鋭の整復鉗子で把持する．
c 2.0 mm または 2.4 mm のラグスクリューを挿入するか，1.2 mm K-ワイヤで固定する．

6　固定

プレート選択および準備

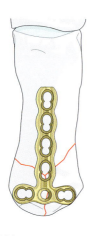

図 5.6-11　これらの骨折には T-プレートがもっとも適合する．骨幹端の多骨片骨折がある場合にはロッキングコンプレッションプレート（LCP）2.0 が最適である．LCP でない通常のプレートを用いる場合には，橈骨遠位から骨移植を追加する場合がある．

プレートの長さ

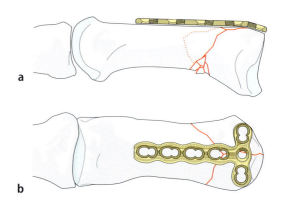

図 5.6-12a–b　遠位骨幹部骨片に最低 2 本のスクリュー固定ができる長さの LCP2.0 を選択するか，長いプレートを適切な長さに切断する．

6 固定（つづき）

プレートを成形する

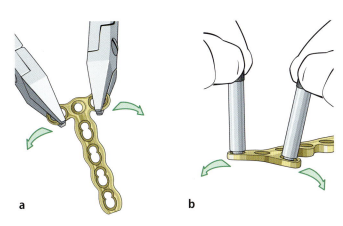

図 5.6-13a–b プレートは近位骨片の形状に適合しなければならない．ベンディングプライヤをプレート成形に用いる．プライヤでプレート穴上を挟みスクリュー孔間でプレートを曲げるように注意しなければならない(**a**)．代替法として，ロッキングスクリュー用のネジ付きボルトをスクリュー孔に挿入してプレートを曲げる(**b**)．プレート穴部で曲げるとロッキング機構を損傷する可能性があるので行ってはならない．

軽い曲げを追加する

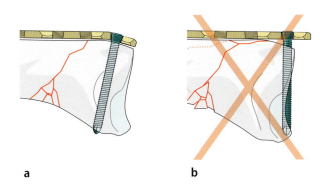

図 5.6-14a–b スクリューが関節内に突出しないようにプレートを軽く曲げなければならない．対側皮質が粉砕していると圧迫に耐えられないため，オーバーベンドしないよう注意する．

プレート固定

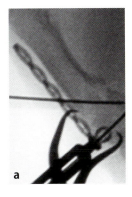
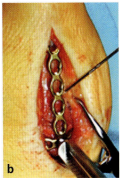

図 5.6-15a–b プレートの近位端の中央孔にネジ付きドリルガイドを挿入した状態で，適合させたプレートを中手骨の背側にあてる．K-ワイヤをガイド越しに中手骨基部に挿入する．骨折線にK-ワイヤを挿入してはならない．骨折型に応じてプレートの別の孔を利用する場合もある．関節内にワイヤが挿入されていないか，X線透視を用いて確認する．

6　固定（つづき）

近位スクリュー挿入

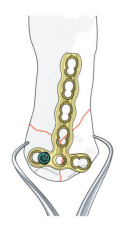

図 5.6-16　中手骨基部に最初のロッキングスクリューを挿入する．その後K-ワイヤおよびネジ付きドリルガイドを除去する．

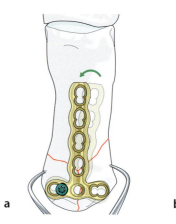

図 5.6-17a-b　骨軸に合わせてプレートの位置を調整する（**a**）．そして別の骨片へロッキングスクリューを挿入する（**b**）．

遠位スクリュー挿入

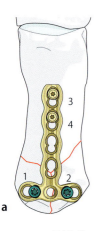
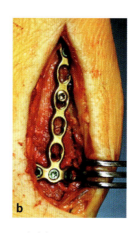

図 5.6-18a-b　最遠位のスクリュー孔（3）よりスクリューを挿入する．厚い皮質骨に噛みこむため通常のスクリューを用いてもよい．ネジ付きドリルガイドを用いてドリリングするロッキングヘッドスクリューは粗鬆骨やその他の適応がある際に用いる．同様の手技を用いて2本目の遠位スクリュー（4）を挿入する．

選択肢

基部の中央のスクリュー孔には通常はスクリューの挿入は不要であるが，骨折線にかからなければ挿入によって固定力が増す．

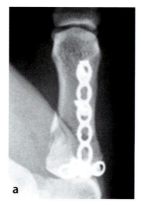
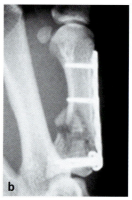

図 5.6-19a-b　手技の最後にスクリューの位置，中手骨のアライメント，関節面の整復を確認する．

6　固定（つづき）

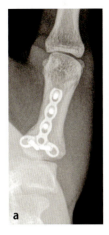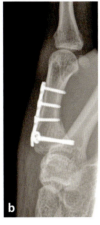

図 5.6-20a-b　X線正面および側面像で骨癒合，解剖学的整復とLCP2.0が確認できる．

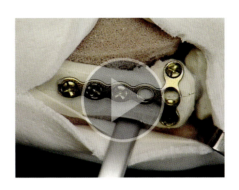

動画 5.6-1　T-プレート2.0を用いたRolando骨折の治療．

7　リハビリテーション

術後ケア

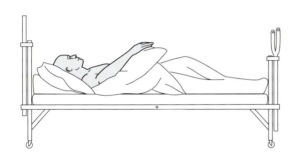

図 5.6-21　腫脹軽減のため，ベッド上にいる間は枕を使用し，手を心臓より高い位置に置く．移動する際には三角巾などで腕が心臓より高い位置になるよう固定する．

経過観察

創部観察のために2～5日後に診察する．10日後に抜糸し，X線で二次的な転位がないことを確認する．

機能訓練

図 5.6-22　疼痛と腫脹が緩和するに従い，母指の伸展・屈曲運動を徐々に進める．患者には運動の重要性を強調し，セラピストの指導のもとにリハビリテーションを行う．

5.6　母指中手骨基部3パート関節内Rolando骨折—LCP T-プレートを用いた治療

8　術後経過

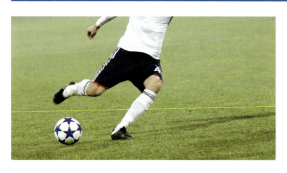

図 5.6-23　術後9か月の経過観察時には，完全な機能回復と可動域の回復が得られ，スポーツ活動に復帰した（イメージ画像）．

5.7 母指中手骨基部多骨片関節内骨折—創外固定器による治療

1 症例の説明

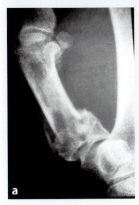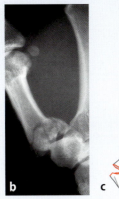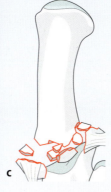

図 5.7-1a–c 44 歳男性，作業員．転倒し母指中手骨基部の多骨片関節内骨折を受傷した．X 線の両斜位像で基部関節面の多骨片骨折を認め，シェーマで複雑骨折の詳細を示す．

2 適応

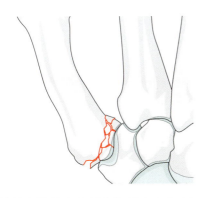

図 5.7-2 複雑な関節内骨折を修復するためには観血的整復が必要である．術中の牽引は整復のために必須である．小さい骨片が多数あれば，骨片の血流障害をきたすリスクと小さな骨片の固定は技術的に困難なことから内固定は試みないほうがよい．そのような場合には創外固定器を用いて関節をまたいで愛護的に牽引することで関節面の整復を保ち，母指中手骨の長さも温存できる．骨幹端のいかなる骨欠損に対しても骨移植が必須である．

診断学的画像検査

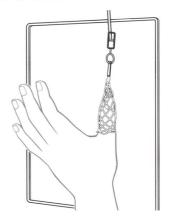

図 5.7-3 通常の X 線撮影時には母指を牽引するか，CT 撮影を行い骨折型を判断する．

3 術前計画

手術器具

- ミニ創外固定器
- ミニディストラクター
- 先端鋭の整復用鉗子
- 0.8 mm または 1.2 mm K-ワイヤ
- 自家骨採骨用器具
- X線透視装置

患者の準備と肢位

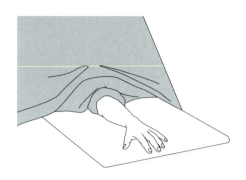

図 5.7-4 手台に前腕を回内位に置く．未滅菌空気止血帯を装着する．予防的抗菌薬投与はオプションである．
〔訳注：p.108 参照〕

4 手術進入法

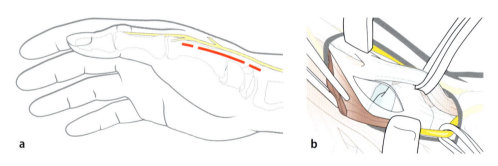

図 5.7-5a-b 観血的整復を行う際には橈掌側進入法で行う〔p.77 参照〕(**a**)．第1手根中手(CM)関節の関節包切開を加えて展開すると(**b**)，関節面再建の手助けとなる．

5　整復

牽引

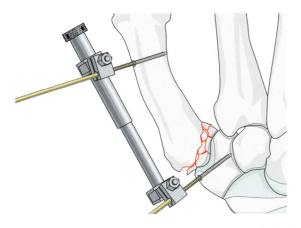

図 5.7-6　ミニディストラクターを用いることを推奨する．代替法としてミニ創外固定器を用いて牽引することもできる．

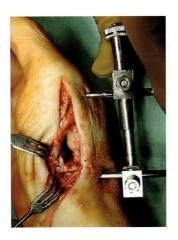

図 5.7-7　手根中手(CM)関節の牽引．

圧潰の解除

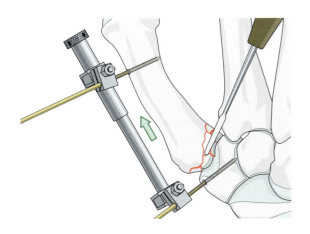

図 5.7-8　関節内骨片の嵌入を解除する．牽引をかけたあとにエレバ(エレバトリウム)を用いて大菱形骨の関節面をテンプレートとして骨片を押し下げる．

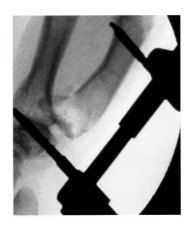

図 5.7-9　関節面と骨幹端の位置を X 線透視で確認する．

6　固定

移植骨

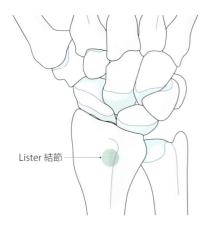

図 5.7-10　橈骨遠位より移植骨を採骨する．採骨に安全で最適な部位は Lister 結節の近位部でやや橈側である．

採骨

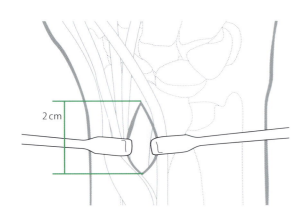

図 5.7-11　Lister 結節から近位に約 2 cm の縦皮切を置く．第 2 コンパートメントの腱を橈側に，長母指伸筋腱を尺側方向に牽引する．

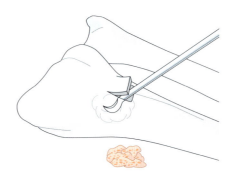

図 5.7-12　開窓する四角形の 3 か所をノミで切り，橈骨背側皮質を骨弁として挙上する．海綿骨を採取したあとに蓋を閉め骨膜を縫合し閉創する．

6 固定（つづき）

骨移植

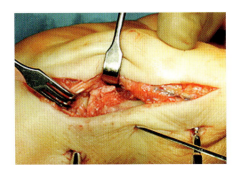

図 5.7-13　骨幹端の軟骨下骨の欠損を補填するために骨移植する．

創外固定器への変更

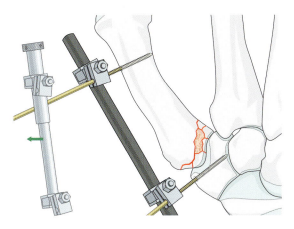

図 5.7-14　牽引器と皮膚の間で創外固定器用のロッドと 2 個のクランプを用いてピンを固定する．創外固定器が牽引を維持できるため，ミニディストラクターは外すことができる．

選択肢：追加の K-ワイヤ

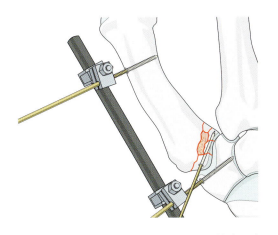

図 5.7-15　K-ワイヤを用いて大きな骨片同士を固定するか，または関節をまたいで固定することで安定性を向上できる．

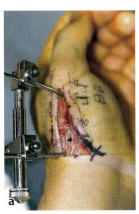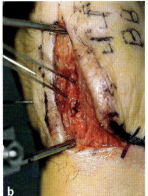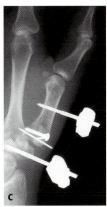

図 5.7-16a–c　ピンを中手骨と大菱形骨に挿入し，ミニディストラクターで固定．牽引をかけ，骨移植ならびに K-ワイヤ固定とスクリュー固定を追加．ピンはそのまま残し，ミニ創外固定器のロッドとクランプで固定．軟部組織保護のために鈍的に展開することが必要である．

7 リハビリテーション

術後ケア

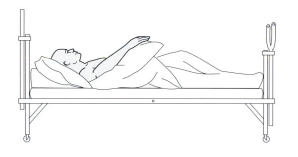

図 5.7-17 腫脹軽減のため，ベッド上にいる間は枕を使用し，手を心臓より高い位置に置く．移動する際には三角巾などで腕が心臓より高い位置になるよう固定する．

経過観察

創部観察のために2～5日後に診察する．10日後に抜糸し，X線で二次的な転位がないことを確認する．

創外固定器の除去と機能訓練

術後4～6週で創外固定器は除去する．K-ワイヤは6週で除去し，その後愛護的な機能訓練を開始する．

8 術後経過

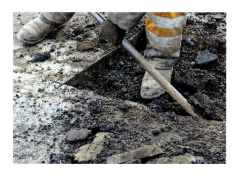

図 5.7-18 術後2，4，6週でX線撮影を行った．完全な機能回復が得られ，患者はもとの労働に復帰できた（イメージ画像）．

5.8 母指中手骨変形癒合—骨切り術ならびにLCPによる治療

1 症例の説明

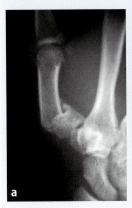
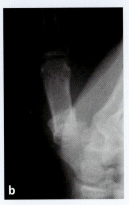
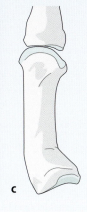

図 5.8-1a–c 15歳男性,学生.未治療で変形癒合した利き手側の母指基部骨折後の変形を主訴に来院.X線正面および側面像にて,母指中手骨基部で著明な変形をきたしている.

2 適応

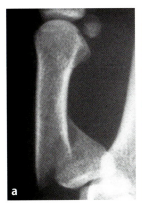
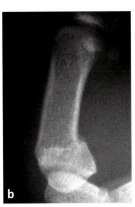

図 5.8-2a–b 母指中手骨基部の関節外骨折はしばしば屈曲変形して転位する.掌側に多骨片骨折を伴うことがある(Winterstein骨折).

筋の牽引による転位

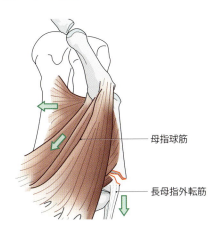

図 5.8-3 母指球筋に牽引され遠位骨片は掌屈する.

2 適応（つづき）

屈曲変形

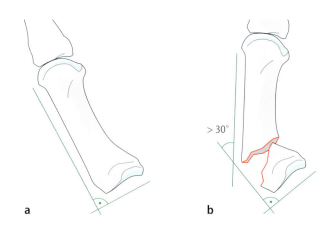

図 5.8-4a-b　屈曲変形が 30° を超えると，筋力の不均衡により母指の機能が損なわれる．内固定することにより解剖学的整復が得られる．

掌側骨片による不安定性

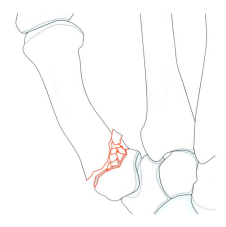

図 5.8-5　通常のプレートを用いる場合には，遷延骨癒合や術後の二次的な転位また固定性の喪失をきたさないために，橈骨遠位からの骨移植が必要である．角度安定性を獲得できる LCP を用いると骨移植なしに二次的な転位を予防できる．

3 術前計画

手術器具

- モジュラーハンドセット 2.0 または 2.4
- 先端鋭の整復用鉗子
- 1.2 mm と 1.6 mm K-ワイヤ
- 自家骨採骨用器具
- X 線透視装置

システム，インプラント，手術器具のサイズは骨に応じてさまざまである．

患者の準備と肢位

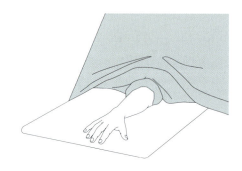

図 5.8-6　手台に前腕を回内位に置く．未滅菌空気止血帯を装着する．予防的抗菌薬投与はオプションである．
〔訳注：p.108 参照〕

4 手術進入法

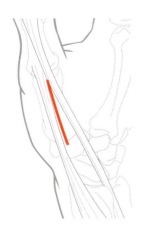

図 5.8-7　背側進入法を用いた〔p.87 参照〕.

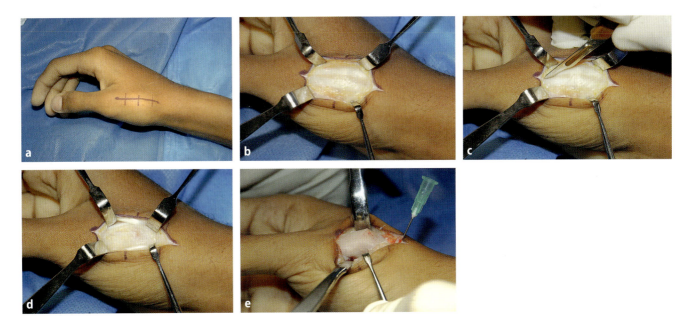

図 5.8-8a–e　母指中手骨への手術進入.
a–b　背側切開し，長母指伸筋腱と短母指伸筋腱を展開する．
c　　腱間から進入する．
d–e　骨膜を剥離し，変形癒合部を露出する．

5 整復

骨切り術

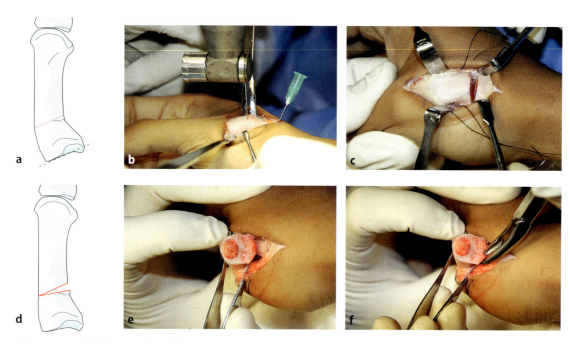

図 5.8–9a–f 矯正骨切り術の実際．

a 骨切り術を行う際には関節面と平行に骨切りする．

b–c 皮下注射用の小さな針を手根中手 (CM) 関節に挿入し，薄刃の骨鋸で変形癒合部に骨切りを行う．可能なかぎり関節に入れた針と平行に骨切りを行う．

d 骨切り後，掌側に生じる骨欠損に対しては，海綿骨移植を行う．

e–f 前方の余剰骨が確認できる．

5 整復（つづき）

プレートを用いた間接的整復

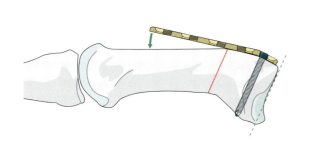

図 5.8-10　近位骨片に角度安定性のあるプレートを挿入し，プレートを梃子として整復する．

牽引による整復

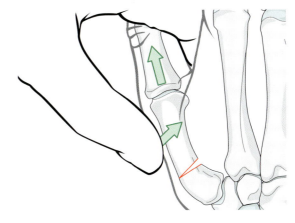

図 5.8-11　別の方法として，特に従来のプレートを用いる場合には徒手的またはフィンガートラップで補助して母指を軸方向に牽引しつつ，骨幹部の背側皮質を圧迫することにより整復できる．

一時的固定

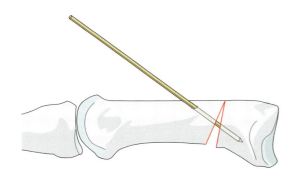

図 5.8-12　仮固定は斜めに挿入した K-ワイヤで行える．X線透視にて解剖学的整復が確認できたら，LCP T-プレート 2.0 を母指中手骨背側にあて，通常のロッキング法にて固定する．

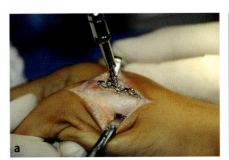

図 5.8-13a-b　プレートを用いた整復法．
a　変形癒合した角度に曲げたプレートを背側にあてた．
b　術中の透視画像．変形を矯正するようにプレートが設置されている．

6 固定

プレートの準備と長さ

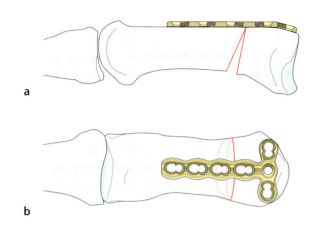

図 5.8-14a–b 遠位骨片に 2 本のスクリューを挿入できる長さにプレートを切るか，適切な長さの LCP 2.0 を選択する．

プレートを成形する

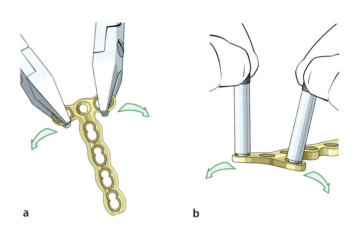

図 5.8-15a–b プレートは近位骨片の形状に適合しなければならない．ベンディングプライヤをプレート形成に用いる．プライヤでプレート穴上を挟みスクリュー孔間でプレートを曲げるように注意しなければならない（**a**）．代替法として，ロッキングスクリュー用のネジ付きボルトをスクリュー孔に挿入してプレートを曲げる（**b**）．プレート穴部で曲げるとロッキング機構を損傷する可能性があるので行ってはならない．

少し曲げを追加する

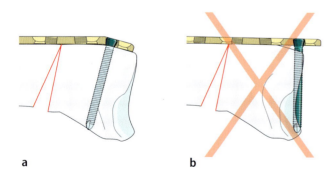

図 5.8-16a–b スクリューが関節内に突出しないようにプレートを少し曲げなければならない．対側皮質が粉砕していると圧迫に耐えられないため，オーバーベンドしないように注意する．

6 固定（つづき）

1本目のスクリュー挿入

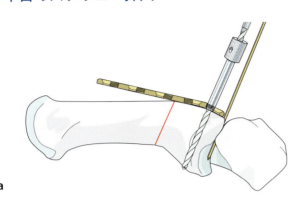

図 5.8-17a–b 母指手根中手（CM）関節に，細い K-ワイヤか皮下注射針を刺入し目印にする．近位骨片背側にプレートを設置し，スクリュー孔にネジ付きドリルガイドを装着する．ドリルする際には刺入した K-ワイヤや皮下注射針と平行にドリリングし，関節内にスクリューが突出しないようにする．X線透視を用いて確認し，ネジ付きドリルガイドをとおしてドリリングする．ドリルガイドを取り除

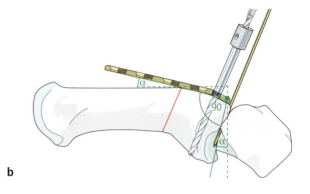

き，デプスゲージで，適切なスクリュー長を計測する．ロッキングヘッドスクリューを挿入するが，最後まで締め上げない（**a**）．

注釈：間接的整復を用いる場合には，プレートと骨幹部骨片のなす角は骨折部の屈曲変形角（α）と一致する（**b**）．

プレートのアライメント

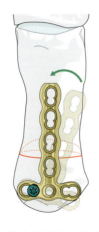

図 5.8-18 プレートの軸を骨軸と一致させる．

2本目のスクリュー挿入

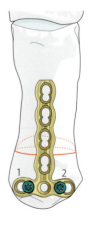

図 5.8-19 同様の手技で2本目のスクリューを挿入する．ロッキングヘッドスクリューを挿入する際には，常にネジ付きドリルガイドを用いる．

6 固定（つづき）

プレートを梃子として整復する

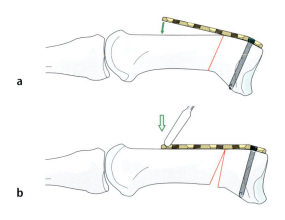

図 5.8-20a-b　エレバ（エレバトリウム）を用いてプレートを骨幹部骨片に押しつけると，関節面骨片は自動的に傾斜し適切な位置に戻る．背側の骨折線を確認し整復を確認する．X線透視を用いて確認する．

遠位スクリュー挿入

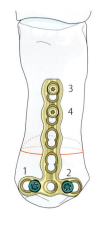

図 5.8-21　最遠位のスクリュー孔(3)からスクリューを挿入する．厚い皮質骨に噛みこむため通常のスクリューを用いてもよい．ネジ付きドリルガイドを用いるロッキングヘッドスクリューは，粗鬆骨やその他の適応がある際に用いる．同様の手技を用いて2本目の遠位スクリュー(4)を挿入する．

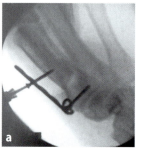 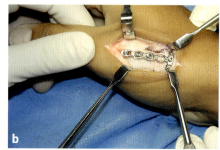

図 5.8-22a-b　術中透視像で間接整復を得るためのインプラントの役割が示されている．近位骨片にプレート固定したあとに，中手骨骨幹部にプレート遠位が固定された．

6 固定（つづき）

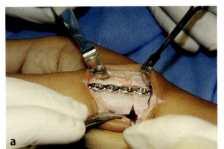
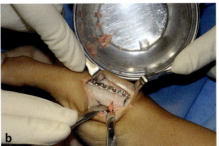
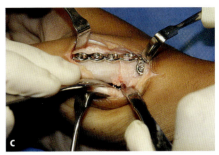
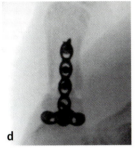
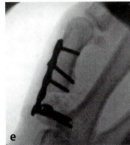

図 5.8-23a–e 骨欠損部への骨移植．
a 過剰形成された骨を切除したため，プレート反対側に骨欠損が生じた．
b–c 橈骨遠位より自家海綿骨を採取し，欠損部に補填した．
d–e X 線正面および側面像で，骨切り術と移植骨が確認できる．

7 リハビリテーション

術後ケア

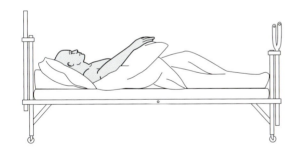

図 5.8-24 腫脹軽減のため，ベッド上にいる間は枕を使用し，手を心臓より高い位置に置く．移動する際には三角巾などで腕が心臓より高い位置になるよう固定する．

経過観察

創部観察のために 2～5 日後に診察する．10 日後に抜糸し，X 線で二次的な転位がないことを確認する．

機能訓練

図 5.8-25 疼痛と腫脹が緩和するに従い，母指の伸展・屈曲運動を徐々に進める．患者には運動の重要性を強調し，セラピストの指導のもとにリハビリテーションを行う．

8 術後経過

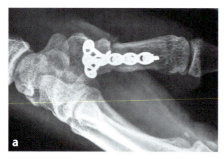
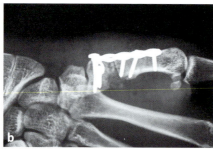

図 5.8-26a–b 術後3か月のX線にて移植海綿骨の癒合が認められた．

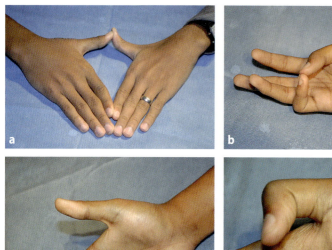

図 5.8-27a–d 経過観察時に（対側の母指と比べ）完全な伸展が得られ，母指対立そしてIP関節の屈曲も良好であった．

5.9 骨欠損を伴った母指基節複雑骨折—複数の固定法による治療

1 症例の説明

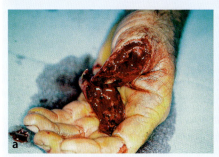
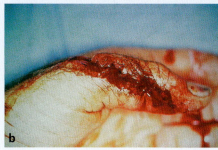
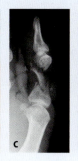
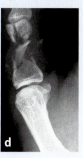

図 5.9-1a–d 36歳男性，大工．丸鋸で誤って左母指を不全切断した．母指基節の多骨片骨折で，骨幹部から関節面に及んでいた．

2 適応

このような外傷の際には，神経血管束の修復のみならず母指長を保つことと関節機能を温存することも重要である．

3 術前計画

手術器具

- モジュラーハンドセット 1.3 または 1.5
- 1.2 mm K-ワイヤ
- ミニ創外固定器
- 手術用顕微鏡
- X線透視装置

システム，インプラント，手術器具のサイズは骨に応じてさまざまである．

患者の準備と肢位

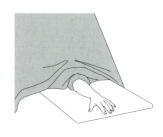

図 5.9-2 手台に前腕を回内位に置く．未滅菌空気止血帯を装着する．予防的抗菌薬投与はオプションである．破傷風予防も考慮．
〔訳注：p.108 参照〕

433

4　手術進入法

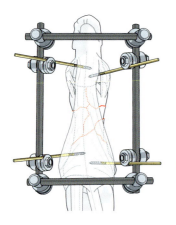

図 5.9-3　創から良好な展開が得られた．K-ワイヤは，基節へ伸筋腱と側索の間から斜めに挿入することが理想的である．

5　整復

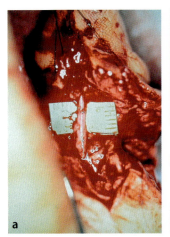
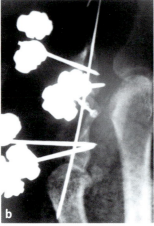

図 5.9-4a–b　腱と神経の修復および血流確保のための静脈移植に先立ち，骨折部はミニ創外固定器で整復固定し，1.2 mm K-ワイヤを長軸方向に一時的に挿入固定した．

6 固定

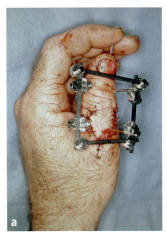
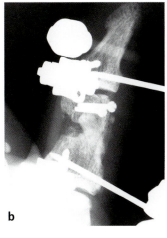
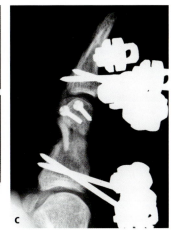

図 5.9-5a–c 基節骨頭部の関節面は骨片間圧迫固定する方法で1.5 mmと1.3 mmの2本のスクリューで整復固定した．母指長，アライメント，そして軟部組織保護の目的で，お互い斜めに挿入されたK-ワイヤで箱状にフレームを組み，単純なミニ創外固定器で固定した（**a**）．

腱への刺入を予防する目的でK-ワイヤを刺入する際にはX線透視で確認する（**b–c**）．自由度の高い対応クランプはさまざまな形のフレームとピン固定を可能にする．骨欠損がある症例では海綿骨移植で欠損部を補塡できる場合もある．いずれにしろ，このような母指損傷の際には短縮を避けるよう注意しなければならない．

7 リハビリテーション

術後ケア

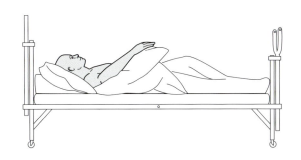

図 5.9-6 腫脹軽減のため，ベッド上にいる間は枕を使用し，手を心臓より高い位置に置く．移動する際には三角巾などで腕が心臓より高い位置になるよう固定する．

経過観察

創部観察のために2～5日後に診察する．

機能訓練と創外固定器

母指に創外固定器を装着している4～6週は，リハビリテーションは限定される．

図 5.9-7 創外固定器を除去したあとに，母指の伸展・屈曲運動を徐々に進める．

8 術後経過

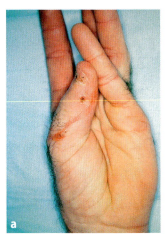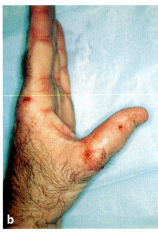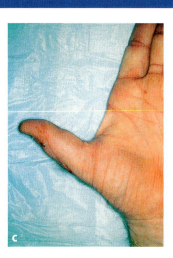

図 5.9-8a-c 術後早期では感覚は回復したが，IP 関節の可動域は制限された．創外固定は 6 週間装着し，リハビリテーションを開始した．このような高度な軟部組織損傷では IP 関節の拘縮が予想される．

5.10 母指基節萎縮性偽関節―
ミニコンディラープレートを用いた治療

1 症例の説明

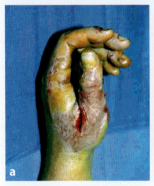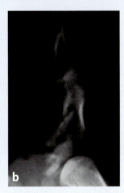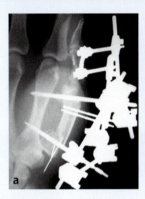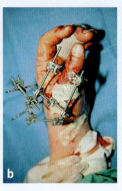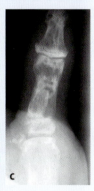

図 5.10-1a-b 38歳男性，作業員．作業中に左母指を受傷．固定を行ったが偽関節となる．受傷直後の画像から左手の多骨片骨折と母指の血流障害を伴った挫滅損傷を認める．

図 5.10-2a-c 血行再建，腱修復，内固定および創外固定を併用し母指の長さを保ち，中手骨基部の関節面の適合性を修復し指間を保った．しかしながら母指基節の不安定性を伴った萎縮性偽関節が生じた．

2 適応

このような開放性血流障害後の不安定な偽関節では，萎縮性偽関節が予想される．偽関節は血流により肥厚性か萎縮性かに定義される．前者は安定させるだけでよいが，後者は通常自家骨移植と安定した内固定が必要となる．

3　術前計画

手術器具

- モジュラーハンドセット 2.0
- 自家骨採骨用器具
- 高速バー
- X線透視装置

システム，インプラント，手術器具のサイズは骨に応じてさまざまである．

患者の準備と肢位

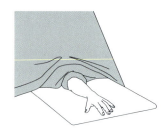

図 5.10-3　手台に前腕を回内位に置く．未滅菌空気止血帯を装着する．予防的抗菌薬投与はオプションである．
〔訳注：p.108 参照〕

4　手術進入法

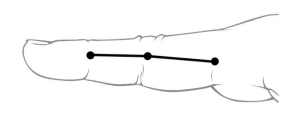

図 5.10-4　軸正中（正側方）進入法を用いた〔p.9 参照〕．本症例では母指基節であった．

拡大展開することで腱剥離（手指屈曲の自動運動を障害する癒着を除去）と，関節解離術（拘縮もしくは強直した関節の可動改善）が可能となる．

5　整復

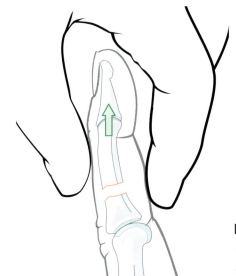

図 5.10-5　デブリドマン後の骨欠損を示すシェーマ．徒手またはフィンガートラップを用いて母指の長軸方向に牽引をかけて，適切な長さに整復する．

6 固定

プレート選択

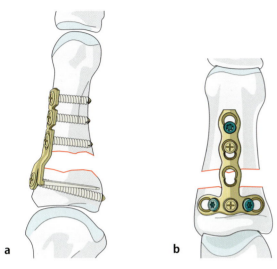

図 5.10-6a-b 本症例にはさまざまなプレートが適応となる．ミニコンディラープレート（**a**）や LCP T-プレート（**b**）なども含まれる．

ミニコンディラープレート

本症例にはミニコンディラープレートが選択された．ミニコンディラープレートに関する多くの原則は「2.2章 基節，基部関節内骨折—ミニコンディラープレートと骨移植による治療」〔p.119参照〕に記載されている．

骨移植

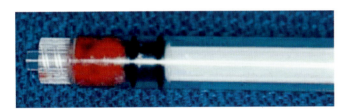

図 5.10-7 偽関節部のデブリドマン後に基節と基部の欠損部髄腔に圧縮した海綿骨を塊として挿入し，欠損部を架橋した．大きな欠損がある場合には腸骨からの採取が望ましいが，橈骨遠位からも採取できる．海綿骨片は注射器に挿入し圧縮することにより海綿骨塊となる．移植塊は偽関節部の内在的な安定性をある程度高める．

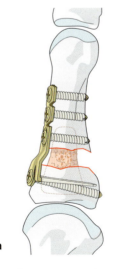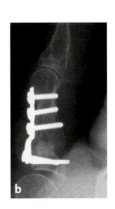

図 5.10-8a-b ミニコンディラープレートを用いた内固定．
a 骨幹端基部にミニコンディラープレート 2.0 を用い，良好な固定ができた．
b 術後3か月の X 線像

7 リハビリテーション

術後ケア

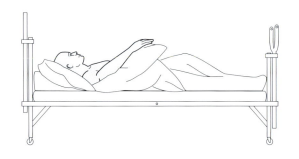

図 5.10-9 腫脹軽減のため，ベッド上にいる間は枕を使用し，手を心臓より高い位置に置く．移動する際には三角巾などで腕が心臓より高い位置になるよう固定する．

経過観察

創部観察のために2〜5日後に診察する．10日後に抜糸し，X線で二次的な転位がないことを確認する．

機能訓練とスプリント固定

萎縮性偽関節の場合，早期の可動域訓練は推奨できない．スプリントが用いられ10〜14日固定する．

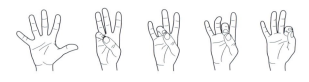

図 5.10-10 その後自動運動訓練を開始したが，抵抗性の運動は骨癒合が得られるまで制限され，通常6週間を必要とする．

8 術後経過

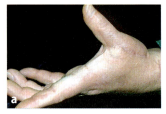 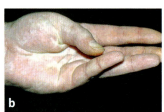 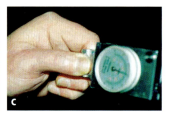

図 5.10-11a–c 最終的に良好な機能回復が得られた．

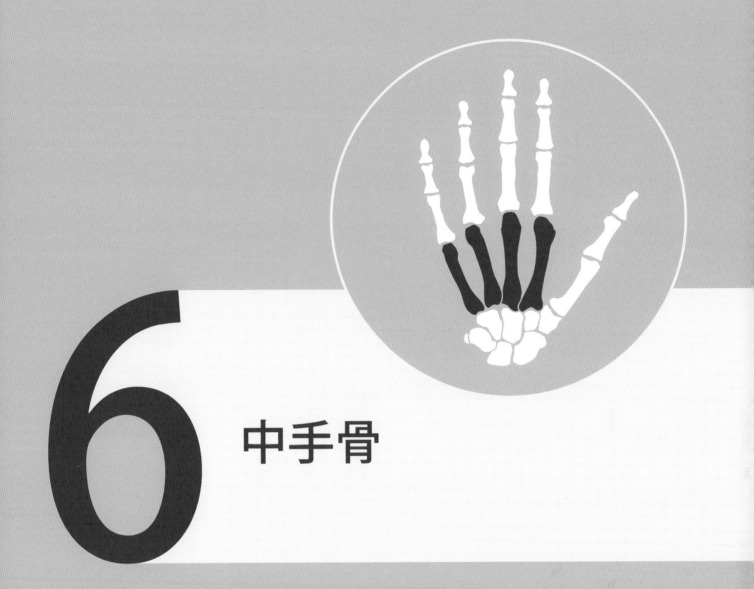

6 中手骨

6.1 中手骨横骨折—LCPによる治療

1 症例の説明

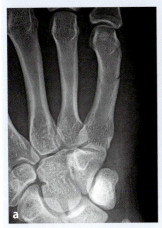
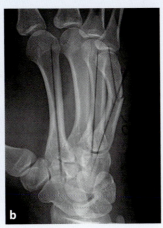

図 6.1-1a–b 18歳男性，学生．右第5中手骨骨幹部の横骨折を受傷．X線正面および斜位像にて，骨折部の転位を確認できる．

2 適応

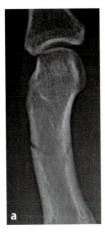
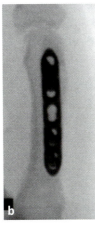

図 6.1-2a–b 中手骨の横骨折は不安定な傾向が強く，骨癒合はしばしば遷延する．内固定を行うことで解剖学的整復，早期の自動運動そしてリハビリテーション期間が短縮する．横骨折の場合には骨片間にラグスクリューは使用できない．圧迫プレート法にて絶対的安定性を獲得する．

3 術前計画

手術器具

- LCP モジュラーハンドセット 2.0
- 1.2 mm K-ワイヤ
- 先端鋭の整復用鉗子
- X 線透視装置

患者の準備と肢位

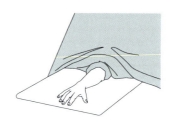

図 6.1-3 手台に前腕を回内位に置く．未滅菌空気止血帯を装着する．予防的抗菌薬投与はオプションである．
〔訳注：p.108 参照〕

4 手術進入法

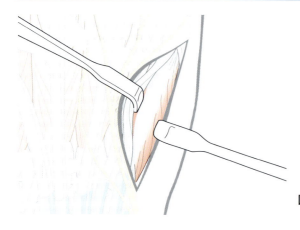

図 6.1-4 背側進入法を用いた〔p.95 参照〕．

5 整復

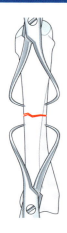

図 6.1-5 直接的整復のために 2 つの先端鋭の整復用鉗子を用いる．この骨折のほとんどが屈曲転位をきたすため，中手骨骨頭を掌側から押すことで非観血的整復も可能である．

5 整復（つづき）

Pearl：指屈曲

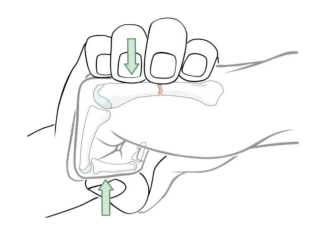

図 6.1-6　代替法として MP 関節と PIP 関節を最大屈曲し，基節を介して中手骨骨頭を押し上げる．MP 関節ですべての手指が屈曲されていれば自動的に適切な回旋アライメントが得られる．

不安定な状況での仮固定

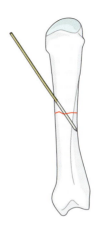

図 6.1-7　非常に不安定な状況では，仮固定として骨折部を貫通して K-ワイヤを刺入する．中手骨の皮質骨は密で厚いため K-ワイヤの先端が高温になる可能性があり，注意を必要とする．ワイヤ刺入周囲の熱壊死を防ぐために刺入中に灌注（irrigation）が必要である．

6 固定

プレート選択と応用

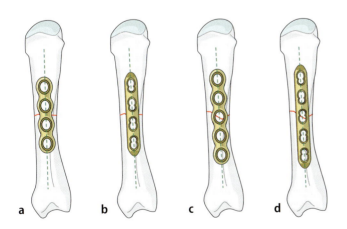

図 6.1-8a–d　骨折型に応じて 4 穴，5 穴のプレートを用いる．4 穴を用いる場合にはスクリュー孔が骨折線にかからないように注意する（a–b）．5 穴を用いる場合には骨折線上に中央のスクリュー孔を一致させる（c–d）．

プレートのベンディングと成形

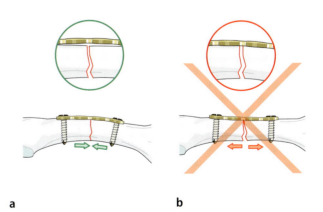

図 6.1-9a–b　プレートは中手骨背側に設置する．通常 2.0 プレートを使用する．プレートは軽度オーバーベンドさせ，スクリューを締めて軸圧迫をかける際に対側皮質に圧迫力が加わるようにする（a）．プレートがオーバーベンドされていなければ，スクリューを締めることで対側皮質に間隙をつくる（b）．

6 固定（つづき）

Pitfall：中央化

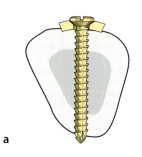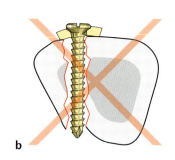

図 6.1-10a-b　プレートは中手骨背側表面の中央に設置しなければならない（a）．中央に設置されなければスクリューが髄腔を貫通せず，十分な固定が得られない可能性がある．さらに，二次骨折をおこす場合もある（b）．

孔の作成

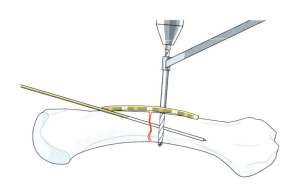

図 6.1-11　最初の孔はドリルガイドを用いて，1.5 mm ドリル先で骨折近傍に作成する．骨折線にスクリューが挿入されないように注意する．4 穴プレートを用いる場合には他方の骨片にあてたプレート穴の位置が骨折線に近すぎないように注意する．

計測

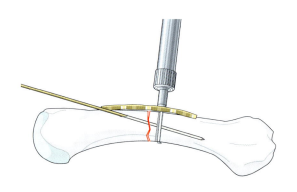

図 6.1-12　デプスゲージを用いてスクリュー長を決定する．

1 本目のスクリュー挿入

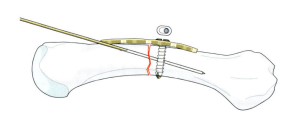

図 6.1-13　1 本目のスクリューを挿入する際には最後まで締めてはならない．スクリューが対側皮質に固定されたことを確認する．スクリュー長の計測を誤るとスクリューが対側皮質をとらえず，固定力が低下し固定損失のリスクを生じる．

6 固定（つづき）

2本目のスクリュー挿入

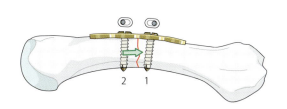

図6.1-14 プレートを対側骨片側に滑らせ，1本目のスクリューを偏心位置にする．中手骨骨幹部長軸に沿ってプレートが設置されていることを確認する．2本目のスクリューを偏心性に挿入する．骨片間に軸圧迫を加えるために，2本のスクリューを交互に締め込む．最終締結する前に仮固定したK-ワイヤは除去しなければならない．

回旋アライメントの確認

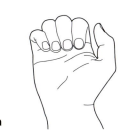 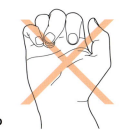

図6.1-15a–b 残りのスクリューを挿入する前に回旋アライメントの確認を行う．手関節を回外し，指を他動的に屈曲する（**a**）．中指の回旋変形に注目（交差指）（**b**）．

固定の完了

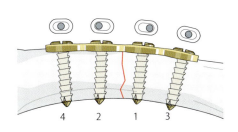

図6.1-16 残りのスクリューは中和位置に挿入されている．

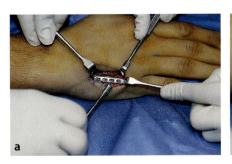

図6.1-17a–b 本症例では5穴 LCP 2.0 を背側に固定した．

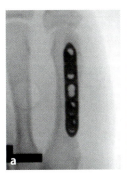 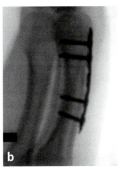

図6.1-18a–b X線正面および側面像にて強固な固定と解剖学的な整復が確認できる．

6.1　中手骨横骨折—LCPによる治療

7 リハビリテーション

術後ケア

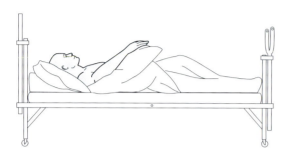

図 6.1-19 腫脹軽減のため，ベッド上にいる間は枕を使用し，手を心臓より高い位置に置く．移動する際には三角巾などで腕が心臓より高い位置になるよう固定する．

経過観察

創部観察のために 2〜5 日後に診察する．10 日後に抜糸し，X 線で二次的な転位がないことを確認する．

機能訓練

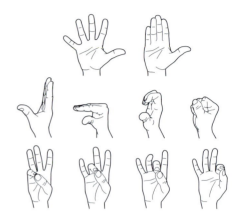

図 6.1-20 疼痛と腫脹が緩和するに従い，早期に指の自動可動域訓練（6-パック運動）を緩やかに開始する．患者には運動の重要性を強調し，セラピストの指導のもとにリハビリテーションを行う．

8 術後経過

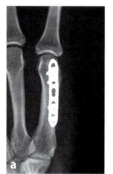 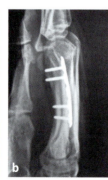 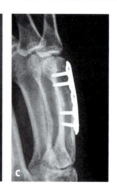

図 6.1-21a–c 受傷後 15 か月の経過時の X 線正面および側面，斜位像．

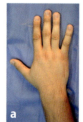 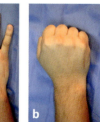 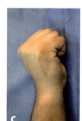 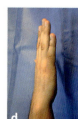

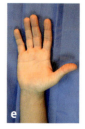 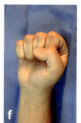

図 6.1-22a–f 完全な機能回復が得られた．

6.2 中手骨長斜骨折―骨片間ラグスクリューによる治療

1 症例の説明

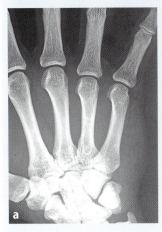
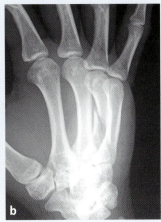

図 6.2-1a-b 22歳男性，学生．右手第4中手骨の長斜骨折を受傷．X線正面および斜位像にて転位した骨幹部骨折が確認できる．

2 適応

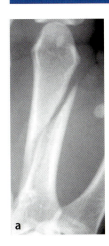
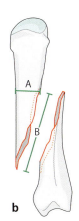

図 6.2-2a-b 長斜骨折はしばしばみられ，ラグスクリューで良好に治療できる．最低でも2本のスクリュー挿入が必要で，そのためには骨折長は中手骨径の2倍以上である必要がある．骨折長が短ければ，ラグスクリュー1本と中和プレートを使用しなければならない．

3　術前計画

手術器具

- モジュラーハンドセット 1.5 または 2.0
- 1.2 mm K-ワイヤ
- 先端鋭の整復用鉗子
- ステンレス締結ワイヤ
- X 線透視装置

患者の準備と肢位

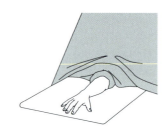

図 6.2-3　手台に前腕を回内位に置く．未滅菌空気止血帯を装着する．予防的抗菌薬投与はオプションである．
〔訳注：p.108 参照〕

4　手術進入法

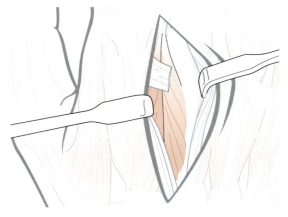

図 6.2-4　背側進入法を用いた〔p.83 参照〕．

5　整復

骨折部の観察

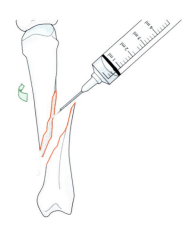

図 6.2-5　骨折の正確な理解と適切なスクリュー挿入位置決定のため，指を牽引・回旋して骨折面を開大させ，介在している軟部組織を除去し，必要であれば良好な視野確保のために骨折部を洗浄する．

5 整復（つづき）

牽引による整復

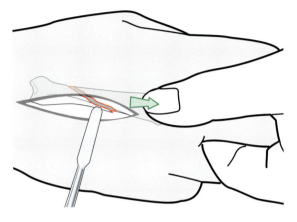

図 6.2-6 助手は指に牽引をかけ，術者はエレバ（エレバトリウム）やデンタルピックで圧迫をかけて骨折部を整復する．

整復の確認

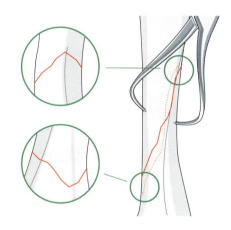

図 6.2-7 先端鋭の整復用鉗子を1つもしくは2つ使用して整復を保持し，X線透視を用いて確認する．整復鉗子はスクリュー挿入位置と離して設置する必要がある．骨折部の近位および遠位端が適切に整復されていることを確認する必要がある．

腱固定効果の実施

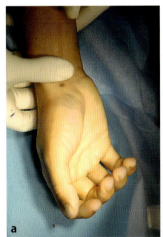 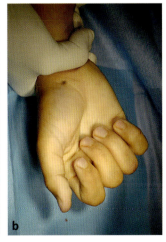

図 6.2-8a-b 骨折部の整復は手関節屈曲・伸展による腱固定効果で確認する．

〔訳注：図 6.2-8a-b は，遠位屈筋腱の圧迫による指屈曲．
　　　図 6.2-9a-b は，前腕遠位の屈筋圧迫による指屈曲〕

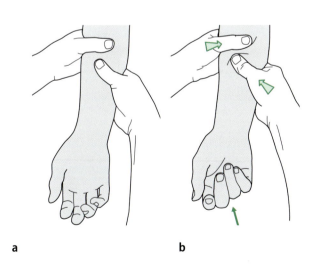

図 6.2-9a-b 術者は前腕近位の筋腹や前腕遠位で屈筋腱に圧迫を加えることにより，指の他動運動を確認できる．

5 整復（つづき）

回旋アライメントの確認

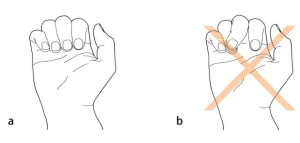

図 6.2-10a–b 回旋アライメントを確認する．手関節を回外し，指を他動的に屈曲する（**a**）．中指の回旋変形に注目（交差指）（**b**）．

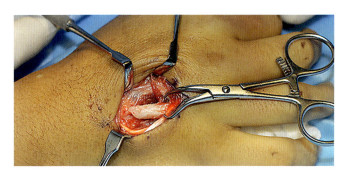

図 6.2-11 先端鋭の整復用鉗子にて整復を保持した．

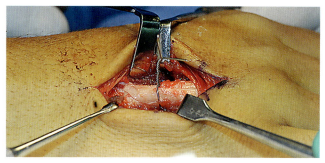

図 6.2-12 その他の方法として，整復された骨折部に全周性に一時的ワイヤ締結することができる．

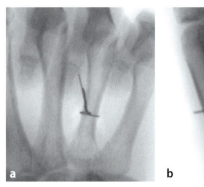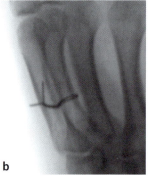

図 6.2-13a–b 整復された骨折部の術中 X 線正面および側面像．

6 固定

適切なスクリュー挿入位置

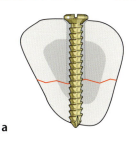
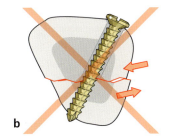

図 6.2-14a-b　ラグスクリューは骨折線に対し垂直に挿入しなければならない(**a**)．骨折線に垂直に挿入しないと転位をきたす可能性がある(**b**)．

ラグスクリューの使用

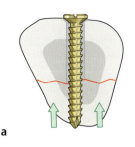
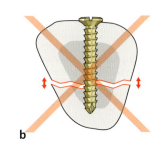

図 6.2-15a-b　手前の皮質に滑り孔，対側皮質にネジ切り孔を作成し，スクリューをラグスクリューとして確実に挿入する(**a**)．両方の皮質ともにネジ切り孔しか作成せずにスクリューを挿入すると，骨片同士は離れたまま保持され，骨片間に圧迫が加わらない(**b**)．

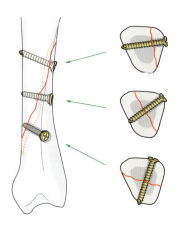

図 6.2-16　それぞれのラグスクリューを骨折面に垂直に挿入しなければならない．螺旋骨折ではスクリューの挿入位置は結果として螺旋状となる．

スクリューの位置

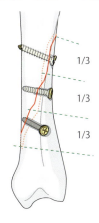

図 6.2-17　骨折長が十分であれば，3本のラグスクリュー挿入が望ましい．通常は等間隔で挿入しなければならない．

骨折長が短い場合は2本のスクリューで

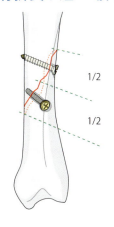

図 6.2-18　3本のスクリュー挿入が困難な骨折長であれば，2本のスクリューを用いる．しかしこの場合の固定力は落ちるため，固定力が疑わしい場合には中和プレートの追加が必要である．

6 固定（つづき）

Pitfall：スクリューの収束

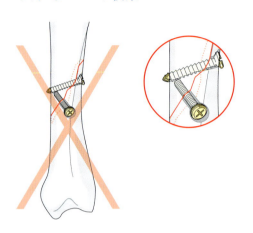

図 6.2-19 スクリューが対側皮質の一点に収束するのは避けなければならない．なぜなら，スクリュー孔が接近しすぎれば固定力は低下し，締め込んだ際に亀裂を生じる可能性もあるためである．このようなスクリューの収束はスクリューが骨折面に垂直に挿入されていない場合に発生する．

亀裂骨折に注意

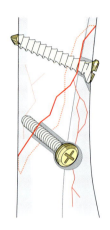

図 6.2-20 しばしばX線に映らない短い亀裂が走っていることがある．直視下に確認して亀裂からスクリューが挿入されていないか確かめる．

Pitfall：骨折部に近すぎるスクリュー設置

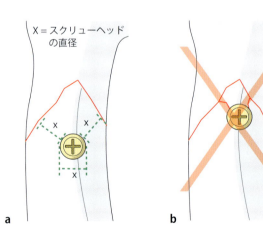

図 6.2-21a-b 骨折部先端では，スクリューの位置と骨折部の間にスクリューヘッド径と同じだけの距離を確保しなければならない（**a**）．骨折部先端に近すぎる挿入は避けなければならない（**b**）．

6　固定（つづき）

ラグスクリューのためのドリリング

滑り孔とネジ切り孔を作成するために2つの方法がある．
- 滑り孔を先に作成する．
- ネジ切り孔を先に作成する．

滑り孔を先に作成

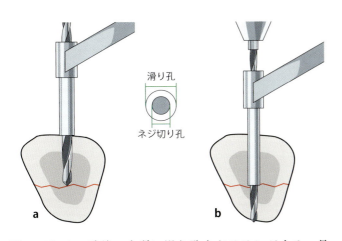

図 6.2-22a-b　手前の皮質に滑り孔をドリリングする．骨折部の整復が完全であることを確認し，ドリルガイドを滑り孔に挿入する．ドリルガイドをとおしてネジ切り孔を対側皮質にドリリングする．この方法ではネジ切り孔は滑り孔と完全に一直線上に作成される．推奨される方法である．

ネジ切り孔を先に作成

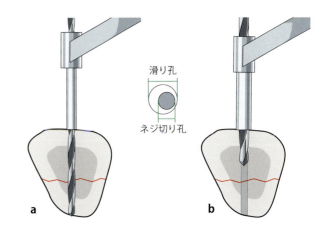

図 6.2-23a-b　ネジ切り孔の作成に用いるサイズのドリルで対側皮質までドリリングする．滑り孔を作成するために，対応するより大きな径のドリル先で手前の皮質の孔を拡大する．この方法は小さな骨片に対して有用である．しかし，欠点としては滑り孔とネジ切り孔の中心が一直線上に並ばない可能性がある．

Pearl：手前の皮質のタッピング

手前の皮質のタッピングをオーバードリルする前に行うと，ネジ切り孔と滑り孔の位置のずれは起こりにくくなる．この手技はセルフタッピングスクリューを手前の皮質に挿入し，抜去することで容易に行える．ドリルはネジ切り孔の方向に自動的に進んでいく．

6 固定 (つづき)

Pitfall：対側皮質までのドリリング

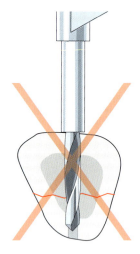

図 6.2-24　滑り孔用のドリル先で対側皮質まで達してはならない．スクリュー固定が不能となる．

骨幹部へのカウンターシンク

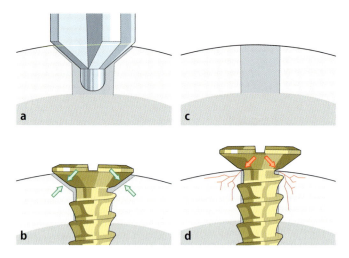

図 6.2-25a-d　カウンターシンクには2つの重要な理由がある．
a-b 骨表面からのスクリューヘッドの突出がわずかとなり軟部組織への刺激が大幅に軽減される．
c-d カウンターシンクすることによりスクリューヘッドが骨表面と最大限に接触し，応力が幅広く分散される．

Pitfall：骨幹部の皮質破壊

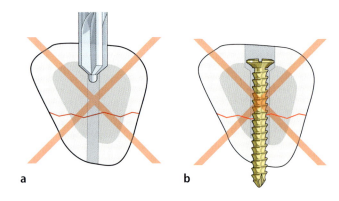

図 6.2-26a-b　カウンターシンクを皮質深く進めてはならない（**a**）．皮質骨の厚さに応じてカウンターシンクを行う．過剰な掘削はスクリューを締結した際に皮質の穿破をきたし，固定力を失う（**b**）．そのためカウンターシンクは用手的に行い，パワーツールは用いない．

6 固定（つづき）

Pitfall：骨幹端部の皮質損傷

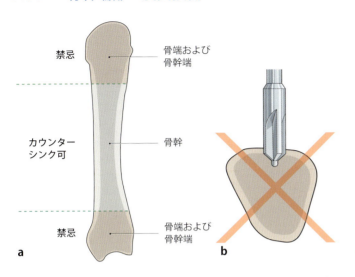

図 6.2-27a-b　骨端および骨幹端のカウンターシンクは皮質骨が非常に薄いため避ける．

斜め方向の計測

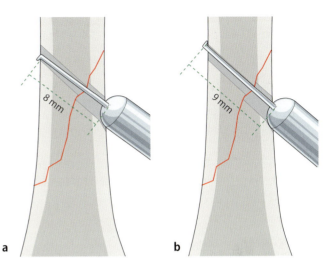

図 6.2-28a-b　斜めにドリリングされたスクリュー孔の長さを計測する際には，鋭角に計測する場合と鈍角に計測する場合で計測値が異なる．常に鋭角と鈍角をともに計測し，より計測長が長い値を使用する．しかし，長すぎるスクリューは突出して軟部組織を損傷する可能性があることも念頭に置く．

Pitfall：スクリュー長

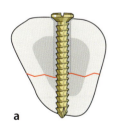 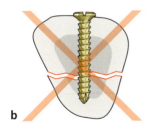 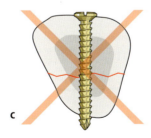

図 6.2-29a-c　適切な長さのスクリューが用いられていることを確認しなければならない(a)．短すぎるスクリューはネジ切り部が対側皮質を適切にとらえられず，セルフタッピングスクリューを用いた際にはその先端の特徴のため固定力が減じる(b)．長すぎるスクリューは軟部組織損傷，特に腱や神経血管束を傷害する危険性があり，セルフタッピングスクリューではカッティングフルートが対側の皮質骨表面から突出しないように十分注意しなければならない(c)．

6 固定（つづき）

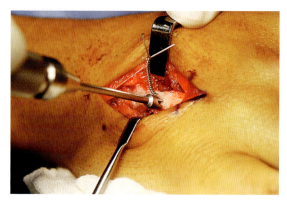

図 6.2-30 カウンターシンクはより強固な固定に重要である．

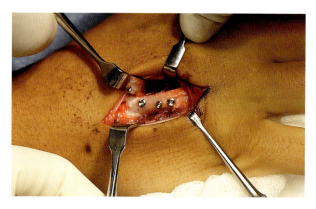

図 6.2-31 もっとも適した位置に挿入された 3 本のラグスクリュー．それぞれが骨折面に垂直に挿入された．

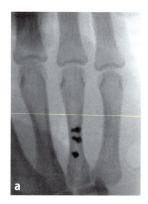
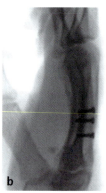

図 6.2-32a–b 術中の X 線正面および側面像．

7 リハビリテーション

術後ケア

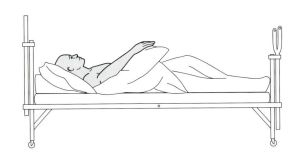

図 6.2-33 腫脹軽減のため，ベッド上にいる間は枕を使用し，手を心臓より高い位置に置く．移動する際には三角巾などで腕が心臓より高い位置になるよう固定する．

経過観察

創部観察のために2〜5日後に診察する．10日後に抜糸し，X線で二次的な転位がないことを確認する．

機能訓練

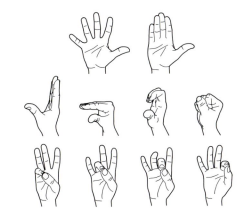

図 6.2-34 疼痛と腫脹が緩和するに従い，早期に指の自動可動域訓練(6-パック運動)を緩やかに開始する．患者には運動の重要性を強調し，セラピストの指導のもとにリハビリテーションを行う．

8 術後経過

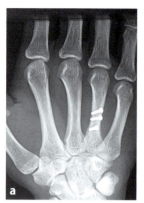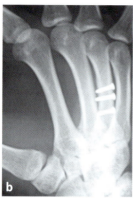

図 6.2-35a-b　術後2か月にて骨折治癒.

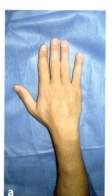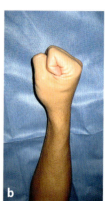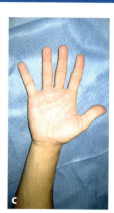

図 6.2-36a-c　完全な機能回復が得られた.

6.3 中手骨短斜骨折—ラグスクリューと中和プレートによる治療

1 症例の説明

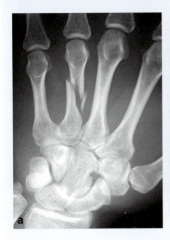
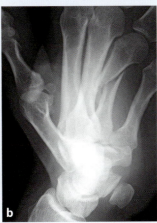

図 6.3-1a-b 33歳男性，パラシュート事故で非利き手の左第4中手骨短斜骨折を受傷した．X線正面および斜位像で短斜骨折が確認できる．

2 適応

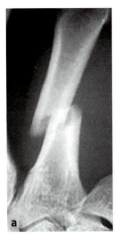
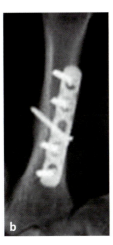

図 6.3-2a-b 短斜骨折は不安定な傾向があり，しばしば骨癒合は遷延する．内固定を行うことで解剖学的整復，早期の自動運動そしてリハビリテーション期間の短縮が得られる．圧迫プレート法で絶対的安定性を得る．

独立したラグスクリュー

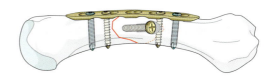

図 6.3-3 ラグスクリューは骨折面に対して垂直に挿入されなければならないので，ほとんどの症例でプレートとは独立して挿入される．

2 適応（つづき）

プレート越しのラグスクリュー

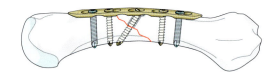

図 6.3-4 骨折型によりラグスクリューはプレートから挿入できる．

3 術前計画

手術器具

- LCP モジュラーハンドセット 2.0
- 先端鋭の整復用鉗子
- ステンレス締結ワイヤ
- X 線透視装置

患者の準備と肢位

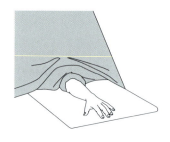

図 6.3-5 手台に前腕を回内位に置く．未滅菌空気止血帯を装着する．予防的抗菌薬投与はオプションである．
〔訳注：p.108 参照〕

4 手術進入法

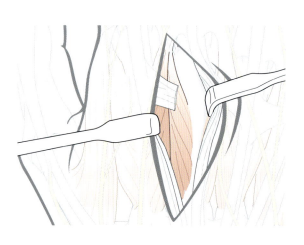

図 6.3-6 背側進入法を用いた〔p.83 参照〕．

5 整復

牽引による整復

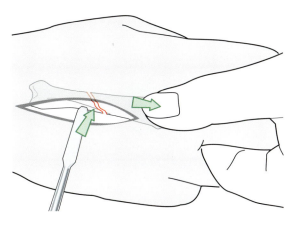

図 6.3-7　助手は指に牽引をかけ，術者はエレバ（エレバトリウム）やデンタルピックで圧迫をかけ骨折部を整復する．

整復の確認

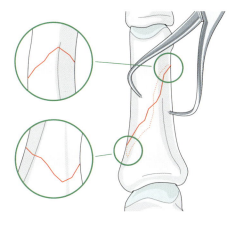

図 6.3-8　先端鋭の整復用鉗子で整復を保持し，X線透視で確認する．整復鉗子はスクリュー挿入位置と離して設置する必要がある．骨折部の近位および遠位端が適切に整復されていることを確認する必要がある．

回旋アライメントの確認

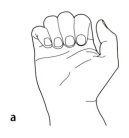
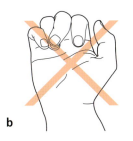

図 6.3-9a-b　回旋アライメントを確認する．手関節を回外し，指を他動的に屈曲する（a）．中指の回旋変形に注目（交差指）（b）．

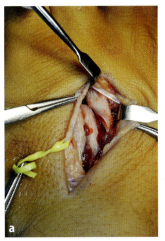
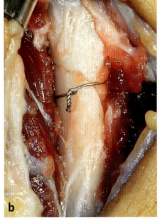

図 6.3-10a-b　術中写真．
a　骨折線の展開
b　ワイヤ締結で解剖学的整復位に仮固定された．

6.3　中手骨短斜骨折—ラグスクリューと中和プレートによる治療

6 固定

適切なスクリュー挿入位置

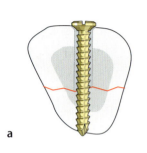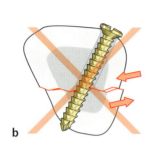

図 6.3-11a–b　ラグスクリューは骨折線に対し垂直に挿入しなければならない（**a**）．骨折線に垂直に挿入しないと転位をきたす可能性がある（**b**）．

亀裂骨折に注意

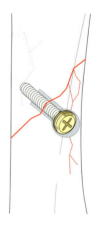

図 6.3-12　しばしば X 線に映らない短い亀裂が走っていることがある．直視下に確認して亀裂からスクリューが挿入されていないか確かめる．

Pitfall：骨折部に近すぎるスクリュー設置

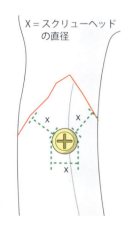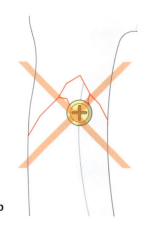

図 6.3-13a–b　骨折部先端では，スクリューの位置と骨折部の間にスクリューヘッド径と同じだけの距離を確保しなければならない（**a**）．骨折部先端に近すぎる挿入は避けなければならない（**b**）．

6 固定（つづき）

ラグスクリューのためのドリリング

滑り孔とネジ切り孔を作成するために2つの方法がある．
- 滑り孔を先に作成する．
- ネジ切り孔を先に作成する．

滑り孔を先に作成

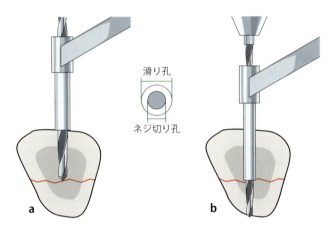

図 6.3-14a-b 手前の皮質に滑り孔をドリリングする．骨折部の整復が完全であることを確認し，ドリルガイドを滑り孔に挿入する．ドリルガイドをとおしてネジ切り孔を対側皮質にドリリングする．この方法ではネジ切り孔は滑り孔と完全に一直線上に作成される．推奨される方法である．

ネジ切り孔を先に作成

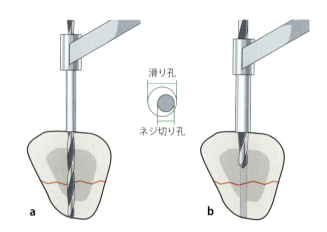

図 6.3-15a-b ネジ切り孔の作成に用いるサイズのドリルで対側皮質までドリリングする．滑り孔を作成するために，対応するより大きな径のドリル先で手前の皮質の孔を拡大する．この方法は小さな骨片に対して有用である．しかし，欠点としては滑り孔とネジ切り孔の中心が一直線上に並ばない可能性がある．

Pearl：手前の皮質のタッピング

手前の皮質のタッピングをオーバードリルする前に行うと，ネジ切り孔と滑り孔の位置のずれはおこりにくくなる．この手技はセルフタッピングスクリューを手前の皮質に挿入し，抜去することで容易に行える．ドリルはネジ切り孔の方向に自動的に進んでいく．

6　固定（つづき）

Pitfall：対側皮質までのドリリング

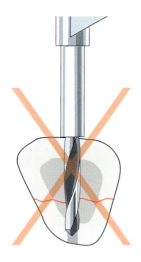

図 6.3-16　滑り孔用のドリル先で対側皮質まで達し，損傷することは避けなければならない．スクリュー固定が不能となる．

骨幹部へのカウンターシンク

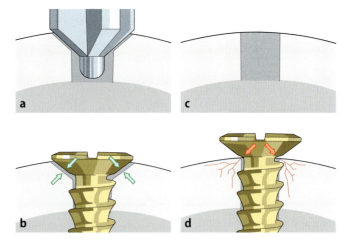

図 6.3-17a–d　カウンターシンクには 2 つの重要な理由がある．
a–b 骨表面からのスクリューヘッドの突出がわずかとなり軟部組織への刺激が大幅に軽減される．
c–d カウンターシンクすることによりスクリューヘッドが骨表面と最大限に接触し，応力が幅広く分散される．

Pitfall：骨幹部の皮質破壊

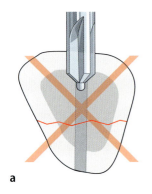 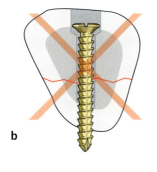

図 6.3-18a–b　カウンターシンクを皮質深く進めてはならない（**a**）．皮質骨の厚さに応じてカウンターシンクを行う．過度の掘削はスクリューを締結した際に皮質の穿破をきたし，固定力を失う（**b**）．そのためカウンターシンクは用手的に行い，パワーツールは用いない．

6 固定（つづき）

Pitfall：骨幹端部の皮質損傷

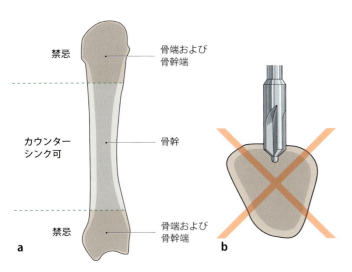

図6.3-19a-b 骨端および骨幹端のカウンターシンクは皮質骨が非常に薄いため避ける．

斜め方向の計測

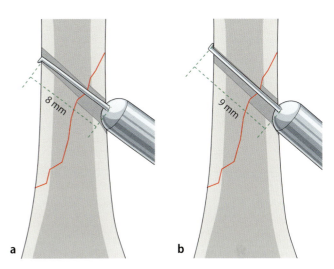

図6.3-20a-b 斜めにドリリングされたスクリュー孔の長さを計測する際には，鋭角に計測する場合と鈍角に計測する場合で計測値が異なる．常に鋭角と鈍角をともに計測し，より計測長が長い値を使用する．しかし，長すぎるスクリューは突出して軟部組織を損傷する可能性があることも念頭に置く．

Pitfall：スクリュー長

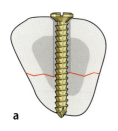 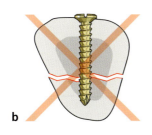 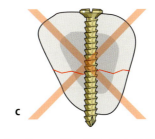

図6.3-21a-c 適切な長さのスクリューが用いられていることを確認しなければならない（**a**）．短すぎるスクリューはネジ切り部が対側皮質を適切にとらえられず，セルフタッピングスクリューを用いた際にはその先端の特徴のため固定力が減じる（**b**）．長すぎるスクリューは軟部組織損傷，特に腱や神経血管束を傷害する危険性があり，セルフタッピングスクリューではカッティングフルートが対側の皮質骨表面から突出しないように十分注意しなければならない（**c**）．

6 固定（つづき）

スクリュー挿入

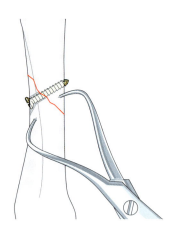

図 6.3-22　ラグスクリューは骨折部の中央に挿入する．慎重にスクリューを締めて骨片間に圧迫が加われば整復鉗子は除去することができる．整復と正しい位置にスクリューを挿入したかX線透視で確認する．

中和プレートの準備

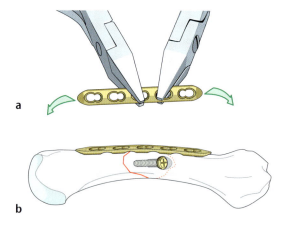

図 6.3-23a-b　それぞれの骨片に2本のスクリューが挿入可能となる適切な長さの中和プレートを選択する（例：4穴または5穴 LCP）．中和プレートには通常5穴を用い，中央の穴を骨折部上に設置する．プレートは骨表面に完全に適合しなければならない．軸圧迫を加えないので，プレートをオーバーベンドする必要はない．

Pitfall：プレートの適合性

プレートが骨表面に適合していないと，スクリューを締結することで二次性の転位をきたす可能性がある．

プレートの位置

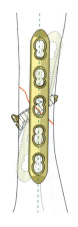

図 6.3-24　可能な限りプレートは骨のテンション側となる中手骨背側に設置しなければならない．中央の穴を骨折部直上に設置する．プレートスクリューがラグスクリューと干渉しないようにする．

6 固定（つづき）

Pitfall：中央化

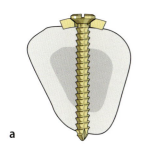
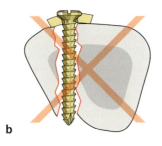

図 6.3-25a–b　プレートは中手骨背側表面の中央に設置しなければならない（**a**）．中央に設置されなければスクリューが髄腔を貫通せず，十分な固定が得られない可能性がある．さらに，二次骨折をおこす場合もある（**b**）．

スクリューの挿入

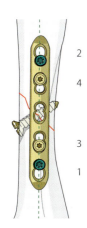

図 6.3-26　ネジ切り孔をプレート最近位のスクリュー孔に作成し，スクリューを完全に締結せずにプレートを中手骨の骨軸に合わせ，最遠位のスクリューを中和位置に挿入する．LCPを用いる場合にはロッキングヘッドスクリューは両端のスクリュー孔（1，2）に挿入し，骨折部近傍のスクリュー孔（3，4）に通常のスクリューを中和位置に挿入する．DCPを使用する場合には骨折近傍にまず2本のスクリューを中和位置に挿入する．最後にすべてのスクリューを締結する．

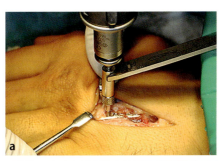
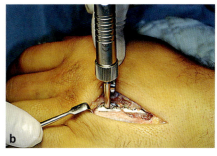
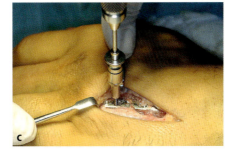

図 6.3-27a–c　術中写真．
a 中和プレートが設置され，最遠位のスクリュー孔をドリリングしている．
b スクリュー長を計測
c スクリューの挿入

6 固定（つづき）

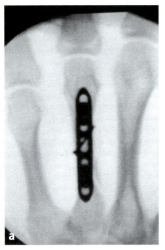
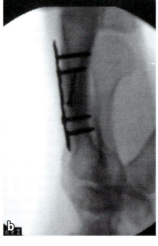

図 6.3-28a-b　術中の正面および側面の X 線透視像.

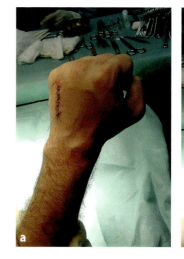
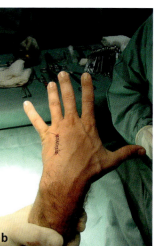

図 6.3-29a-b　術中の自動運動.

7 リハビリテーション

術後ケア

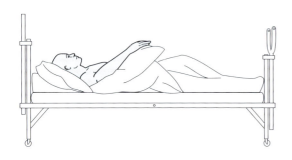

図 6.3-30　腫脹軽減のため，ベッド上にいる間は枕を使用し，手を心臓より高い位置に置く．移動する際には三角巾などで腕が心臓より高い位置になるよう固定する.

経過観察

創部観察のために 2〜5 日後に診察する．10 日後に抜糸し，X 線で二次的な転位がないことを確認する.

機能訓練

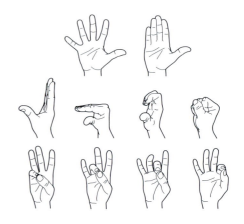

図 6.3-31　疼痛と腫脹が緩和するに従い，早期に指の自動可動域訓練（6-パック運動）を緩やかに開始する．患者には運動の重要性を強調し，セラピストの指導のもとにリハビリテーションを行う.

8 術後経過

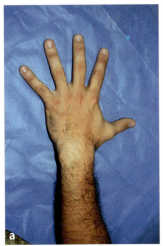
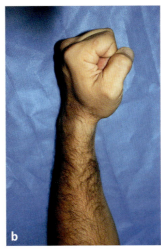

図 6.3-32a-b 術後5年の臨床機能.

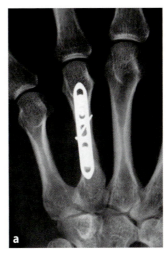
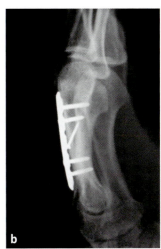

図 6.3-33a-b X線正面および側面像で，良好なアライメントが確認できる．

6.3 中手骨短斜骨折—ラグスクリューと中和プレートによる治療　471

6.4 中手骨，骨幹部多骨片骨折―架橋プレートによる治療

1 症例の説明

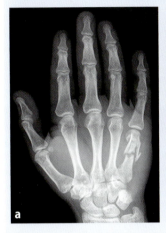
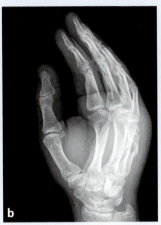
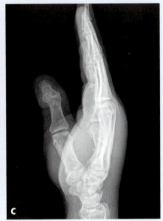

図 6.4-1a-c　27歳男性，パーティー中に口論となり，右第5中手骨の複雑骨折を受傷．X線正面および斜位，側面像にて著明な骨損傷，転位と短縮を認める．

2 適応

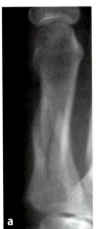
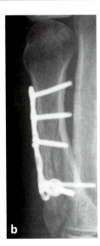
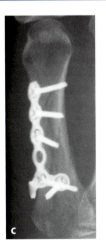

図 6.4-2a-c　多骨片骨折は圧挫や高エネルギー外傷に伴い発症し，複数の中手骨に及ぶこともある．このような症例ではコンパートメント症候群の発症も危惧され，筋膜切開が必要となる場合がある．これらの骨折は非常に不安定である．

架橋プレート

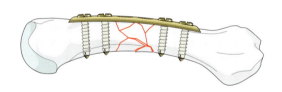

図 6.4-3　架橋プレートはプレートを髄外スプリント固定として主骨片同士を固定し，複雑な骨折部を架橋する．すべての骨片を解剖学的に整復するために骨折部を展開すると血流障害をきたすため必要ない．軟部組織が骨片に付着しており，ある程度良好なアライメントにあれば骨癒合は期待できる．時として大きな骨片はラグスクリュー法にて主骨片に固定されることもある．しかし骨幹部の主骨片のアライメント，長さと回旋を修復することが重要である．架橋プレートで相対的安定性を得た場合には，仮骨形成を伴い骨癒合する．

3 術前計画

手術器具

- LCP モジュラーハンドセット 2.0
- 1.2 mm K-ワイヤ
- 先端鋭の整復用鉗子
- X 線透視装置

患者の準備と肢位

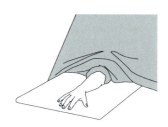

図 6.4-4 手台に前腕を回内位に置く．未滅菌空気止血帯を装着する．予防的抗菌薬投与はオプションである．
〔訳注：p.108 参照〕

4 手術進入法

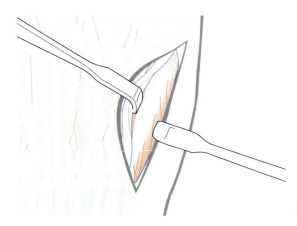

図 6.4-5 背側進入法を用いた〔p.95 参照〕．

5 整復

牽引による整復

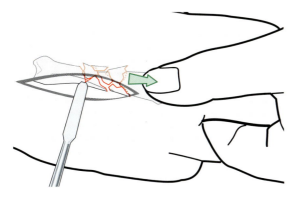

図 6.4-6 骨折は指を長軸方向へ徒手的，あるいはフィンガートラップや先端鋭の整復鉗子を用いて牽引することで整復する．掌側から中手骨骨頭へさらに圧迫を加えることも有効である．

長さの修復

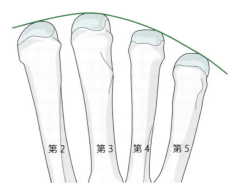

図 6.4-7 第3中手骨を頂点として緩やかな弧を描くように，隣接する中手骨との関係を保ちながら長さを修復する．

回旋アライメントの確認

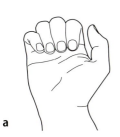 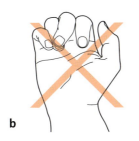

図 6.4-8a-b 回旋アライメントを確認する．手関節を回外し，指を他動的に屈曲する(**a**)．中指の回旋変形に注目（交差指）(**b**)．

5　整復（つづき）

麻酔下における腱固定効果の実施（回旋変形の評価）

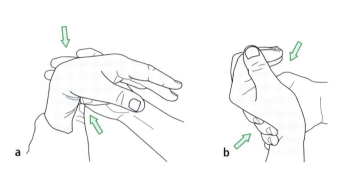

図 6.4-9a–b　全身麻酔下では，腱固定効果を利用できる．術者が手関節を完全屈曲し，指を伸展させ(**a**)，手関節を完全伸展して指を屈曲させる(**b**)．

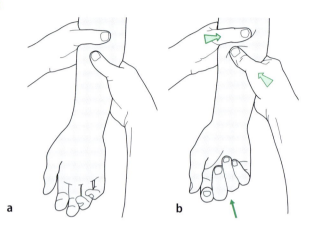

図 6.4-10a–b　ほかの方法として，術者が前腕近位部の筋腹を圧迫して患者の指を他動屈曲させる．

6　固定

プレート選択および長さ

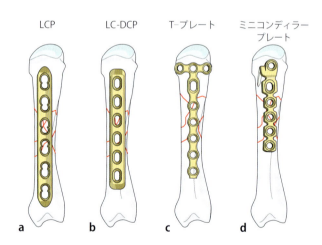

図 6.4-11a–d　プレートは主骨片に 2 本ずつスクリューを挿入できる十分な長さが必要である．通常 2.0 プレートが中手骨の固定に用いられる．多骨片骨折に対しては 2.4 プレートが適応となる場合もある．これらの骨折は非常に不安定なため，LCP のようなより強固な固定材料が好ましい(**a**)．骨折線が遠位または近位に及ぶ場合には DCP(**b**)や，T-プレート(**c**)，またはミニコンディラープレート(**d**)の適応となる．

プレートのベンディングと成形

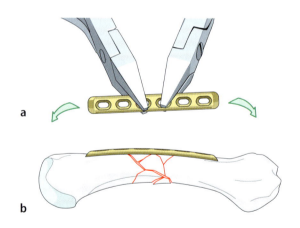

図 6.4-12a–b　プレートは中手骨の背側に設置し，中手骨の解剖学的な形状に合うように成形しなければならない．

6 固定（つづき）

Pitfall：オーバーベンド

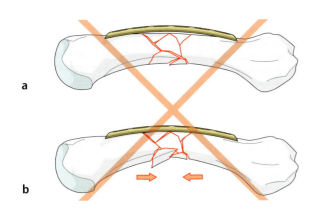

図 6.4-13a-b　軸圧迫をかける必要がないため，プレートのオーバーベンドは不要（a）で，屈曲変形の原因となる（b）．

プレートの適合

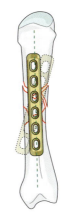

図 6.4-14　プレートは中手骨の骨軸に合わせて背側に設置する．遠位の適切な回旋アライメントを決定することは困難かもしれないが，重要である．主骨片にそれぞれ最低 2 本のスクリューが挿入できることを確認する．

近位スクリュー孔のドリル

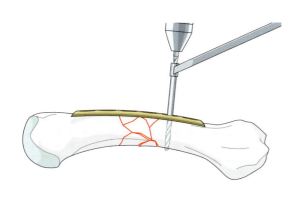

図 6.4-15　ドリルガイドを用いて，最初のドリリングは近位骨片の骨折部に近い位置に行う．スクリューが骨折部に挿入されないように注意する．

選択肢：LCP の使用

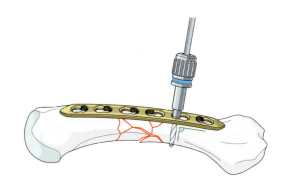

図 6.4-16　ロッキングヘッドスクリューとともに LCP を用いる場合，ドリルする際にはネジ切りドリルガイドを用いなければならない．スクリューの方向はプレートに完全に垂直である．

6　固定（つづき）

近位スクリュー長の計測

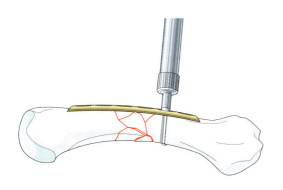

図 6.4-17　デプスゲージを用い，スクリュー長を決定する．

近位スクリューの挿入

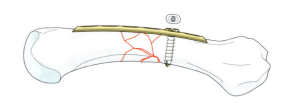

図 6.4-18　1 本目のスクリューを挿入し，対側皮質に固定されていることを確認する．スクリュー長の計測を誤るとスクリューが対側皮質に届かず，固定力が低下し固定損失のリスクを負うことになる．

2 本目のスクリュー挿入

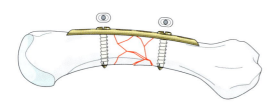

図 6.4-19　中手骨の骨軸にプレートが正しく設置されていることを確認する．2 本目のスクリューを 1 本目同様の方法で遠位骨片に挿入する．X 線透視を用いてアライメントと長さを確認する．回旋変形がないか示指〜小指の MP 関節を屈曲させ確認する．

固定の完了

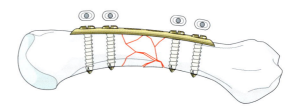

図 6.4-20　3 本目と 4 本目のスクリュー孔をドリルする．スクリュー長を計測し，中和位置にスクリューを挿入する．LCP でロッキングスクリューを使用する場合には，ネジ付きドリルガイドを用いなければならない．

6 固定（つづき）

選択肢：大きな中間骨片のスクリュー固定

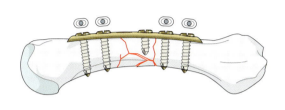

図 6.4-21　大きな中間骨片がある場合には，スクリュー1本でプレートに引き寄せることもできる．

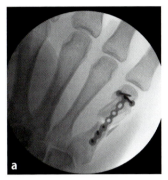 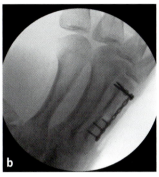

図 6.4-22a-b　本症例には T-プレートを架橋プレートとして用いた．術中の X 線正面および側面像で骨片の血流を阻害することなく適切な長さとアライメントを獲得できたことが確認できる．

7 リハビリテーション

術後ケア

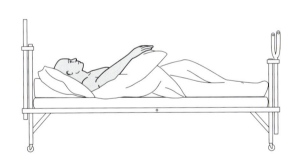

図 6.4-23　腫脹軽減のため，ベッド上にいる間は枕を使用し，手を心臓より高い位置に置く．移動する際には三角巾などで腕が心臓より高い位置になるよう固定する．

機能訓練

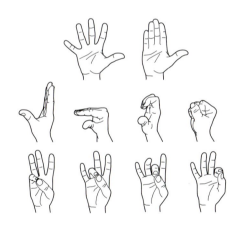

図 6.4-24　疼痛と腫脹が緩和するに従い，早期に指の自動可動域訓練（6-パック運動）を緩やかに開始する．患者には運動の重要性を強調し，セラピストの指導のもとにリハビリテーションを行う．

経過観察

創部観察のために 2〜5 日後に診察する．10 日後に抜糸し，X 線で二次的な転位がないことを確認する．

8　術後経過

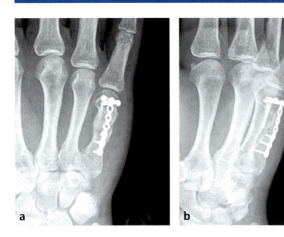

図 6.4-25a-b　術後 6 か月の経過観察時，骨癒合は完成し，機能はほぼ完全に回復した．患者はプレートの抜去を希望し，完全な可動域回復のために伸筋腱の腱剥離術を行った．

6.5　中手骨骨頭下骨折―K-ワイヤによる治療

1　症例の説明

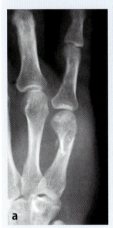
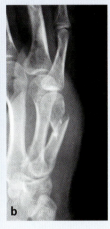
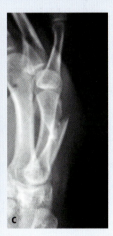

図 6.5-1a-c　36歳，会社経営者．口論の際に利き手に転位した第5中手骨骨頭下骨折を受傷．X線正面および斜位，側面像で著明に転位した骨折を認める．

2　適応

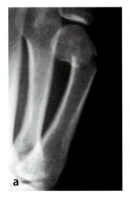
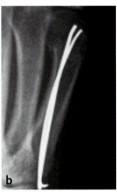

図 6.5-2a-b　K-ワイヤによる髄内釘固定は，第5中手骨に好発する中手骨骨頭下骨折（ボクサー骨折）に多く使用される．本手技ではインプラントは遠位に設置されるので，腱の滑走は障害されない．

3　術前計画

手術器具

- 1.0 mm または 1.2 mm K-ワイヤ
- 1.6 mm K-ワイヤ
- T-ハンドル付きユニバーサルチャック
- X線透視装置

患者の準備と肢位

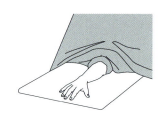

図 6.5-3　手台に前腕を回内位に置く．未滅菌空気止血帯を装着する．予防的抗菌薬投与はオプションである．
〔訳注：p.108 参照〕

4　手術進入法

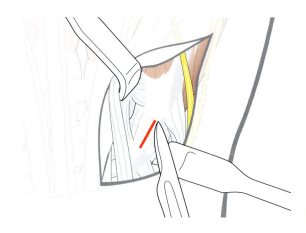

図 6.5-4　背尺側進入法を用いた〔p.99 参照〕．

5　整復

予備整復法

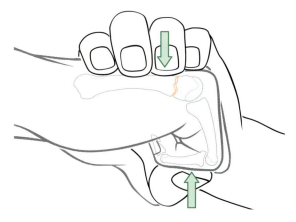

図 6.5-5　骨折をあらかじめ整復するために MP 関節および PIP 関節を 90°に屈曲し，基節を介して中手骨骨頭を押し上げる（Jahss 法）．

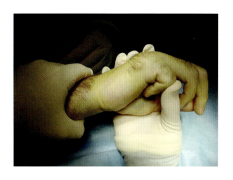

図 6.5-6　骨折はあらかじめ整復された．

6　固定

刺入孔の作成

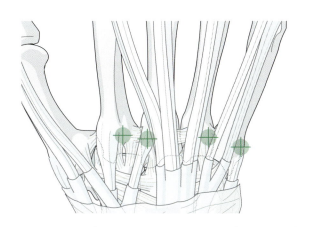

図 6.5-7　第 5 中手骨に対する刺入孔は中手骨基部の背尺側で，手根中手（CM）関節を損傷しないことと，尺側手根伸筋腱の停止部の損傷に注意を払わなければならない．X 線透視下に確認する．その他の指では刺入孔は中手骨基部の背側である．突出した K-ワイヤの断端が伸筋腱の滑走を妨げないように注意しなければならない．

皮質の開窓

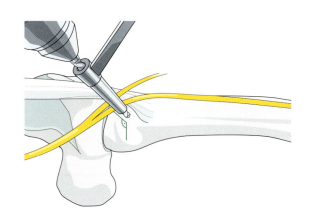

図 6.5-8　2 mm ドリル先を用いて第 5 中手骨の背尺側皮質を開窓する．ドリルが骨から滑り外れることを防ぐために，まずドリリングは骨表面に直角に行う．尺骨神経の背側感覚枝および伸筋腱を保護するためにドリルスリーブを用いる．

6　固定（つづき）

刺入孔の準備

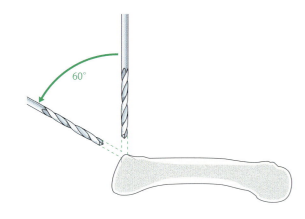

図 6.5-9　ドリルを約 60°傾け，できるだけ鈍角に髄腔に開口させる．対側皮質までドリリングを行ってはならない．その後，2.7 mm や 3.2 mm ドリル先もしくはバールを用い開口部を斜め方向に拡大する．

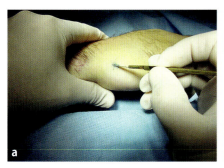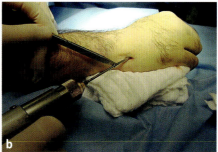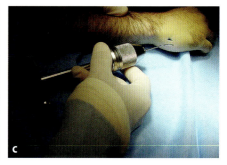

図 6.5-10a–c　刺入孔の作成．
a 基部に皮膚切開を加える．
b 曲げた K-ワイヤを挿入するため 2.0 mm ドリルから開口を始めた．
c 孔は遠位に向かっている．

K-ワイヤの曲げ

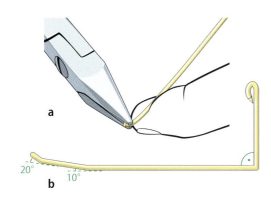

図 6.5-11a–b　1.0 mm または 1.25 mm の K-ワイヤは薄い中手骨骨頭の皮質を穿破しない目的で鈍端から刺入しなければならない．以下の方法で曲げておく．

- 遠位端は上方に約 20°の角度にペンチで曲げ，さらに 2 cm 遠位で同じ方向に 10°以下に曲げる．
- 中手骨の骨長よりやや長い位置でワイヤを同じ方向に 90°曲げる．こうすることで先端の方向が常に確認できる．
- 怪我をしないようにワイヤの鋭端を曲げる．

6 固定（つづき）

ワイヤ刺入

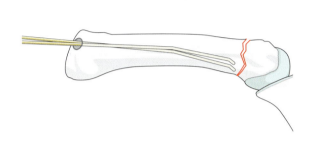

図 6.5-12 1本，可能であれば2本のワイヤを徒手的に髄腔内に刺入し，骨折部の手前まで進める．曲げたワイヤの先は掌側を向くようにする．

K-ワイヤを進め，回旋させる

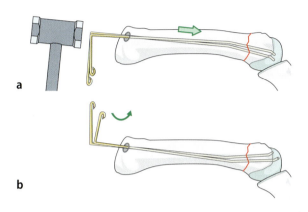

図 6.5-13a-b ワイヤは骨折部をとおり，骨頭へ徒手的もしくはハンマーを用いて刺入する（**a**）．適切な位置をX線透視を用いて確認する．薄い皮質を穿破しないように注意する．その後ワイヤを背側に向け，2本がやや離れる（橈背側と尺背側）位置に回旋させる（**b**）．理想的には鈍端が骨頭の背側皮質に位置するように設置する．

固定の完了

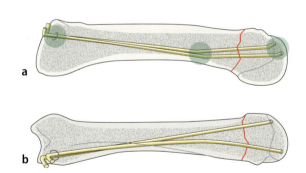

図 6.5-14a-b 3点固定（**a**）は，構造の強度を増加させワイヤが近位に抜けてくることを防ぐ．刺入部の位置でK-ワイヤを曲げ，切断する（**b**）．

6.5　中手骨骨頭下骨折—K-ワイヤによる治療

6 固定（つづき）

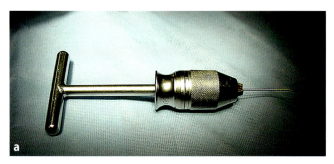
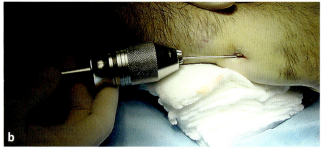

図 6.5-15a-b K-ワイヤを刺入する別の方法としてT-ハンドル付きユニバーサルチャックを用いることができる．
a T-ハンドル付きユニバーサルチャック
b K-ワイヤの刺入開始．ワイヤは軟骨下骨まで刺入する．

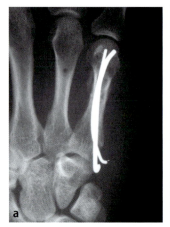
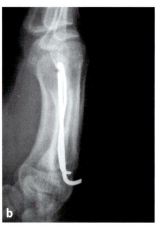
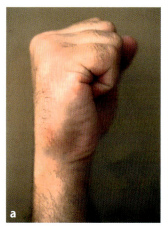
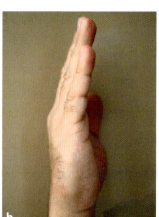

図 6.5-16a-b X線正面および側面像で，K-ワイヤの設置位置と骨折の整復が確認できる．

図 6.5-17a-b 術後の可動域．

7　リハビリテーション

術後ケア

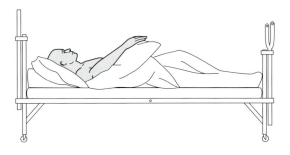

図 6.5-18　腫脹軽減のため，ベッド上にいる間は枕を使用し，手を心臓より高い位置に置く．移動する際には三角巾などで腕が心臓より高い位置になるよう固定する．

経過観察

創部観察のために2〜5日後に診察する．10日後に抜糸し，X線で二次的な転位がないことを確認する．

機能訓練

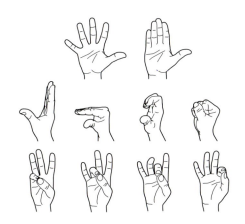

図 6.5-19　疼痛と腫脹が緩和するに従い，早期に指の自動可動域訓練（6-パック運動）を緩やかに開始する．患者には運動の重要性を強調し，セラピストの指導のもとにリハビリテーションを行う．

スプリント

術後4週のX線を確認するまで，保護スプリントを使用してもよい．

8 術後経過

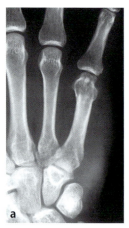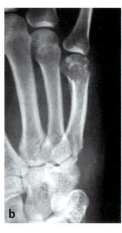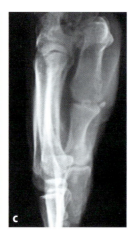

図 6.5-20a-c K-ワイヤは術後 8 週で抜去した．術後 3 か月の X 線正面および斜位，側面像で解剖学的修復が確認できた．

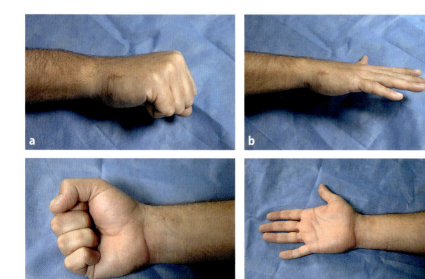

図 6.5-21a-d 完全な機能回復が得られた．

6.6 中手骨，骨頭関節内骨折—スクリューによる治療

1 症例の説明

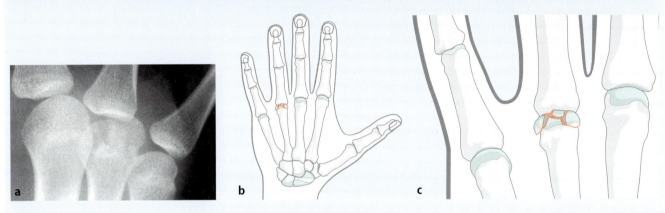

図 6.6-1a–c 19歳女性．階段より転落し左環指に軸圧外傷が加わった．手指の運動不能と疼痛を主訴に来院．X線斜位像にて第4中手骨骨頭の冠状面骨折を認める．

2 適応

骨折型

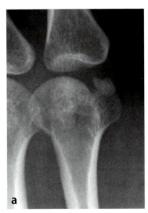
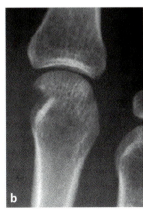

図 6.6-2a–b 中手骨骨頭の骨折は単純な場合もあるが，しばしば多骨片骨折となる．通常のX線で転位の程度と骨片の数を判断することは困難な場合があり，CT撮影が参考となる．

2 適応（つづき）

スクリュー固定

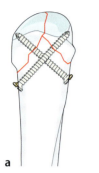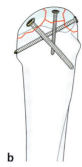

図 6.6-3a–b　これらの骨折は通常スクリュー固定で治療できる．骨片が十分に大きい場合にはスクリューを順行性に挿入し，関節軟骨を貫通させる必要はない（**a**）．骨片が小さい場合には逆行性に挿入する必要があり，関節軟骨を貫通してスクリューを挿入する．軟骨表面にスクリューが突出しないように埋め込まなければならない（**b**）．

骨片に十分な厚みがあれば，通常のスクリューの代わりにヘッドレススクリューを用いることも可能である．著明な嵌入骨折の場合には橈骨遠位端より骨移植が必要となる．

3 術前計画

手術器具

- モジュラーハンドセット 1.3 と 1.5
- 0.8 mm K-ワイヤ
- 先端鋭の整復用鉗子
- 必要であれば骨ノミ，鋭匙，自家骨採骨用器具
- X線透視装置

患者の準備と肢位

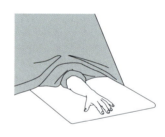

図 6.6-4　手台に前腕を回内位に置く．未滅菌空気止血帯を装着する．予防的抗菌薬投与はオプションである．
〔訳注：p.108 参照〕

4 手術進入法

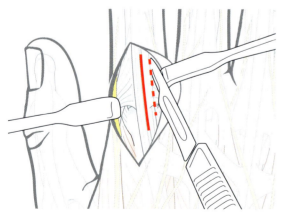

図 6.6-5　背側アプローチで中手骨骨頭へ進入した〔p.5 参照〕．

5 整復

整復器

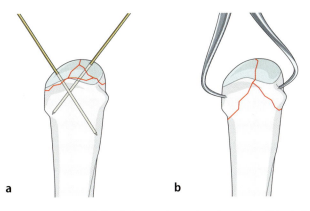

図 6.6-6a–b 関節表面はデンタルピック，細い K-ワイヤもしくは小さなエレバ(エレバトリウム)で整復する．細い K-ワイヤは仮固定にも使用できる(**a**)．骨折型によっては先端鋭の整復用鉗子が整復に有用な場合もある(**b**)．

嵌入

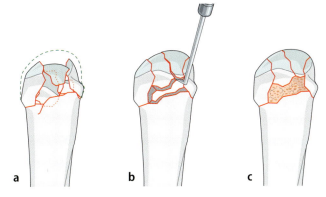

図 6.6-7a–c 嵌入骨折においては関節表面の整復(**a**)は，骨片をデンタルピックで適切な位置に挙上する(**b**)．骨片下の骨欠損部は，橈骨遠位端からの骨移植にて充填する(**c**)．骨移植はスクリュー挿入時の整復の保持にも役立つ．

骨移植

骨移植に関する多くの原則は「2.2 章　基節，基部関節内骨折―ミニコンディラープレートと骨移植による治療」〔p.119 参照〕に示されている．

解剖学的整復が必須

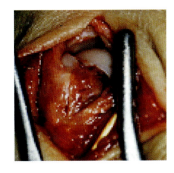

図 6.6-8 関節表面の解剖学的整復は，必ず直視下および X 線透視で確認しなければならない．MP 関節を最大屈曲させると，中手骨骨頭掌側部をより良好に確認できる．

6　固定

スクリューの選択

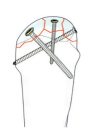
a

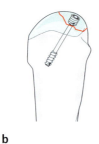
b

図 6.6-9a–b　小さな骨片は逆行性に関節軟骨を貫通して挿入することで良好に固定できる（**a**）．関節表面の損傷を最小限にするために径がもっとも小さなスクリューを選択する．小さな径のヘッドレススクリューが使用できれば骨片に深く挿入することで関節面に突出しない利点がある（**b**）．骨折型と使用可能なスクリューの長さにもよるが，対側皮質をとらえることもよい．スタンダードスクリューは通常ポジションスクリューとして使用する．

ドリルと計測

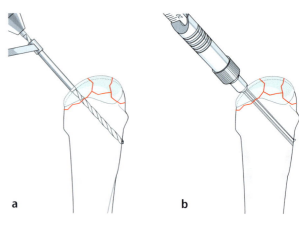

a　　　　　　b

図 6.6-10a–b　骨片を転位させないように注意しながらドリリングする（**a**）．デプスゲージで適切なスクリュー長を計測する（**b**）．計測時には整復した骨片を転位させないように注意しなければならない．

関節軟骨のカウンターシンク

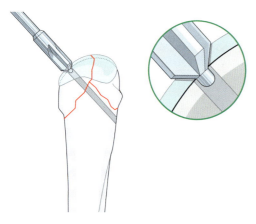

図 6.6-11　スタンダードスクリュー（ヘッドあり）を用いる場合にはスクリューヘッドを埋め込むために軟骨をカウンターシンクで削る．薄い軟骨下骨を損傷しないように注意する．

6 固定（つづき）

スクリューの挿入

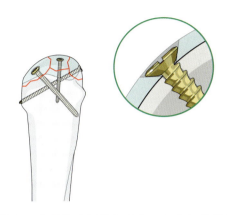

図 6.6-12　整復された骨片を転位させないように注意しながらスクリューを挿入する．スクリューヘッドが関節軟骨に埋め込まれ，関節表面に突出していないことを確認する．同様の手技でスクリューを追加する．

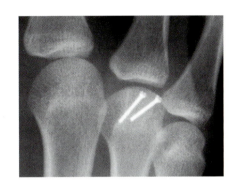

図 6.6-13　骨折は解剖学的に 1.3 mm スクリュー 2 本で固定され，スクリューヘッドはカウンターシンクを行い，関節軟骨に埋め込まれた．

7 リハビリテーション

術後ケア

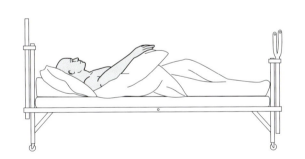

図 6.6-14　腫脹軽減のため，ベッド上にいる間は枕を使用し，手を心臓より高い位置に置く．移動する際には三角巾などで腕が心臓より高い位置になるよう固定する．

経過観察

創部観察のために 2〜5 日後に診察する．10 日後に抜糸し，X 線で二次的な転位がないことを確認する．

機能訓練

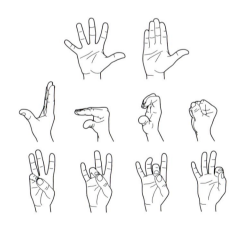

図 6.6-15　疼痛と腫脹が緩和するに従い，早期に指の自動可動域訓練（6-パック運動）を緩やかに開始する．患者には運動の重要性を強調し，セラピストの指導のもとにリハビリテーションを行う．

8　術後経過

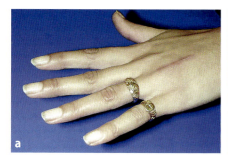
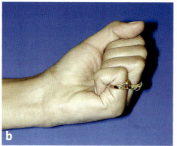

図 6.6-16a-b　完全な機能回復が得られた．

9　代替テクニック

複雑な関節内骨折

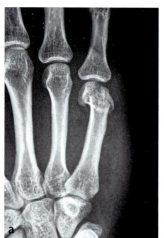
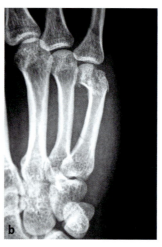

図 6.6-17a-b　25歳男性．右第5中手骨骨頭の関節内骨折を受傷．X線正面および斜位像にて，縦割れした関節面が確認できる．

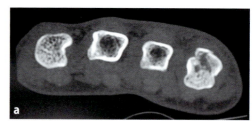
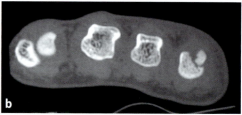

図 6.6-18a-b　中手骨骨頭および頚部のCT冠状断像．

9 代替テクニック（つづき）

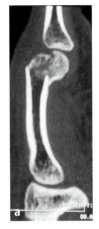
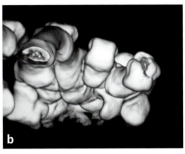

図 6.6-19a–b 骨頭および頚部のCT矢状断と再構成された3DCT像にて関節内骨折が明確である．

手術器具

- 1.5 mm ヘッドレススクリュー
- 1.25 mm K-ワイヤ
- T-ハンドル付きユニバーサルチャック
- X線透視装置

固定

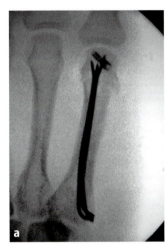
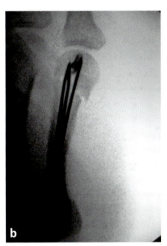

図 6.6-20a–b X線正面および斜位像で2本の1.25 mm K-ワイヤが髄内に基部から刺入され，1.5 mmのヘッドレススクリューが関節内から挿入されている．

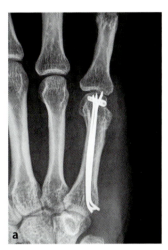
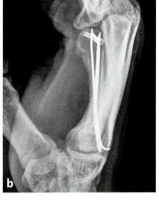

図 6.6-21a–b K-ワイヤ抜去直前の術後6週における骨癒合の確認．

9 代替テクニック (つづき)

術後経過

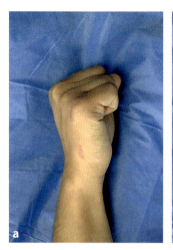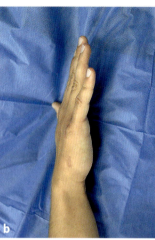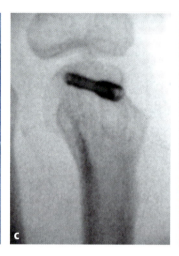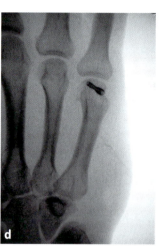

図 6.6-22a-d　術後3か月の患者．臨床写真およびX線で可動域と完全な機能回復が確認できる．

6.7 中手骨，基部関節内骨折—
　　T-プレートによる治療

1 症例の説明

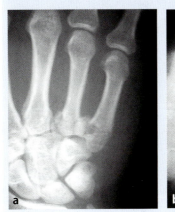
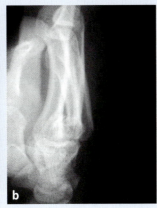
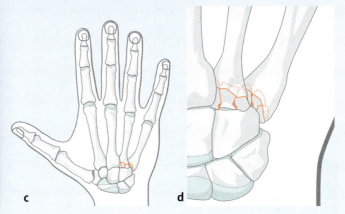

図 6.7-1a–d 28歳男性，口論の際，右第4，5中手骨基部骨折を受傷．X線正面および斜位像で両中手骨基部の嵌入した関節内骨折を認める．

2 適応

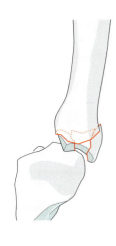

図 6.7-2 中手骨基部骨折は第5中手骨に好発する．多骨片骨折で嵌入していることが多く，しばしば手根中手(CM)関節の脱臼骨折を伴う．有鈎骨の背側剪断骨折を合併している場合もある．これらの骨折は通常プレートで固定されるか，骨片が小さい場合にはK-ワイヤで固定し，時に骨移植が必要となる．

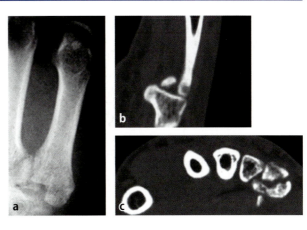

図 6.7-3a–c CT撮影は骨片の数や大きさ，そして位置の把握に有用である．

2 適応（つづき）

単純骨折

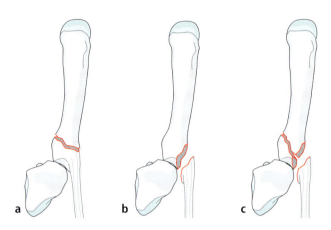

図 6.7-4a–c　骨折型にもよるが，より単純な骨折はラグスクリュー法で治療でき（例：尺側手根伸筋腱裂離骨折など），T, YもしくはL-プレートでも固定できる．

第4中手骨の脱臼

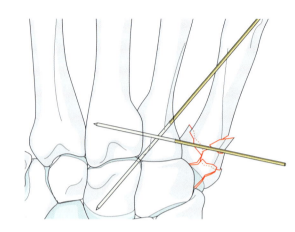

図 6.7-5　第5中手骨基部骨折は第4指列のCM関節脱臼を合併することがある．そのような場合には第4中手骨をまず整復し，通常，関節を貫通したK-ワイヤ固定を行う．時として第3中手骨，さらには第2中手骨の亜脱臼を伴うこともあり，多くの骨折との合併がみられる．

3 術前計画

手術器具

- モジュラーハンドセット 1.5
- 先端鋭の整復用鉗子
- 1.0 mm もしくは 1.25 mm K-ワイヤ
- ミニ創外固定器
- 必要であれば骨ノミ，鋭匙，自家骨採骨用器具
- X線透視装置

患者の準備と肢位

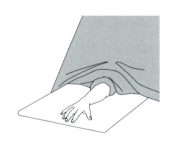

図 6.7-6　手台に前腕を回内位に置く．未滅菌空気止血帯を装着する．予防的抗菌薬投与はオプションである．
〔訳注：p.108参照〕

4　手術進入法

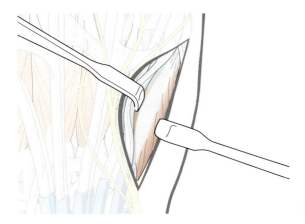

図 6.7-7　背側進入法を用いた〔p.95 参照〕.

5　整復

長さの整復

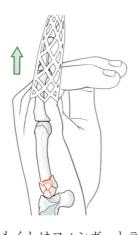

図 6.7-8　徒手的もしくはフィンガートラップを用いて指に軸牽引を加える．有鉤骨と中手骨遠位に K-ワイヤを刺入しミニ創外固定をかけ，整復を仮固定できる．関節包が破綻していなければ関節包切開を行い，関節内骨折の整復を確認する．

骨片の整復

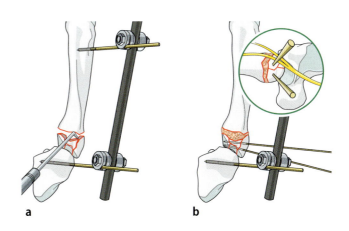

図 6.7-9a-b　デンタルピック，エレバ（エレバトリウム）もしくは細い K-ワイヤを用いて骨片を整復する（a）．仮固定のために関節内骨片に細い K-ワイヤを刺入する（b）．しばしばこれらの K-ワイヤは経皮的に刺入され，その際は尺骨神経の背側感覚枝を損傷しないように気をつけなければならない．骨欠損がある場合には橈骨遠位から間隙を埋めるために骨移植を行う．整復を X 線透視装置で確認する．有鉤骨が骨折していなければその関節表面をテンプレートとして中手骨基部関節面の整復を行う．

6.7　中手骨，基部関節内骨折—T-プレートによる治療

5　整復（つづき）

骨移植

骨移植に関する多くの原則は「2.2 章　基節，基部関節内骨折—ミニコンディラープレートと骨移植による治療」〔p.119 参照〕に示されている．

回旋アライメントの確認

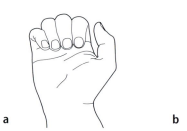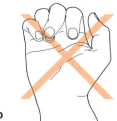

図 6.7-10a–b　回旋アライメントを確認する．手関節を回外し，指を他動的に屈曲する（**a**）．中指の回旋変形に注目（交差指）（**b**）．

有鉤骨骨折の合併

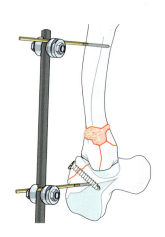

図 6.7-11　有鉤骨に剪断骨折を認める場合には，まずこの骨片を整復しラグスクリューで固定する．

6 固定

プレートの選択と長さ

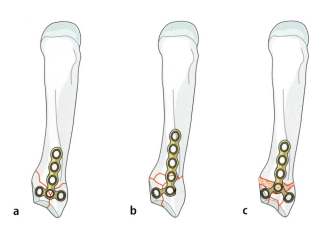

図 6.7-12a–c 骨片の大きさに応じて 1.5 か 2.0 プレートを用いる．骨折型に応じて T，L または Y-プレートを選択する．骨幹部には最低 2 本のスクリューを挿入しなければならない．

プレートのベンディングと成形

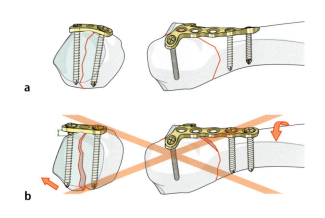

図 6.7-13a–b 中手骨の関節内骨折の場合，プレートは中手骨表面に完全に適合しスクリューを締めることにより圧迫が均一に加わるように成形しなければならない（**a**）．プレートが適切に成形されていないとスクリューを締めることで骨折部が伸延され，対側皮質に間隙を生じる（**b**）．

プレート設置

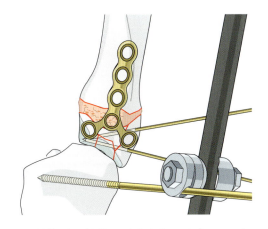

図 6.7-14 関節面の骨片が固定されるように，プレートを近位プレート穴からスクリューで挿入固定できる位置に正確に設置する．すべての骨片をスクリュー固定することはしばしば不可能である．小さな骨片は隣接する大きな骨片や移植骨で支える．関節面にスクリューが突出しないように注意が必要である．

小さい骨片を支持する

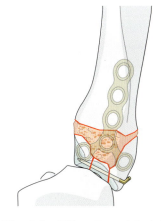

図 6.7-15 必要であれば細い K-ワイヤを軟骨下骨の深さに水平に刺入し，小さい骨片を支持する．

6 固定（つづき）

近位スクリュー孔のドリリング

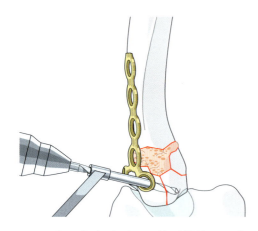

図 6.7-16 もっとも重要な関節面骨片の固定から開始する．骨片が転位しないように慎重にドリリングする．スクリューの長さを計測する．

近位スクリューの挿入

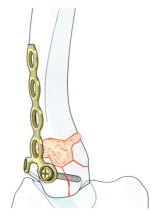

図 6.7-17 1本目のスクリューを挿入するが，完全には締めない．X線透視を用いて整復と適切なスクリュー挿入位置を確認する．

骨幹部へのプレート固定

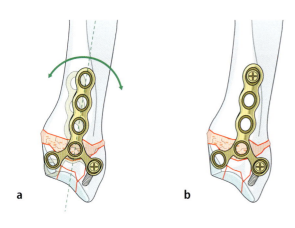

図 6.7-18a-b 1本目のスクリューが挿入された状態でプレートを骨軸に一致させる（**a**）．最遠位のスクリュー孔にスクリューを挿入し，プレートを骨幹部骨片へ固定し，スクリューを締める（**b**）．

2本目の近位スクリューの挿入

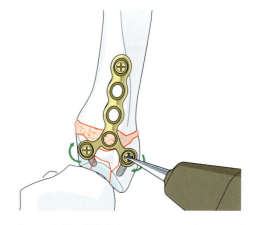

図 6.7-19 2番目の関節面骨片をドリリングする．関節内への突出と最初のスクリューとの接触を避ける．デプスゲージでスクリュー長を計測する．スクリューを挿入し，関節面骨片に挿入した2本のスクリューを交互に締めていく．

6 固定（つづき）

その他の骨片

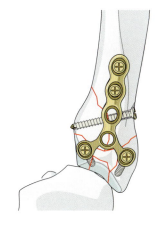

図 6.7-20 骨幹端に大きな骨片があり固定が必要な場合には，プレート越しまたは独立してラグスクリューを挿入する．必要な場合には間隙を充塡するために追加の骨移植を行う．

固定の完了

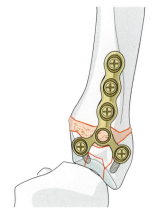

図 6.7-21 可能であれば骨幹部に3本目もしくは追加のスクリューを挿入し，固定を完了する．

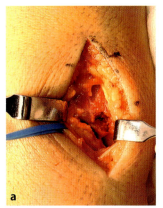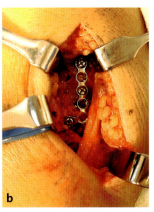

図 6.7-22a–b 術中の展開とT-プレート1.5で固定した第5中手骨基部骨折．第4中手骨基部にストレートプレート1.5とスクリューを追加した．

6　固定（つづき）

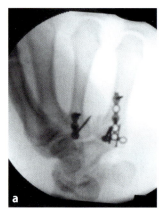
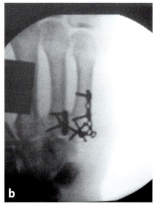

図 6.7-23a–b　術中の透視像で内固定が確認できる．

7　リハビリテーション

術後ケア

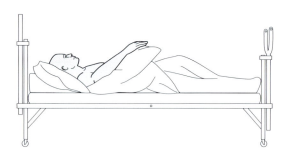

図 6.7-24　腫脹軽減のため，ベッド上にいる間は枕を使用し，手を心臓より高い位置に置く．移動する際には三角巾などで腕が心臓より高い位置になるよう固定する．

経過観察

創部観察のために2〜5日後に診察する．10日後に抜糸し，X線で二次的な転位がないことを確認する．

機能訓練

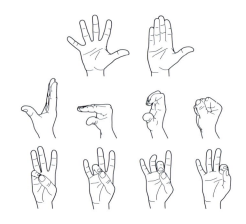

図 6.7-25　疼痛と腫脹が緩和するに従い，早期に指の自動可動域訓練（6-パック運動）を緩やかに開始する．患者には運動の重要性を強調し，セラピストの指導のもとにリハビリテーションを行う．

8 術後経過

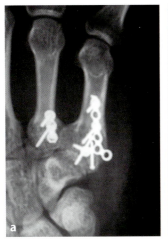
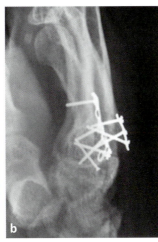

図 6.7-26a-b　術後6年のX線正面および側面像で解剖学的整復が保たれていることが確認できる．

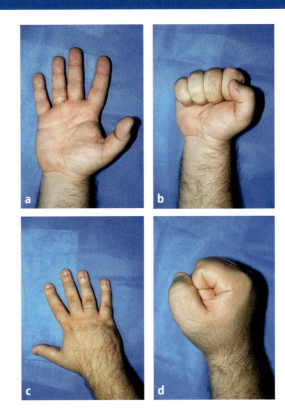

図 6.7-27a-d　関節可動域と筋力は完全回復した．

9 代替テクニック

多骨片骨折に対する架橋プレート

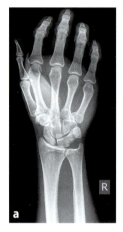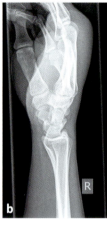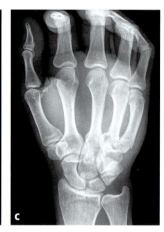

図 6.7-28a-c 21歳男性，壁を殴り右手第4，5指中手骨基部骨折を受傷．X線正面および斜位，側面像で多彩な骨折が確認できる．

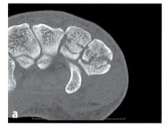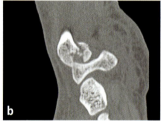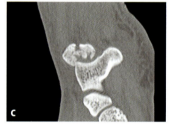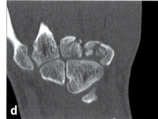

図 6.7-29a-d CTでも同様に関節面の多骨片複雑骨折が確認できる．

創外固定を用いた架橋固定

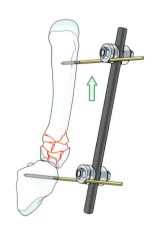

図 6.7-30 プレートやスクリューを用いて固定ができない場合には，創外固定を用いて骨折部を架橋して有鉤骨から中手骨まで固定する．本手技にて正常な長さと回旋アライメントを修復できる．

9 代替テクニック(つづき)

内固定器を用いた架橋固定

手術器具

- モジュラーハンドセット 2.0
- コンディラープレート 2.0
- 1.25 mm または 1.6 mm K-ワイヤ
- X線透視装置

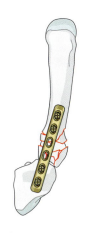

図 6.7-31 また架橋固定はスクリューを有鉤骨と中手骨骨幹部に挿入し,内固定器として架橋プレート固定を行うことで可能となる.プレートは骨折が完全に治癒する術後4か月を目安に抜去する.

固定

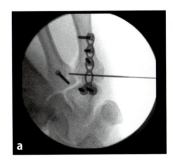
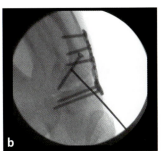

図 6.7-32a–b 術中の正面および側面のX線像でコンディラープレート2.0が小指CM関節をまたぎ,有鉤骨をテンプレートとして骨折部を整復し,有鉤骨から第5中手骨まで固定していることが確認できる.第4中手骨基部の関節内骨折を固定するために単独のラグスクリューを挿入した.

9　代替テクニック（つづき）

術後経過

術後3か月でプレートとスクリューを抜去し，術後4か月に最終経過観察とした．

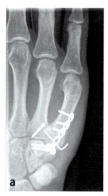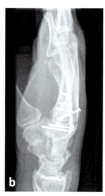

図 6.7-33a-b　プレート抜去前のX線正面および側面像．

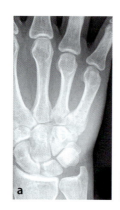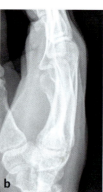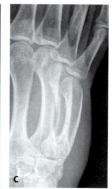

図 6.7-34a-c　プレートとスクリュー抜去後のX線正面および側面像で，関節面の整復が確認できる．

6.8 中手骨，頸部変形癒合—
骨切り術，テンションバンド縫合および K-ワイヤ髄内釘による治療

1 症例の説明

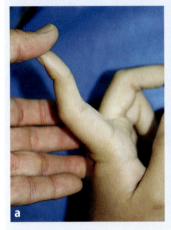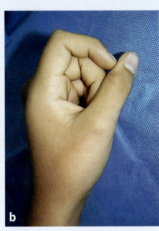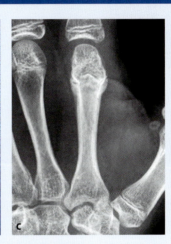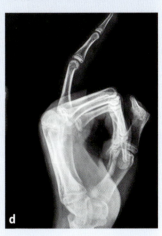

図 6.8-1a–d　14歳男性，学生．以前に左示指中手骨骨頭下骨折を受傷し，保存療法を受けていた．骨折は屈曲変形を残して癒合し，MP関節の可動域制限を認めた．X線正面および側面像で第2中手骨頸部の変形を認める．

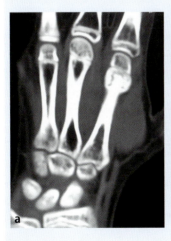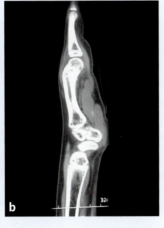

図 6.8-2a–b　CTで骨折部での屈曲変形をより鮮明に確認できる．

2　適応

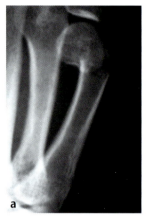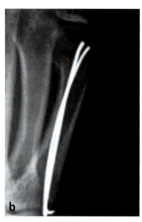

図 6.8-3a-b　K-ワイヤによる髄内釘固定は主に第5中手骨に好発する中手骨骨頭下骨折（ボクサー骨折）に使用され，本手技ではインプラントは遠位に設置されるので，腱の滑走は障害されない．

3　術前計画

手術器具

- 1.0 mm または 1.25 mm と 1.6 mm K-ワイヤ
- T-ハンドル付きユニバーサルチャック
- 自家骨採骨用器具
- X線透視装置

患者の準備と肢位

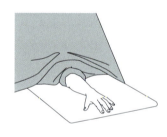

図 6.8-4　手台に前腕を回内位に置く．未滅菌空気止血帯を装着する．予防的抗菌薬投与はオプションである．
〔訳注：p.108 参照〕

4　手術進入法

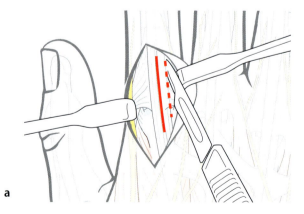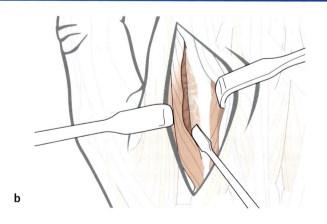

図 6.8-5a-b　背側アプローチにて進入した〔p.5, p.91 参照〕．

4 手術進入法（つづき）

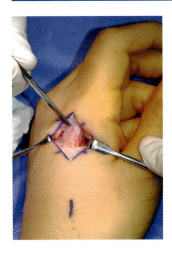

図 6.8-6　変形癒合部は背側進入法で展開された．

5 整復

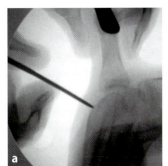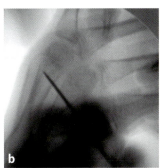

図 6.8-7a–b　K-ワイヤを用いた変形部位の確認．

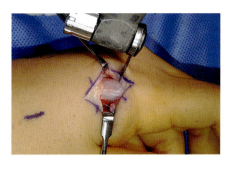

図 6.8-8　楔状閉鎖型骨切り術を薄刃の鋸で行った．

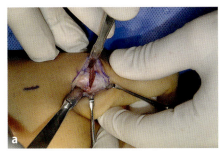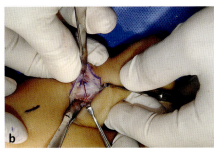

図 6.8-9a–b　骨切り部を徒手的に整復し，変形矯正した．

6 固定

刺入孔の作成

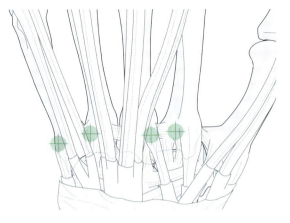

図 6.8-10 第2中手骨（図は左手）に対するK-ワイヤの刺入孔は，中手骨基部の背側である．突出したK-ワイヤの断端が伸筋腱の滑走を妨げないように注意をしなければならない．X線透視下に確認する．

皮質の開窓

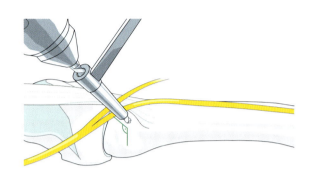

図 6.8-11 2 mmドリル先を用いて第2中手骨の背橈側皮質を開窓する．ドリルが骨から滑り外れることを防ぐために，まずドリリングは骨表面に直角に行う．尺骨神経の背側感覚枝および伸筋腱を保護するためにドリルスリーブを用いなければならない．その他の中手骨においては，伸筋腱を同様に保護しなければならない．

刺入孔の準備

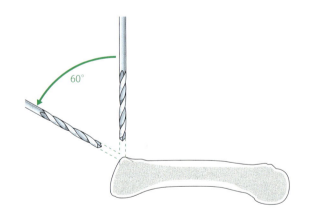

図 6.8-12 ドリルを60°にまで傾け，できるだけ鈍角に髄腔に開口させる．対側皮質までドリルを行ってはならない．その後2.7 mmや3.2 mmドリルまたはドリルバーを用い開口部を斜め方向に拡大する．

6 固定（つづき）

K-ワイヤの曲げ

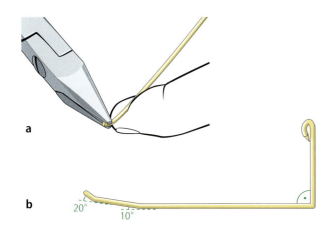

図 6.8-13a-b 1.0 mm または 1.25 mm の K-ワイヤは薄い中手骨骨頭の皮質を穿破しない目的で鈍端から刺入しなければならない．以下の方法で曲げる．

- 遠位端は上方に約 20° の角度にペンチで曲げ，さらに 2 cm 遠位で同じ方向に 10° 以下に曲げる．
- 中手骨の骨長よりやや長い位置でワイヤを同じ方向に 90° 曲げる．こうすることで先端の方向が常に操作できる．
- 怪我をしないようにワイヤの鋭端を曲げる．

ワイヤ刺入

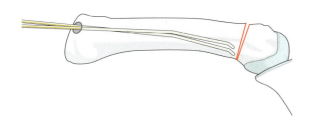

図 6.8-14 1本，可能であれば2本のワイヤを徒手的に髄腔内に刺入し，骨折部の手前まで進める．曲げたワイヤの先は掌側を向くようにする．

K-ワイヤを進め，回旋させる

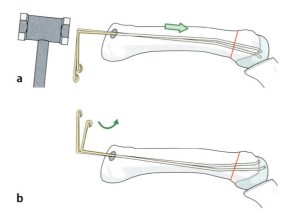

図 6.8-15a-b ワイヤは骨折部をとおり，骨頭へ徒手的またはハンマーを用いて刺入する（**a**）．適切な位置を X 線透視を用いて確認する．薄い皮質を穿破しないように注意する．その後ワイヤを背側に向け，2本がやや離れる（橈背側と尺背側）位置に回旋させる（**b**）．理想的には鈍端が骨頭の背側皮質に位置する．

6　固定（つづき）

固定の完了

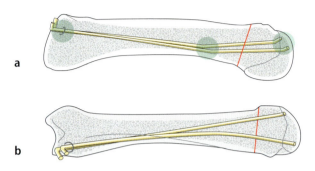

図 6.8-16a-b　3点固定によって(**a**)，構造の強度を増加させワイヤが近位に抜けてくることを防ぐ．刺入部の位置でK-ワイヤを曲げて切断する(**b**)．

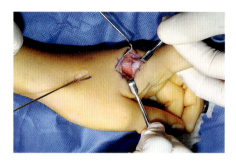

図 6.8-17　第2中手骨基部に小窓を開け，1.6 mm K-ワイヤを中手骨頭部へ刺入した．

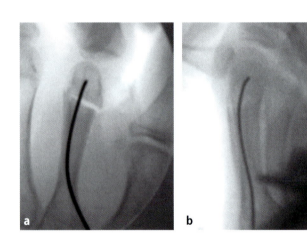

図 6.8-18a-b　術中画像にてワイヤ刺入後に骨切り部が転位したことが確認できる．

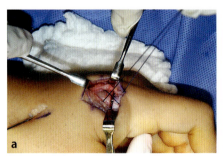
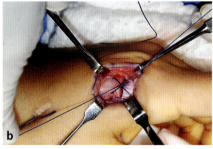

図 6.8-19a-b　背側表面に骨孔を作成し，非吸収性糸を8の字状にかけ，骨切り部を閉じた．

6　固定（つづき）

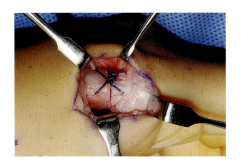

図 6.8-20　骨切り部が圧着していることが確認できる．

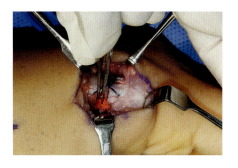

図 6.8-21　楔状に骨切りされた骨片から移植骨を採取し，骨切り部周囲に移植した．

7　リハビリテーション

術後ケア

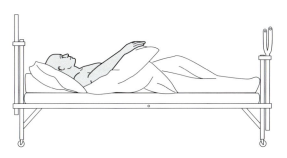

図 6.8-22　腫脹軽減のため，ベッド上にいる間は枕を使用し，手を心臓より高い位置に置く．移動する際には三角巾などで腕が心臓より高い位置になるよう固定する．

経過観察

創部観察のために 2〜5 日後に診察する．

ギプス固定

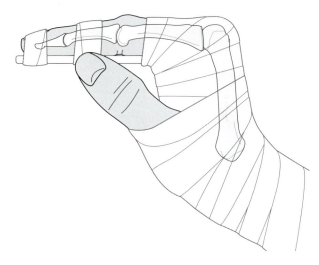

図 6.8-23　本症例は年齢（小児患者）と骨切りの複雑さのために 3 週のギプス固定を行った．ギプス除去後は通常の機能訓練を行った．

8 術後経過

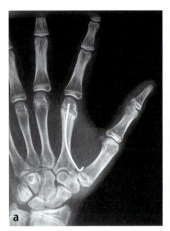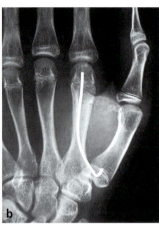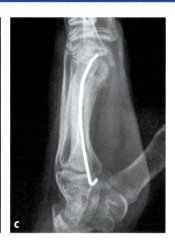

図6.8-24a-c 術後4か月のX線正面および側面像で良好な骨癒合と変形矯正が確認できた．

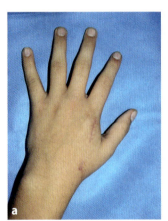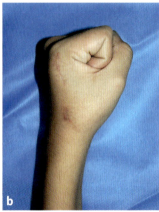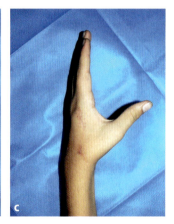

図6.8-25a-c 良好な機能回復が得られた．

6.9 中手骨，骨幹部偽関節—LCP および骨移植による治療

1 症例の説明

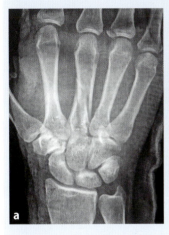
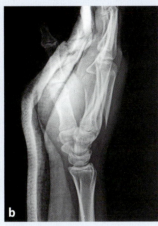
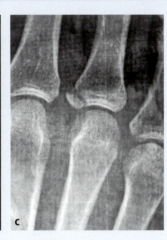

図 6.9-1a–c 32歳女性，プロの自転車競技者．ロードレース中に車にはねられ受傷．受傷時のX線正面および側面像で右中指の長い斜骨折を認め，さらに環指基節基部の転位した裂離骨折を認める．当初はラグスクリュー法で治療されたが，第3中手骨の偽関節を主訴に来院した．

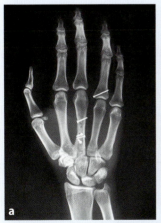
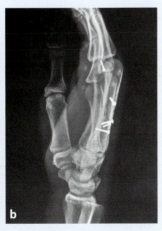
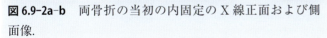
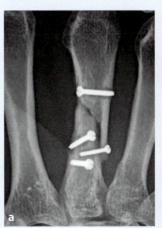
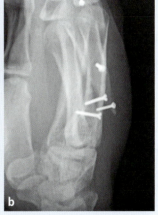

図 6.9-2a–b 両骨折の当初の内固定のX線正面および側面像．

図 6.9-3a–b 術後3か月のX線像で，中指の内固定の失敗と第3中手骨骨折の転位と癒合不全を認める．

2　適応

骨折の癒合不全の治療法は下記の治療を含む.
- 当初の内固定材の抜去
- 感染の可能性を否定するための組織培養
- 腐骨の切除
- 当初の骨折の解剖学的アライメントの修復
- 強固な内固定
- 骨欠損がある場合には自家骨移植

3　術前計画

手術器具

- LCP モジュラーハンドセット 2.0
- 1.5 mm スクリュー
- 先端鋭の整復用鉗子
- 自家骨採骨用器具
- X 線透視装置

患者の準備と肢位

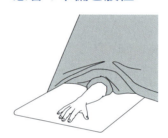

図 6.9-4　手台に前腕を回内位に置く．未滅菌空気止血帯を装着する．予防的抗菌薬投与はオプションである．
〔訳注：p.108 参照〕

4　手術進入法

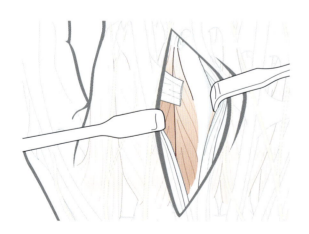

図 6.9-5　背側進入法を用いた〔p.83 参照〕.

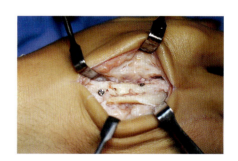

図 6.9-6　初回手術で使用した背側進入法を用い，中手骨偽関節部を展開した．挿入されたスクリュー周囲の骨は腐骨化していた．スクリュー，偽関節部の介在組織および腐骨は残存骨への血流障害をきたさないように切除された．

5 整復

欠損のデブリドマン

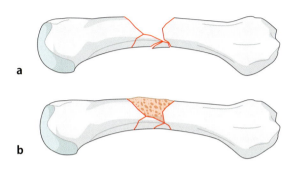

図 6.9-7a–b 中手骨の腐骨と欠損部を郭清した．その後欠損部を橈骨遠位端からの移植骨で充填した．

骨移植

骨移植に関する多くの原則は「2.2 章　基節，基部関節内骨折—ミニコンディラープレートと骨移植による治療」〔p.119 参照〕に示されている．

整復の確認

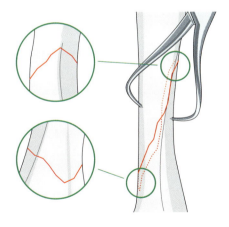

図 6.9-8　先端鋭の整復用鉗子を1つまたは2つ使用し整復を保持し，X線透視で確認する．整復用鉗子はスクリュー挿入位置と離して設置する必要がある．骨折部の近位および遠位端が適切に整復されていることを確認する．

選択肢：K-ワイヤ

整復を保つための別の選択肢として，K-ワイヤを中手骨と移植骨にとおして固定する方法もある．

6　固定

プレート選択および長さ

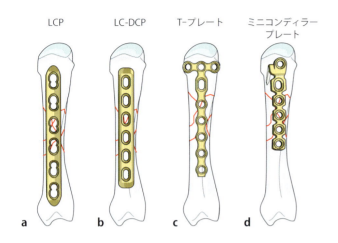

図 6.9-9a-d　プレートは主骨片に 2 本ずつスクリュー挿入できる十分な長さが必要である．通常 2.0 プレートが中手骨の固定に用いられる．多骨片骨折に対しては 2.4 プレートが適応となる場合もある．これらの骨折は非常に不安定なため，LCP のようなより強固な固定材料が好ましい（**a**）．骨折線が遠位または近位に及ぶ場合には DCP（**b**）や，T-プレート（**c**），またはミニコンディラープレート（**d**）の適応となる．

プレートのベンディングと成形

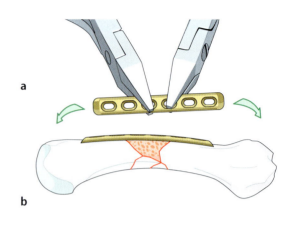

図 6.9-10a-b　プレートは中手骨の背側に設置し，中手骨の解剖学的形状に合うように成形しなければならない．

Pitfall：オーバーベンド

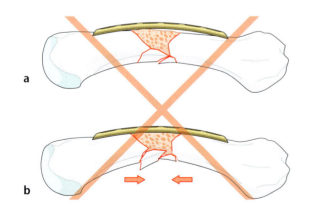

図 6.9-11a-b　軸圧迫をかける必要がないため，オーバーベンドは不要（**a**）で，屈曲変形の原因となる（**b**）．

プレートの適合

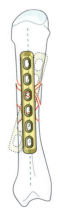

図 6.9-12　プレートは中手骨の骨軸に合わせて背側に設置する．遠位の適切な回旋アライメントを決定することは困難かもしれないが，重要である．主骨片にそれぞれ最低 2 本のスクリューが挿入できることを確認する．

6 固定（つづき）

近位スクリュー孔のドリル

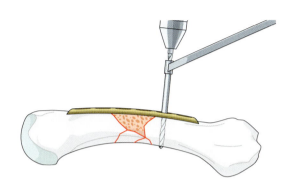

図 6.9-13 ドリルガイドを用いて，最初のドリルは近位骨片の骨折部に近い位置に行う．スクリューが骨折部に挿入されないように確認する．

選択肢：LCP の使用

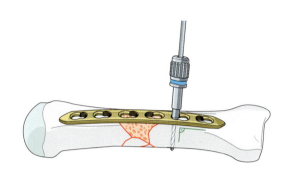

図 6.9-14 本症例には LCP2.0 を使用した．ロッキングヘッドスクリューを用いる場合，ドリリングの際にはネジ切りドリルガイドを用いなければならない．スクリューの刺入方向はプレートに完全に垂直である．

近位スクリュー長の計測

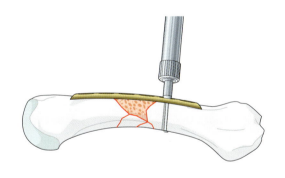

図 6.9-15 デプスゲージを用い，スクリュー長を決定する．

近位スクリューの挿入

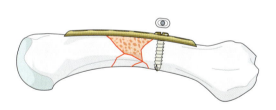

図 6.9-16 1本目のスクリューを挿入し，対側皮質に固定されていることを確認する．スクリュー長の計測を誤るとスクリューが対側皮質に届かず，固定力が低下し固定損失のリスクを負うことになる．

6 固定（つづき）

遠位スクリューの挿入

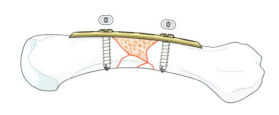

図 6.9-17 中手骨の骨軸にプレートが正しく設置されていることを確認する．2本目のスクリューを1本目同様の方法で遠位骨片に挿入する．X線透視を用いてアライメントと長さを確認する．回旋変形がないか示指〜小指のMP関節を屈曲させ確認する．

回旋アライメントの確認

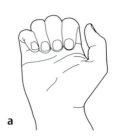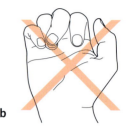

図 6.9-18a-b 回旋アライメントを確認する．手関節を回外し，指を他動的に屈曲する（**a**）．中指の回旋変形に注目（交差指）（**b**）．

固定の完了

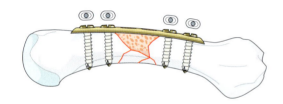

図 6.9-19 3本目と4本目のスクリュー孔をドリリングする．スクリュー長を計測し，中和位置にスクリューを挿入する．

選択肢：大きな中間骨片のスクリュー固定

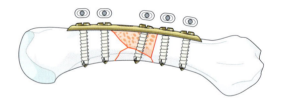

図 6.9-20 大きな中間骨片がある場合は，スクリュー1本でプレートに引き寄せることもできる．

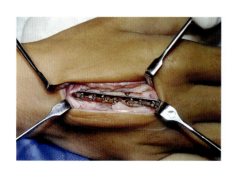 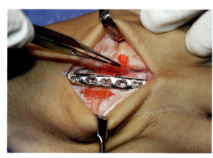 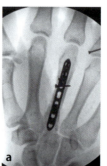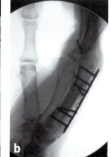

図 6.9-21 LCP 2.0 と 1.5 mm ラグスクリューにより安定した固定を得た．

図 6.9-22 偽関節部には橈骨遠位から採取した骨移植を行った．

図 6.9-23a-b 術中のX線正面および側面像でLCP 2.0が骨折部を架橋しており，当初の骨折線に対して骨片間圧迫スクリューが挿入されていることが確認できる．

7 リハビリテーション

術後ケア

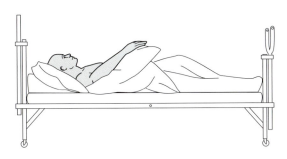

図 6.9-24 腫脹軽減のため，ベッド上にいる間は枕を使用し，手を心臓より高い位置に置く．移動する際には三角巾などで腕が心臓より高い位置になるよう固定する．

経過観察

創部観察のために2～5日後に診察する．10日後に抜糸し，X線で二次的な転位がないことを確認する．

機能訓練

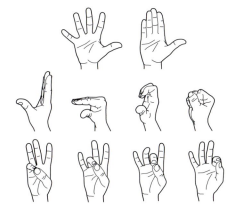

図 6.9-25 疼痛と腫脹が緩和するに従い，早期に指の自動可動域訓練(6-パック運動)を緩やかに開始する．患者には運動の重要性を強調し，セラピストの指導のもとにリハビリテーションを行う．

8 術後経過

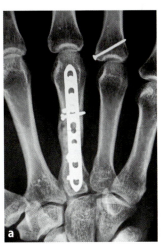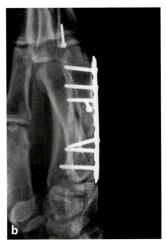

図 6.9-26a-b 術後2か月のX線正面および側面像で，偽関節部の骨癒合が確認できる．

6.9　中手骨，骨幹部偽関節—LCPおよび骨移植による治療

8 術後経過（つづき）

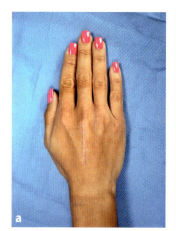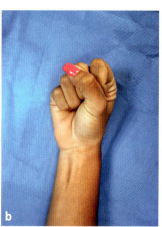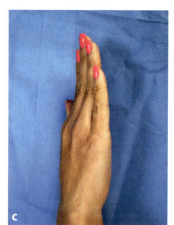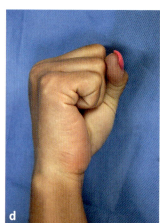

図 6.9-27a-d 完全な機能と筋力の回復が得られた．

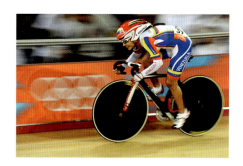

図 6.9-28 このプロ選手は国内選手権大会でメダルを獲得した．

6.10 中手骨，基部遷延骨癒合—ラグスクリュー，中和プレートおよび骨移植による治療

1 症例の説明

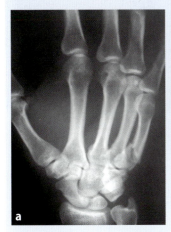
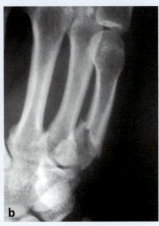

図 6.10-1a–b 38歳男性，整形外科医．自転車事故で右第5中手骨基部の閉鎖骨折を受傷．保存療法を試みたが，45日後に遷延癒合をきたし来院した．X線正面および斜位像で癒合不全を認める．

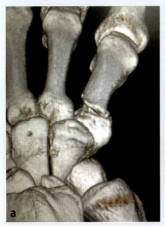
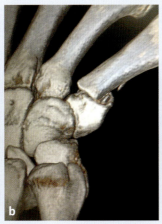
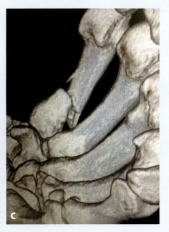

図 6.10-2a–c 3DCT画像で骨癒合のみられない骨折部の転位を認める．

2　適応

骨折の癒合不全の治療法は下記の治療を含む．
- 当初の内固定材の抜去〔訳注：本症例はなし〕
- 感染の可能性を否定するための組織培養
- 腐骨の切除
- 当初の骨折の解剖学的アライメントの修復
- 強固な内固定
- 骨欠損がある場合には自家骨移植

3　術前計画

手術器具

- LCP モジュラーハンドセット 2.0
- 先端鋭の整復用鉗子
- 自家骨採骨用器具
- X 線透視装置

患者の準備と肢位

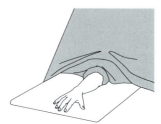

図 6.10-3　手台に前腕を回内位に置く．未滅菌空気止血帯を装着する．予防的抗菌薬投与はオプションである．
〔訳注：p.108 参照〕

4　手術進入法

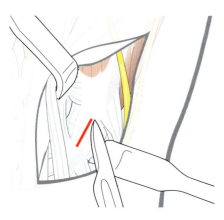

図 6.10-4　背尺側進入法を用いた
〔p.99 参照〕．

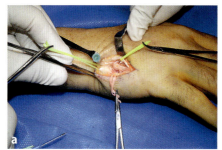
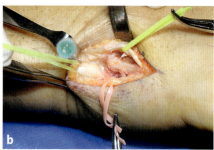

図 6.10-5a-b　遷延癒合部への背尺側アプローチ．皮下注射針を第 5 中手骨および有鉤骨間（CM 関節）に刺入している．黄色いテープを尺側手根伸筋および小指伸筋に，ピンク色のテープを尺側背側皮神経の枝にかけている．

5 整復

骨移植

本症例には自家骨移植が必要であった．骨移植に関する多くの原則は「2.2章 基節，基部関節内骨折―ミニコンディラープレートと骨移植による治療」〔p.119参照〕に記されている．

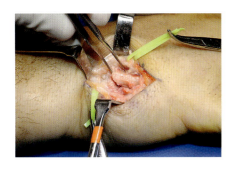

図 6.10-6 遷延癒合部を展開し，ディコルティケーションを行った．

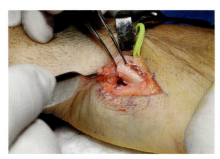

図 6.10-7 遷延癒合部に骨移植を行った．

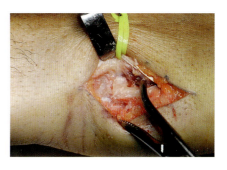

図 6.10-8 偽関節部は整復され，先端鋭の整復用鉗子で保持された．

6 固定

適切なスクリュー挿入位置

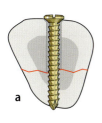
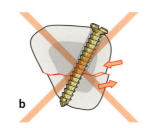

図 6.10-9a–b ラグスクリューは骨折線に対し垂直に挿入しなければならない（**a**）．骨折線に垂直に挿入しないと骨片が転位をきたす可能性がある（**b**）．

亀裂骨折に注意

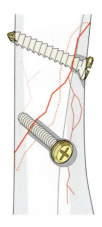

図 6.10-10 しばしばX線に映らない短い亀裂が走っていることがある．直視下に確認して亀裂からスクリューが挿入されていないか確かめる．

6　固定（つづき）

Pitfall：骨折部に近すぎるスクリュー設置

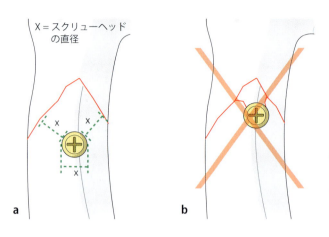

図 6.10-11a-b　骨折部先端では，スクリューの位置と骨折部の間にスクリューヘッド径と同じだけの距離を確保しなければならない（**a**）．骨折部先端に近すぎる挿入は避けなければならない（**b**）．

ラグスクリューのためのドリリング

滑り孔とネジ切り孔を作成するために2つの方法がある．
- 滑り孔を先に作成する．
- ネジ切り孔を先に作成する．

滑り孔を先に作成

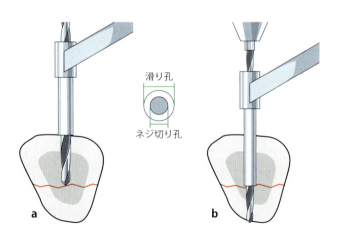

図 6.10-12a-b　手前の皮質に滑り孔をドリリングする．骨折部の整復が完全であることを確認し，ドリルガイドを滑り孔に挿入する．ドリルガイドをとおしてネジ切り孔を対側皮質にドリリングする．この方法ではネジ切り孔は滑り孔と完全に一直線上に作成される．推奨される方法である．

ネジ切り孔を先に作成

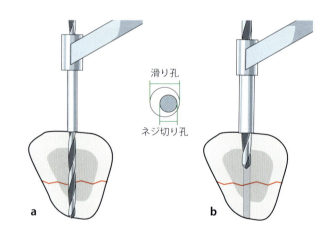

図 6.10-13a-b　ネジ切り孔の作成に用いるサイズのドリルで対側皮質までドリリングする．滑り孔を作成するために，対応するより大きな径のドリル先で手前の皮質の孔を拡大する．この方法は小さな骨片に対して有用である．しかし，欠点としては滑り孔とネジ切り孔の中心が一直線上に並ばない可能性がある．

6 固定（つづき）

Pearl：手前の皮質のタッピング

手前の皮質のタッピングをオーバードリルする前に行うと，ネジ切り孔と滑り孔の位置のずれは起こりにくくなる．この手技はセルフタッピングスクリューを手前の皮質に挿入し，抜去することで容易に行える．ドリルはネジ切り孔の方向に自動的に進んでいく．

Pitfall：対側皮質までのドリリング

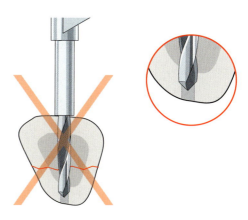

図 6.10-14　滑り孔用のドリル先で対側皮質まで達してはならない．スクリュー固定が不能となる．

骨幹部へのカウンターシンク

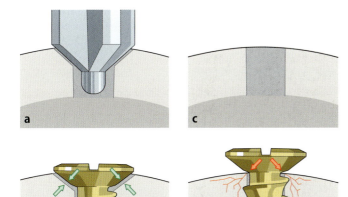

図 6.10-15a–d　カウンターシンクには 2 つの重要な理由がある．
a–b　骨表面からのスクリューヘッドの突出がわずかとなり，軟部組織への刺激が大幅に軽減される．
c–d　カウンターシンクすることによりスクリューヘッドが骨表面と最大限に接触し，応力が幅広く分散される．

Pitfall：骨幹部の皮質破壊

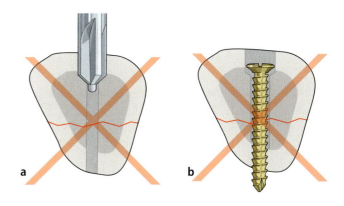

図 6.10-16a–b　カウンターシンクを皮質深く進めてはならない（a）．皮質骨の厚さに応じてカウンターシンクを行う．過度の掘削はスクリューを締結した際に皮質の穿破をきたし，固定力を失う（b）．そのためカウンターシンクは用手的に行い，パワーツールは用いない．

6 固定（つづき）

Pitfall：骨幹端部の皮質損傷

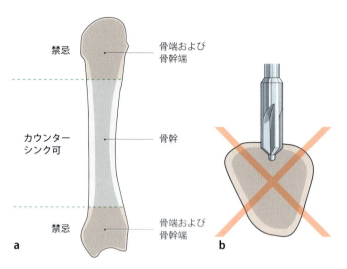

図 6.10-17a-b 骨端および骨幹端のカウンターシンクは皮質骨が非常に薄いため避ける．

斜め方向の計測

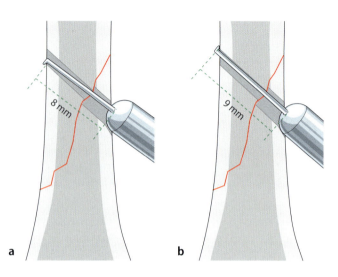

図 6.10-18a-b 斜めにドリリングされたスクリュー孔の長さを計測する際には，鋭角に計測する場合と鈍角に計測する場合で計測値が異なる．常に鋭角と鈍角をともに計測し，より計測長が長い値を使用する．しかし，長すぎるスクリューは突出して軟部組織を損傷する可能性があることも念頭に置く．

Pitfall：スクリュー長

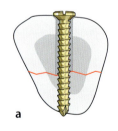 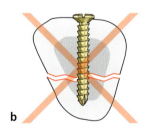 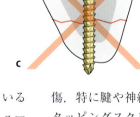

図 6.10-19a-c 適切な長さのスクリューが用いられていることを確認しなければならない（**a**）．短すぎるスクリューはネジ切り部が対側皮質を適切にとらえられず，セルフタッピングスクリューを用いた際にはその先端の特徴のため固定力が減じる（**b**）．長すぎるスクリューは軟部組織損傷，特に腱や神経血管束を傷害する危険性があり，セルフタッピングスクリューではカッティングフルートが対側の皮質骨表面から突出しないように十分注意しなければならない（**c**）．

6　固定（つづき）

スクリュー挿入

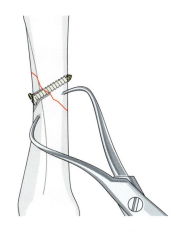

図 6.10-20　ラグスクリューは骨折部の中央に挿入する．慎重にスクリューを締めて骨片間に圧迫が加われば，整復鉗子は除去することができる．整復と正しい位置にスクリューを挿入したか，X線透視で確認する．

中和プレートの準備

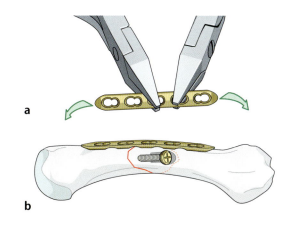

図 6.10-21a–b　それぞれの骨片に2本のスクリューが挿入可能となる適切な長さの中和プレートを選択する（例：4穴または5穴LCP）．中和プレートには通常5穴を用い，中央の穴を骨折部上に設置する．プレートは骨表面に完全に適合しなければならない．軸圧迫を加えないのでプレートをオーバーベンドする必要はない．

Pitfall：プレートの適合性

プレートが骨表面に適合していないと，スクリューを締結することで二次性の転位をきたす可能性がある．

プレートの位置

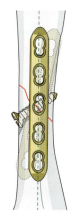

図 6.10-22　可能な限りプレートは骨のテンション側となる中手骨背側に設置しなければならない．中央の穴を骨折部直上に設置する．プレートスクリューがラグスクリューと干渉しないようにする．

6　固定（つづき）

Pitfall：中央化

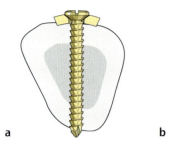
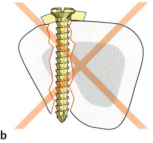

図 6.10-23a-b　プレートは中手骨背側表面の中央に設置しなければならない（a）．中央に設置されなければスクリューが髄腔を貫通せず，十分な固定が得られない可能性がある．さらに，二次骨折をおこす場合もある（b）．

スクリューの挿入

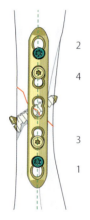

図 6.10-24　ネジ切り孔をプレート最近位のスクリュー孔に作成し，スクリューを完全に締結せずにプレートを中手骨の骨軸に合わせ，最遠位のスクリューを中和位置に挿入する．LCPを用いる場合にはロッキングヘッドスクリューは両端のスクリュー孔（1，2）に挿入し，骨折部近傍のスクリュー孔（3，4）に通常のスクリューを中和位置に挿入する．DCPを使用する場合には骨折近傍にまず2本のスクリューを中和位置に挿入する．最後にすべてのスクリューを締結する．

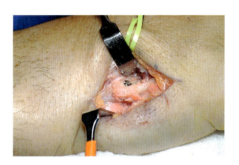

図 6.10-25　骨折部は 2.0 mm 骨片間圧迫スクリューにて固定された．

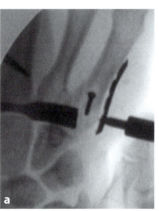
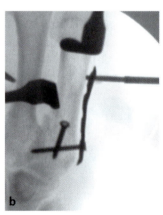

図 6.10-26a-b　術中のX線像にてラグスクリューの位置とプレート設置位置を示す．

6　固定（つづき）

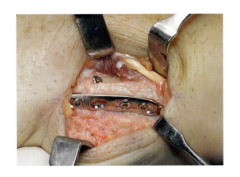

図 6.10-27　4穴 LCP 2.0 を中手骨に設置することでラグスクリューは保護された．近位骨片が短かったことと，ラグスクリューで十分な固定力が得られたことより，近位骨片にはスクリューを1本しか挿入しなかった．

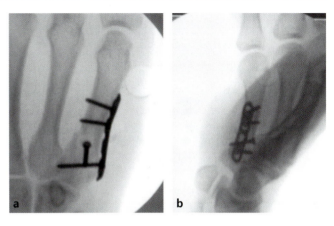

図 6.10-28a-b　本症例に対して，プレートは偽関節の特殊な形状のために尺側に設置した．術中のX線像にて固定が完了したことが確認できる．

7　リハビリテーション

術後ケア

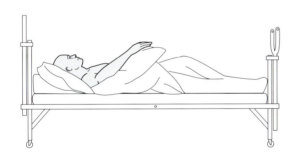

図 6.10-29　腫脹軽減のため，ベッド上にいる間は枕を使用し，手を心臓より高い位置に置く．移動する際には三角巾などで腕が心臓より高い位置になるよう固定する．

経過観察

創部観察のために2〜5日後に診察する．10日後に抜糸し，X線で二次的な転位がないことを確認する．

機能訓練

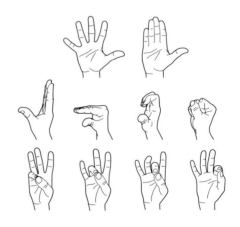

図 6.10-30　疼痛と腫脹が緩和するに従い，早期に指の自動可動域訓練（6-パック運動）を緩やかに開始する．患者には運動の重要性を強調し，セラピストの指導のもとにリハビリテーションを行う．

8 術後経過

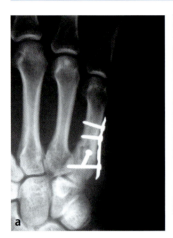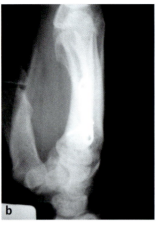

図 6.10-31a-b　術後 6 か月の X 線正面および側面像で，骨癒合が確認できる．

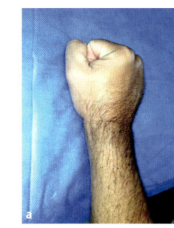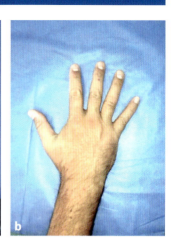

図 6.10-32a-b　完全な機能回復が得られた．

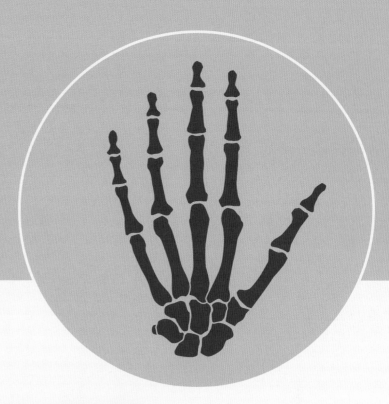

7

複雑な損傷

7.1 基節骨折の回旋変形—骨切り術およびT-プレートによる治療

1 症例の説明

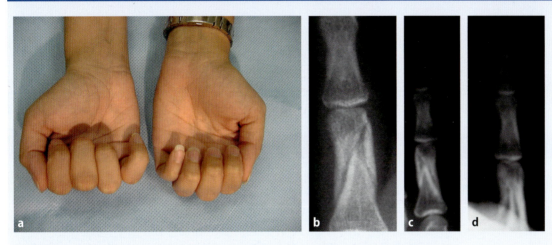

図 7.1-1a–d 21歳女性，秘書．初期に保存療法を受けた右小指の基節骨折の回旋変形を主訴に来院．回旋変形は手指を屈曲し健側と比較すると明確であった．X線正面および側面像で，基節骨幹部の変形を認める．

2 適応

回旋変形は損傷された手指のみならず手全体の機能に影響を及ぼす．握力が低下し，手の外観にも影響を及ぼす．

基節の回旋変形は損傷した基節の横骨切りで治療するか，回旋変形が20°以下の場合には，中手骨の骨切りでも矯正できる．

3 術前計画

手術器具

- モジュラーハンドセット 1.5
- 先端鋭の整復用鉗子
- 1.25 mm K-ワイヤ
- 振動鋸
- X 線透視装置

患者の準備と肢位

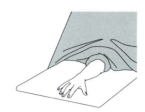

図 7.1-2　手台に前腕を回内位に置く．未滅菌空気止血帯を装着する．予防的抗菌薬投与はオプションである．
〔訳注：p.108 参照〕

4 手術進入法

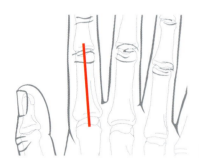

図 7.1-3　背側進入法を用いた〔p.13 参照〕．

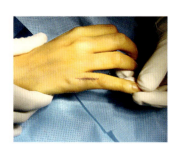

図 7.1-4　患者の小指に皮膚切開線を記した．

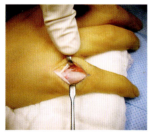

図 7.1-5　伸筋腱は中央で縦割し，基節近位骨幹端および骨幹部を展開した．

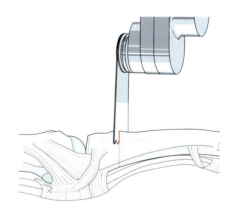

図 7.1-6　振動鋸を用いて基節基部で骨軸と垂直に骨切りを行った．皮下注射針を MP 関節の目印として使用することも可能である．骨切り時に伸筋腱を損傷しないように注意する．骨切り部が MP 関節から十分に離れていて，近位骨片に 2 本のスクリューが挿入可能であることを確認する．

5 整復

直接的整復—回旋変形

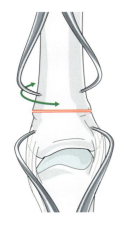

図 7.1-7 遠位骨片を回旋し，指を屈曲位にして適切な回旋の矯正を確認する．先端鋭の整復用鉗子はこの手技の際には有用な器具となる．

仮固定

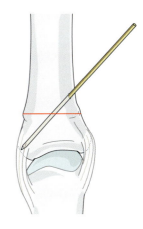

図 7.1-8 仮固定のために K-ワイヤを刺入し，再度適切な回旋であるかを確認する．

回旋異常の評価

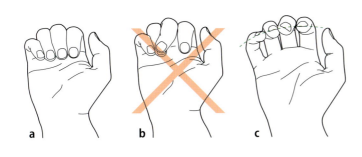

図 7.1-9a–c 仮固定したこの段階で，アライメントと回旋矯正は指を運動させて確認することが望ましい．回旋変形は指を屈曲して初めて判断でき(**a**)，伸展位では決して判断できない．回旋異常は隣接する指と交差することで明らかになる(**b**)．わずかな回旋変形は指を屈曲位で先端から観察すると，指爪の先端の配列が傾くことでしばしば判定できる(**c**)．患者に意識があり，局所麻酔下で自動運動ができる場合には，患者自身に指を屈曲・伸展してもらうことが可能である．あらゆる回旋異常は直視下に整復して，その後固定する．

5 整復（つづき）

麻酔下における腱固定効果の実施（回旋変形の評価）

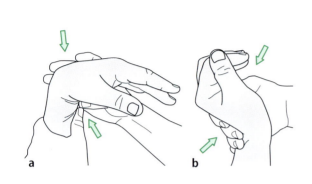

図 7.1-10a-b　全身麻酔下では，腱固定効果を利用して評価する．術者が手関節を完全屈曲し，指を伸展させ(a)，手関節を完全伸展して指を屈曲させる(b)．

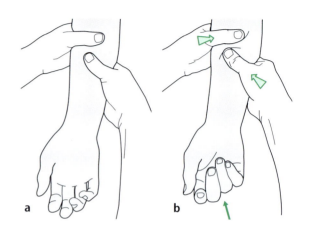

図 7.1-11a-b　ほかの方法として，術者が前腕近位部の筋腹を圧迫して患者の指を他動屈曲させる．

6 固定

プレート選択と設置

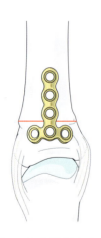

図 7.1-12　適切なプレートを選択する．この症例の場合には関節面骨片に 2 本のスクリューを挿入できるように T-プレート 1.5 を選択した．プレートの遠位は 2 本のスクリューが骨幹部に挿入できる位置にて切断した．プレートは基節背側のできるだけ近位で関節面を障害しない位置に設置する．プレートは冠状面で骨幹部の中央に位置していることを確認する．

プレートのベンディングと成形

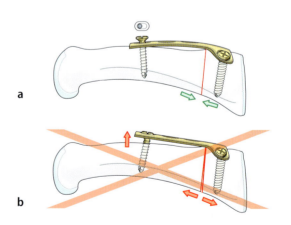

図 7.1-13a-b　基節の近位背側表面は軽度前方凸になっている．そのためストレート T-プレートは軽めにオーバーベンドさせ，遠位のスクリューを締めた際に骨折部全体に圧迫がかかるようにする(a)．プレートがこの前方凸を考慮して適切に曲げられていなければ，遠位スクリューを締めた際に骨折部の掌側が開大することになる(b)．

6 固定（つづき）

近位スクリューのドリリング

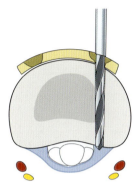

図 7.1-14 プレート横部分のスクリュー孔からドリルガイドを用いて慎重に最初の孔をドリルする．この症例にはT-プレート1.5を用いたので，1.1 mmドリル先を使用した．同様の手技をプレート横部分の2本目のスクリュー孔にも行う．

Pitfall：神経と血管

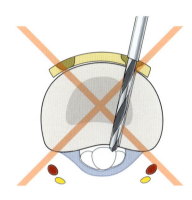

図 7.1-15 屈筋腱および指動脈・神経を損傷しないように注意が必要である．

近位スクリュー長の計測

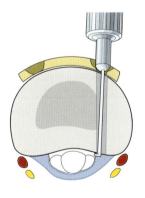

図 7.1-16 デプスゲージを用いてスクリュー長を計測する．

近位スクリューの挿入

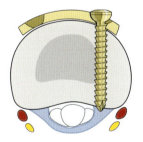

図 7.1-17 1本目のスクリューを挿入する．対側皮質をとらえるようにするが，屈筋腱が走行する線維・骨性管に突出しないように注意する．基節の近位軸に合わせてプレートを適切に成形し，同様の手法でプレート横部分の対側スクリュー孔に挿入し，交互に締めていく．

6 固定（つづき）

Pitfall：プレートの適合不良

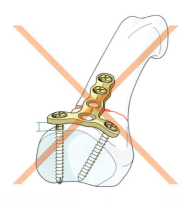

図 7.1-18 骨幹端と骨幹部へプレートが完全に適合していることを確認する．適合していなければ，スクリューを抜去し再度プレートを成形して，骨折部の転位や回旋変形を防止する．

Pitfall：スクリューの収束

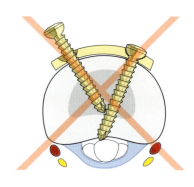

図 7.1-19 T-プレート横部分のスクリュー先端が互いに交差したり，関節内に穿破することは防がなければならない．

遠位スクリューのドリル

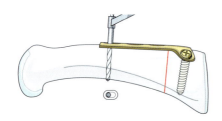

図 7.1-20 ドリルガイドと 1.1 mm ドリル先を用いて遠位スクリュー孔を偏心性にドリルする．

遠位スクリュー長の計測

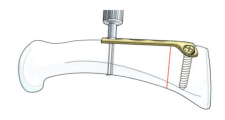

図 7.1-21 デプスゲージを用いてスクリュー長を計測する．

遠位スクリューの挿入

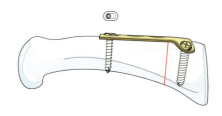

図 7.1-22 セルフタッピングスクリューを遠位に偏心性に挿入し締める．このスクリューを締めることで軸圧迫が加わる．

固定の完了

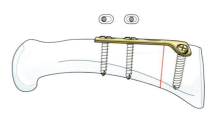

図 7.1-23 より近位の骨幹部へスクリューを中間位に挿入し，固定を完了させる．

6 固定（つづき）

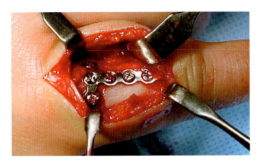

図 7.1-24　基節近位に横骨切りを加え，T-プレート 1.5 にて安定した固定が得られた．

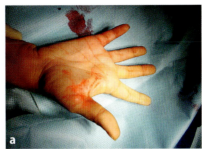
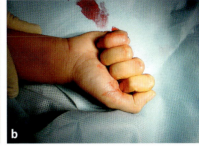

図 7.1-25a-b　術中の手指の運動で適切な回旋へと矯正されたことが確認できた．

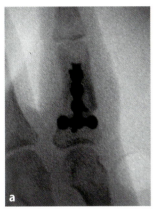
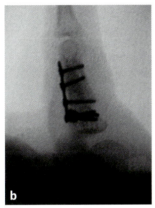

図 7.1-26a-b　術中の X 線正面および側面像で，骨切りの固定が確認できる．

7 リハビリテーション

術後ケア

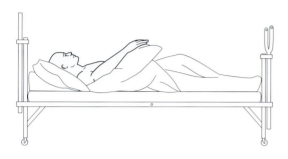

図 7.1-27 腫脹軽減のため，ベッド上にいる間は枕を使用し，手を心臓より高い位置に置く．移動する際には三角巾などで腕が心臓より高い位置になるよう固定する．

経過観察

創部観察のために 2～5 日後に診察する．10 日後に抜糸し，X 線で二次的な転位がないことを確認する．

機能訓練

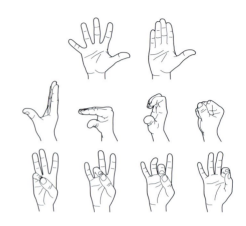

図 7.1-28 疼痛と腫脹が緩和するに従い，早期に指の自動可動域訓練(6-パック運動)を緩やかに開始する．患者には運動の重要性を強調し，セラピストの指導のもとにリハビリテーションを行う．

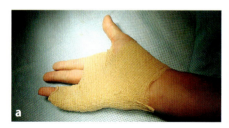 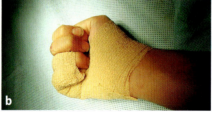

図 7.1-29a-b 弾性包帯で指と手を固定し，術後 2 日目以内に可動訓練を開始した．

8 術後経過

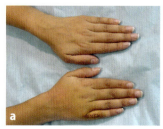 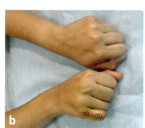 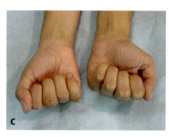

図 7.1-30a-c 2 週間以内に完全な変形矯正とほぼ完全な屈曲・伸展が可能となった．まだ縫合糸は残っている．

7.2　中手骨レベルでの切断再接着—
　　T–プレート，K–ワイヤによる固定

1　症例の説明

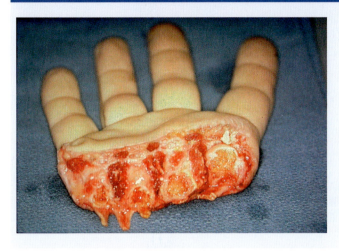

図 7.2-1　41 歳男性，経営者．電動鋸で作業中に誤って右手を中手骨部で切断した．切断レベルは中手骨骨幹部であった．

2　適応

このような重篤な外傷の場合には，その他の外傷や健康状態を確認することが重要である．切断された部位は清潔ガーゼに包み，保冷庫にて搬送するのが望ましい．直接氷の中に入れてはならない．

再接着の適応は，以下のとおりである．
- 単指切断で切断部が浅指屈筋停止部を越えた場合
- 母指切断
- 複数指の切断
- 中手骨レベルでの切断
- 中央～遠位 1/3 での前腕および手関節レベルの切断
- 小児のほとんどの切断

3　術前計画

2組みの手術チームが必要である．1チームは切断部のデブリドマンや活性のある組織の同定を行い，もう1チームは断端部で同様の処置を行う．

手術器具

- モジュラーハンドセット 2.0
- 1.25 mm K-ワイヤ
- 手術用顕微鏡とマイクロサージャリーセット

患者の準備と肢位

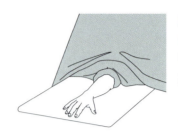

図 7.2-2　手台に前腕を回内位に置く．未滅菌空気止血帯を装着する．予防的抗菌薬投与はオプションである．破傷風予防を考慮する．アスピリン，低分子デキストランや場合によっては非経口ヘパリンも考慮する．

〔訳注：本症例では術前抗菌薬投与は必須〕

4　手術進入法

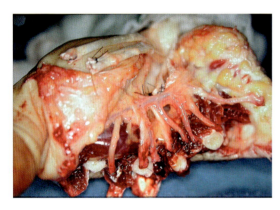

図 7.2-3　開放創部を利用して創部を展開した．1つのチームが近位断端の神経血管束，腱そして骨構造体を同定した．

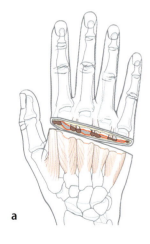
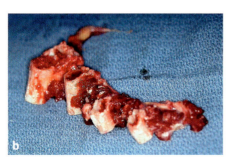

図 7.2-4a–b　手術進入とデブリドマン．
a 掌側および背側に縦切開を加え，構造体の良好な展開を可能とし，神経血管束の傷害を最小限にとどめた．
b 骨組織および軟部組織のデブリドマンで傷害部位を除去し，すべての構造体の緊張ない修復が可能となった．

5 整復

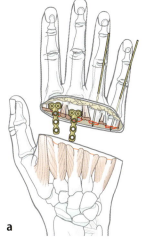
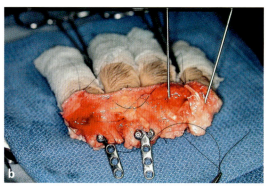

図 7.2-5a–b 神経血管束および腱の同定の終了後に，切断端部の中手骨へプレート固定を行い安定させた．この症例では 2 枚の T-プレート 2.0 を第 2，3 中手骨へ固定し，2 本の 1.25 mm K-ワイヤを第 4，5 中手骨へ刺入した．

6 固定

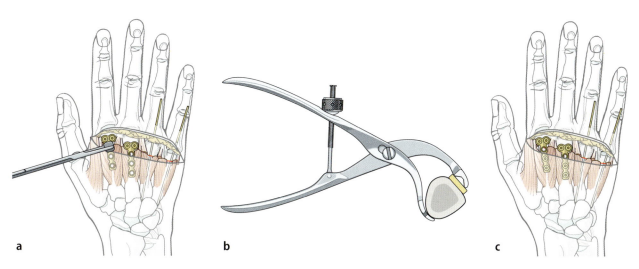

図 7.2-6a–c 第 2，3 中手骨の内固定は短く切った T-プレート 2.0 を用いて行い，1.25 mm K-ワイヤにて第 4，5 中手骨を固定した（**a**）．もっとも重要なのはプレートを近位の中手骨へ固定する手技である．モジュラーハンドセットの滑走するあごがついたスモールプレート把持鉗子を用い，プレートを骨に固定する（**b**）．その後 2.0 mm スクリューでプレートを固定した（**c**）．外傷自体および骨短縮とデブリドマンにより，いくつかの構造体には解剖学的な不一致を生じた．屈筋腱，指神経と血管，伸筋腱そして多くの背側静脈が顕微鏡視下に修復された．

6 固定（つづき）

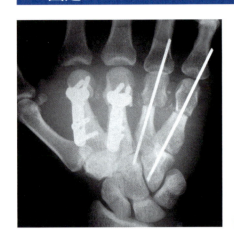

図 7.2-7　再接着した手の X 線像．

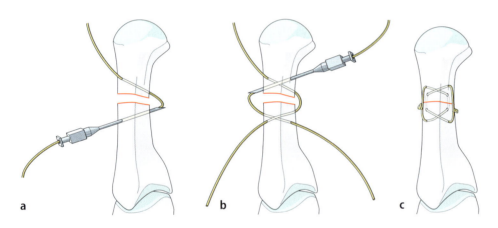

図 7.2-8a–c　90-90°ワイヤ法も可能である．

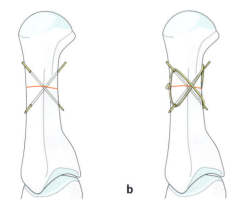

図 7.2-9a–b　ほかにテンションバンドワイヤ法（8の字締結法）も同様に可能である．

7 リハビリテーション

術後ケア

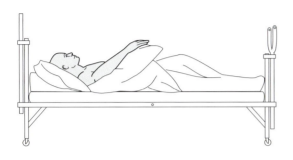

図 7.2-10 腫脹軽減のため，ベッド上にいる間は枕を使用し，手を心臓より高い位置に置く．移動する際には三角巾などで腕が心臓より高い位置になるよう固定する．

経過観察

本症例のような複雑な外傷では，毎日の診察と管理が必要である．

スプリントと機能訓練

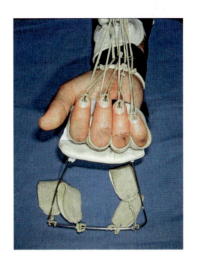

図 7.2-11 手にはスプリントを当て，再接着した部位は5日間にわたり血流が適切か管理された．他動運動は術後10日までは開始してはならない．わずかな自動運動から開始し，他動運動を行い，動的および静的なスプリントを用いたリハビリテーションを行う．

8 術後経過

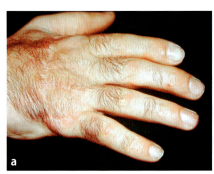
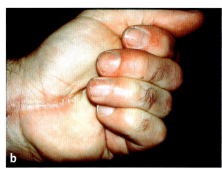

図 7.2-12a-b 術後 6 か月で良好な結果と機能回復が得られている．

付録

参考文献

Agee JM. Unstable fracture dislocations of the proximal interphalangeal joint. Treatment with the force couple splint. *Clin Orthop Relat Res*. 1987 Jan; (214):101–112.

Ashmead D, Rothkopf DM, Walton RL, et al. Treatment of hand injuries by external fixation. *J Hand Surg Am*. 1992 Sep; 17(5):954–964.

Belsky MR, Eaton RG, Lane LB. Closed reduction and internal fixation of proximal phalangeal fractures. *J Hand Surg Am*. 1984 Sep; 9(5):725–729.

Bora FW Jr, Didizian NH. The treatment of injuries to the carpometacarpal joint of the little finger. *J Bone Joint Surg Am*. 1974 Oct; 56(7):1459–1463.

Boulton CL, Salzler M, Mudgal CS. Intramedullary cannulated headless screw fixation of a comminuted subcapital metacarpal fracture: case report. *J Hand Surg Am*. 2010 Aug; 35(8):1260–1263.

Bruner JM. Incisions for plastic and reconstructive (non-septic) surgery of the hand. *Br J Plast Surg*. 1951 Apr; 4(1):48–55.

Büchler U, Fischer T. Use of a minicondylar plate for metacarpal and phalangeal periarticular injuries. *Clin Orthop Relat Res*. 1987 Jan; (214):53–58.

Büchler U, Gupta A, Ruf S. Corrective osteotomy for post-traumatic malunion of the phalanges in the hand. *J Hand Surg Br*. 1996 Feb; 21(1):33–42.

Büchler U, McCollam SM, Oppikofer C. Comminuted fractures of the basilar joint of the thumb: combined treatment by external fixation, limited internal fixation, and bone grafting. *J Hand Surg Am*. 1991 May; 16(3):556–560.

Cain JE Jr, Shepler TR, Wilson MR. Hamatometacarpal fracture-dislocation: classification and treatment. *J Hand Surg Am*. 1987 Sep; 12(5 Pt 1):762–767.

Calfee RP, Kiefhaber TR, Sommerkamp TG, et al. Hemi-hamate arthroplasty provides functional reconstruction of acute and chronic proximal interphalangeal fracture-dislocations. *J Hand Surg Am*. 2009 Sep; 34(7):1232–1241.

Cannon SR, Dowd GS, Williams DH, et al. A long-term study following Bennett's fracture. *J Hand Surg Br*. 1986 Oct; 11(3):426–431.

Carlsen BT, Moran SL. Thumb trauma: Bennett fractures, Rolando fractures, and ulnar collateral ligament injuries. *J Hand Surg Am*. 2009 May–Jun; 34(5):945–952.

Chamay A. A distally based dorsal and triangular tendinous flap for direct access to the proximal interphalangeal joint. *Ann Chir Main*. 1988; 7(2):179–183.

Chin KR, Jupiter JB. Treatment of triplane fractures of the head of the proximal phalanx. *J Hand Surg Am*. 1999 Nov; 24(6):1263–1268.

Culp RW, Johnson JW. Arthroscopically assisted percutaneous fixation of Bennett fractures. *J Hand Surg Am*. 2010 Jan; 35(1):137–140.

Dionysian E, Eaton RG. The long-term outcome of volar plate arthroplasty of the proximal interphalangeal joint. *J Hand Surg Am*. 2000 May; 25(3):429–437.

Duffy RK, Shafritz AB. Bone cement. *J Hand Surg Am*. 2011 Jun; 36(6):1086–1088.

Egol KA, Kubiak EN, Fulkerson E, et al. Biomechanics of locked plates and screws. *J Orthop Trauma*. 2004 Sep; 18(8):488–493.

Foster RJ. Stabilization of ulnar carpometacarpal dislocations or fracture dislocations. *Clin Orthop Relat Res*. 1996 Jun; (327):94–97.

Foucher G. "Bouquet" osteosynthesis in metacarpal neck fractures: a series of 66 patients. *J Hand Surg Am*. 1995 May; 20(3 Pt 2):S86–S90.

Freeland AE, Jabaley ME, Burkhalter WE, et al. Delayed primary bone grafting in the hand and wrist after traumatic bone loss. *J Hand Surg Am*. 1984 Jan; 9A(1):22–28.

Freeland AE, Sud V, Lindley SG. Unilateral intrinsic resection of the lateral band and oblique fibers of the metacarpophalangeal joint for proximal phalangeal fracture. *Tech Hand Up Extrem Surg*. 2001 Jun; 5(2):85–90.

Friedrich JB, Vedder NB. An evidence-based approach to metacarpal fractures. *Plast Reconstr Surg*. 2010 Dec; 126(6):2205–2209.

Fusetti C, Meyer H, Borisch N, et al. Complications of plate fixation in metacarpal fractures. *J Trauma*. 2002 Mar; 52(3):535–539.

Gardner MJ, Helfet DL, Lorich DG. Has locked plating completely replaced conventional plating? *Am J Orthop (Belle Mead NJ)*. 2004 Sep; 33(9):439–446.

Goedkoop AY, van Onselen EB, Karim RB, et al. The 'mirrored' Bennett fracture of the base of the fifth metacarpal. *Arch Orthop Trauma Surg*. 2000; 120(10):592–593.

Grant I, Berger AC, Tham SK. Internal fixation of unstable fracture dislocations of the proximal interphalangeal joint. *J Hand Surg Br*. 2005 Oct; 30(5):492–498.

Hamilton SC, Stern PJ, Fassler PR, et al. Mini-screw fixation for the treatment of proximal interphalangeal joint dorsal fracture-dislocations. *J Hand Surg Am*. 2006 Oct; 31(8):1349–1354.

Hastings H 2nd, Carroll CT. Treatment of closed articular fractures of the metacarpophalangeal and proximal interphalangeal joints. *Hand Clinics*. 1988 Aug; 4(3):503–527.

Hynes MC, Giddins GE. Dynamic external fixation for pilon fractures of the interphalangeal joints. *J Hand Surg Br*. 2001 Apr; 26(2):122–124.

Jawa A, Zucchini M, Lauri G, et al. Modified step-cut osteotomy for metacarpal and phalangeal rotational deformity. *J Hand Surg Am*. 2009 Feb; 34(2):335–340.

Johnson D, Tiernan E, Richards AM, et al. Dynamic external fixation for complex intraarticular phalangeal fractures. *J Hand Surg Br*. 2004 Feb; 29(1):76–81.

Jupiter JB, Goldfarb CA, Nagy L, et al. Posttraumatic reconstruction in the hand. *J Bone Joint Surg Am*. 2007 Feb; 89(2):428–435.

Jupiter JB, Koniuch MP, Smith RJ. The management of delayed union and nonunion of the metacarpals and phalanges. *J Hand Surg Am*. 1985 Jul; 10(4):457–466.

Krakauer JD, Stern PJ. Hinged device for fractures involving the proximal interphalangeal joint. *Clin Orthop Relat Res*. 1996 Jun; (327):29–37.

Kuz JE, Husband JB, Tokar N, et al. Outcome of avulsion fractures of the ulnar base of the proximal phalanx of the thumb treated nonsurgically. *J Hand Surg Am*. 1999 Mar; 24(2):275–282.

Lane CS. Detecting occult fractures of the metacarpal head: the Brewerton view. *J Hand Surg Am*. 1977 Mar; 2(2):131–133.

Lee JY, Teoh LC. Dorsal fracture dislocations of the proximal interphalangeal joint treated by open reduction and interfragmentary screw fixation: indications, approaches and results. *J Hand Surg Br*. 2006 Apr; 31(2):138–146.

Livesley PJ. The conservative management of Bennett's fracture-dislocation: a 26-year follow-up. *J Hand Surg Br*. 1990 Aug; 15(3):291–294.

Lu WW, Furumachi K, Ip WY, et al. Fixation for comminuted phalangeal fractures. A biomechanical study of five methods. *J Hand Surg Br*. 1996 Dec; 21(6):765–767.

Manktelow RT, Mahoney JL. Step osteotomy: a precise rotation osteotomy to correct scissoring deformities of the fingers. *Plast Reconstr Surg*. 1981 Oct; 68(4):571–576.

Margic K. External fixation of closed metacarpal and phalangeal fractures of digits. A prospective study of one hundred consecutive patients. *J Hand Surg Br*. 2006 Feb; 31(1):30–40.

Massengill JB, Alexander H, Langrana N, et al. A phalangeal fracture model—quantitative analysis of rigidity and failure. *J Hand Surg Am*. 1982 May; 7(3):264–270.

McElfresh EC, Dobyns JH. Intra-articular metacarpal head fractures. *J Hand Surg Am*. 1983 Jul; 8(4):383–393.

McElfresh EC, Dobyns JH, O'Brien ET. Management of fracture-dislocation of the proximal interphalangeal joints by extension-block splinting. *J Bone Joint Surg Am*. 1972 Dec; 54(8):1705–1711.

McKerrell J, Bowen V, Johnston G, et al. Boxer's fractures—conservative or operative management? *J Trauma*. 1987 May; 27(5):486–490.

McNemar TB, Howell JW, Chang E. Management of metacarpal fractures. *J Hand Ther*. 2003 Apr–Jun; 16(2):143–151.

Ouellette EA, Dennis JJ, Latta LL, et al. The role of soft tissues in plate fixation of proximal phalanx fractures. *Clin Orthop Relat Res*. 2004 Jan; (418):213–218.

Page SM, Stern PJ. Complications and range of motion following plate fixation of metacarpal and phalangeal fractures. *J Hand Surg Am*. 1998 Sep; 23(5):827–832.

Papaloizos MY, Le Moine P, Prues-Latour V, et al. Proximal fractures of the fifth metacarpal: a retrospective analysis of 25 operated cases. *J Hand Surg Br*. 2000 Jun; 25(3):253–257.

Pichora DR, Meyer R, Masear VR. Rotational step-cut osteotomy for treatment of metacarpal and phalangeal malunion. *J Hand Surg Am*. 1991 May; 16(3):551–555.

Poolman RW, Goslings JC, Lee JB, et al. Conservative treatment for closed fifth (small finger) metacarpal neck fractures. *Cochrane Database Syst Rev*. 2005 (3):CD003210.

Pritsch M, Engel J, Farin I. Manipulation and external fixation of metacarpal fractures. *J Bone Joint Surg Am*. 1981 Oct; 63(8):1289–1291.

Prokuski LJ, Eglseder WA Jr. Concurrent dorsal dislocations and fracture-dislocations of the index, long, ring, and small (second to fifth) carpometacarpal joints. *J Orthop Trauma*. 2001 Nov; 15(8):549–554.

Royle SG. Rotational deformity following metacarpal fracture. *J Hand Surg Br*. 1990 Feb; 15(1):124–125.

Ruchelsman DE, Mudgal CS, Jupiter JB. The role of locking technology in the hand. *Hand Clin*. 2010 Aug; 26(3):307–319; v.

Sandzen SC. Fracture of the fifth metacarpal resembling Bennett's fracture. *Hand*. 1973 Feb; 5(1):49–51.

Schenck RR. Dynamic traction and early passive movement for fractures of the proximal interphalangeal joint. *J Hand Surg Am*. 1986 Nov; 11(6):850–858.

Schortinghuis J, Klasen HJ. Open reduction and internal fixation of combined fourth and fifth carpometacarpal (fracture) dislocations. *J Trauma*. 1997 Jun; 42(6):1052–1055.

Shewring DJ, Thomas RH. Avulsion fractures from the base of the proximal phalanges of the fingers. *J Hand Surg Br*. 2003 Feb; 28(1):10–14.

Slutsky DJ. Arthroscopic reduction and percutaneous fixation of fifth carpometacarpal fracture dislocations. *Hand Clin*. 2011 Aug; 27(3):361–367.

Strauch RJ, Rosenwasser MP, Lunt JG. Metacarpal shaft fractures: the effect of shortening on the extensor tendon mechanism. *J Hand Surg Am*. 1998 May; 23(3):519–523.

Strickland J, Steichen J, Kleinman W, et al. Phalangeal fractures: factors influencing digital performance. *Orthop Rev*. 1982; 11(8):39–50.

Strickler M, Nagy L, Büchler U. Rigid internal fixation of basilar fractures of the proximal phalanges by cancellous bone grafting only. *J Hand Surg Br*. 2001 Oct; 26(5):455–458.

Tsiridis E, Kohls-Gatzoulis J, Schizas C. Avulsion fracture of the extensor carpi radialis brevis insertion. *J Hand Surg Br*. 2001 Dec; 26(6):596–598.

Tun S, Sekiya JK, Goldstein SA, et al. A comparative study of mini-external fixation systems used to treat unstable metacarpal fractures. *Am J Orthop (Belle Mead NJ)*. 2004 Sep; 33(9):433–438.

Weiss AP. Cerclage fixation for fracture dislocation of the proximal interphalangeal joint. *Clin Orthop Relat Res*. 1996 Jun; (327):21–28.

Weiss AP, Hastings H 2nd. Distal unicondylar fractures of the proximal phalanx. *J Hand Surg Am*. 1993 Jul; 18(4):594–599.

Wharton DM, Casaletto JA, Choa R, et al. Outcome following coronal fractures of the hamate. *J Hand Surg Eur Vol*. 2010 Feb; 35(2):146–149.

Williams RM, Hastings H 2nd, Kiefhaber TR. PIP Fracture/Dislocation Treatment Technique: Use of a Hemi-Hamate Resurfacing Arthroplasty. *Tech Hand Up Extrem Surg*. 2002 Dec; 6(4):185–192.

Williams RM, Kiefhaber TR, Sommerkamp TG, et al. Treatment of unstable dorsal proximal interphalangeal fracture/dislocations using a hemi-hamate autograft. *J Hand Surg Am*. 2003 Sep; 28(5):856–865.

Wong TC, Ip FK, Yeung SH. Comparison between percutaneous transverse fixation and intramedullary K-wires in treating closed fractures of the metacarpal neck of the little finger. *J Hand Surg Br*. 2006 Feb; 31(1):61–65.

索引

欧文索引

Bennet 骨折　77
　──の損傷領域　398
Bruner のジグザグ線　20
Chamay 法　36, 39, 259
DCP　476
Eaton 分類　277, 299
gliding hole　132
H 型皮切　58
inside-out 法　403
IP 関節の側副靱帯の裂離骨折　73
K-ワイヤ　179, 481, 545
K-ワイヤ髄内釘　509
Landsmeer 靱帯の温存　60
LCP　423, 443, 476, 517
LCP T-プレート
　　107, 111, 373, 384, 409
LCP コンディラープレート
　　111, 381, 384
MP 関節固定　63
MP 側副靱帯損傷　5
PIP 関節脱臼骨折
　　19, 265, 277, 291, 299, 313
Rolando 骨折　77, 409
Stener 損傷　67
T 型や Y 型の骨折形状　108, 120
T-プレート　175, 476, 497, 537, 545
tension band wiring　144
thread hole　132
V 字サイン，PIP 関節側面像の　292
Wagner の皮切　78
Winterstein 骨折　381, 423
Y 型皮切　58

和文索引

い・え

石黒法　337
遠位骨幹端部骨折　229

お

横骨折　9
　──，基節遠位骨端部頚部の　229
　──，基節骨幹の　193
　──，基節骨端部の　171
　──，骨幹端の　9
　──，第 2 中手骨骨幹端の　91
　──，第 2 中手骨骨幹部の　91
　──，第 5 中手骨骨幹端の　95
　──，第 5 中手骨骨幹部の　95
　──，中手骨幹端の　83
　──，中手骨幹部の　83
　──，中手骨の　443
　──，中節骨幹端部の　47
　──，中節骨幹部の　47
横支靱帯の分割　31

か

架橋プレート　215, 325, 473
過屈曲損傷　313
顆部骨切り前進術　260
回旋変形　537
開放骨折　159, 171, 185, 193, 203
　──，中節骨欠損を伴った　325
角状変形　112
滑車の区分　21
感圧性瘢痕　31
関節外顆部骨折　27

関節外基部骨折　27
関節外骨折　5
関節中央嵌入骨折　289
関節内顆部骨折　27
関節内基部骨折　27
関節内骨折　5, 33
　──，基節基部の　13
　──，基節の　13
　──，掌側脱臼を伴う　57
　──，第 1 手根中手関節の　77
　──，第 5 中手骨基部の　99
　──，中手骨基部の　497
　──，中手骨骨頭の　5, 489
　──，母指 IP 関節の　73
　──，母指 MP 関節の　63
　──，母指中手骨基部の多骨片　417
　──，母指中手骨頭尺側辺縁部の　67

き

基節遠位骨端部頚部横骨折　229
基節顆部の冠状面の骨折　33
基節基部
　──，関節内開放骨折　137
　──，関節内骨折　13, 107, 119
　──，剪断骨折　129
　──，裂離骨折　143, 151
基節骨幹端
　──，横骨折　171
　──，斜骨折　159
　──，多発骨折　185
　──，不安定型骨折　179
　── の骨折　13
基節骨幹部
　──，横骨折　193
　──，開放性多骨片骨折　215
　──，螺旋骨折　203
　── の骨折　13

555

基節骨折の回旋変形　537
基節骨頭部
　——，単顆骨折　239
　——，両顆骨折　251
　——，両顆骨折の変形癒合　257
逆λ骨折　251
矯正骨切り　426

く

屈曲損傷　338
屈曲変形　424

け

ゲームキーパー母指　67
経皮 K-ワイヤ　389
楔状骨折　137, 215
楔状閉鎖型骨切り術　511

こ

コンディラープレート　175
弧状皮切　78
骨移植　107, 119, 325, 525
骨幹端の横骨折　9
骨幹端部骨折　159, 171, 185
骨幹部骨折　193, 203
骨切り術　257, 423, 509, 537
骨片間ラグスクリュー　449

し

ショットガン伸展　23
ジグザグ皮切　20
指神経　20
指動脈　20
軸圧損傷　338
軸正中進入法
　——，PIP 関節への　27
　——，基節に対する　9
　——，中節への　41
斜骨折
　——，基節骨端部の　159

——，骨幹部の　9
——，第 2 中手骨骨幹部の　91
——，第 5 中手骨骨幹部の　95
——，中手骨幹部の　83
——，中節の　47
尺側手根伸筋腱の裂離骨折　99
小骨片の多骨片骨折　137, 215
掌側亜脱臼　356
掌側骨片による不安定性　424
掌側進入法
　——，DIP 関節に対する　53
　——，PIP 関節に対する　19
掌側脱臼を伴う関節内骨折　57
掌側の多骨片骨折　381
掌側板の裂離骨折　277, 299
掌側ラグスクリュー　277
靭帯損傷　266

す

スキーヤー母指　67
スクリュー　489
滑り孔　132

せ・そ

セルフタッピング皮質骨スクリュー　113
正中進入法，曲線状の　40
正中線上の縦皮切　74
創外固定（器）　265, 417

た

多骨片骨折　9, 325
　——，基節骨幹開放性の　215
　——，小骨片の　137, 215
　——，掌側の　381
　——，第 2 中手骨骨幹部の　91
　——，第 5 中手骨骨幹部の　91
　——，中央に嵌入した　108, 120
　——，中手骨骨幹部の　83, 473
　——，中節の　47
　——に対する架橋プレート　506
大菱形骨骨折　77

第 1 手根中手関節
　——の関節周囲骨折　87
　——の関節内骨折　77
第 4 中手骨の脱臼　498
第 5 手根中手関節の脱臼骨折　99
第 5 中手骨基部の関節内骨折　99
第 5 中手骨骨幹端の横骨折　95
脱臼骨折
　——，PIP 関節の
　　　　19, 265, 277, 291, 299, 313
　——，第 5 手根中手関節の　99
単純骨折　498
短斜骨折　242
弾性包帯固定　141

ち

中央嵌入骨折　291
中央索断裂　313
中央に嵌入した多骨片骨折　108, 120
中手骨
　——，短斜骨折　461
　——，長斜骨折　449
中手骨基部
　——，関節内骨折　497
　——，遷延骨癒合　525
　——の骨折　77
中手骨頚部変形癒合　509
中手骨骨幹端の横骨折　83
中手骨骨幹部
　——，横骨折　443
　——，偽関節　517
　——，多骨片骨折　83, 473
　——の骨折　83
中手骨骨頭下骨折　481
中手骨骨頭関節内骨折　5, 489
中手骨レベルでの切断再接着　545
中節
　——，斜骨折　47
　——，多骨片骨折　47
　——，単顆骨折　329
　——，螺旋骨折　47
　——の多骨片で陥没した骨折　19
中節基部の掌側板の裂離骨折　19

中節骨幹端部の横骨折　47
中節骨幹部の横骨折　47
中節背側基部からの中央索裂離骨折　33
中和プレート　461, 525
長斜骨折　242, 361
直線状の橈掌側での皮切　78

て・と

テンションバンドの原則　144
テンションバンドの縫合　509
橈掌側進入法，母指基部に対する　77

な・ね

軟部組織の裂傷　159, 171, 185, 193, 203
ネジ切り孔　132

は

背尺側外側進入法　40
背尺側進入法
　——, 第 5 中手骨基部に対する　99
　——, 母指 MP 関節に対する　67
背側 Chamay 進入法　40
背側進入法
　——, DIP 関節に対する　57
　——, MP 関節に対する　5
　——, PIP 関節に対する　33
　——, 基節に対する　13
　——, 第 5 中手骨に対する　95
　——, 中手骨に対する　83
　——, 中節に対する　47
　——, 母指 IP 関節に対する　73
　——, 母指 MP 関節に対する　63
　——, 母指中手骨に対する　87
背橈側進入法，第 2 中手骨に対する　91
半有鉤骨関節形成術　299

ひ・ふ

引き寄せ締結法　143, 144
付随する骨折　266

へ

ヘッドレススクリュー　113
変形癒合に対する骨切り　313

ほ

ボクサー骨折　481
ボタン穴損傷　313
母指 CM 関節の関節固定　87
母指 IP 関節の関節内骨折　73
母指 MP 関節近傍骨折　63
母指 MP 関節の関節内骨折　63
母指基節
　——, 萎縮性偽関節　437
　——, 長斜骨折　361
　——, ピロン骨折　373
　—— の複雑骨折，骨欠損を伴った　433
母指基節基部
　—— の尺側側副靱帯付着部の裂離骨折　67
　—— の裂離骨折　67
母指中手骨
　——, 関節外骨折　87
　—— の変形癒合　423
母指中手骨基部
　——, 3 パート関節内 Rolando 骨折　409
　——, Bennett 骨折　389, 397
　——, 関節外骨折　381
　——, 多関節片関節内骨折　417
母指中手骨頭尺側辺縁部の関節内骨折　67

ま・み

マットレス縫合　17
マレット損傷　348
マレット変形　60
末節掌側基部，裂離骨折　53
末節背側基部，伸筋腱の裂離骨折　57, 73

末節マレット骨折　337
末節マレット指　347
ミニコンディラープレート
　　　119, 159, 185, 193, 229, 437, 476

や・ゆ

野球指　348
緩やかな S 型皮切　58

ら

ラグスクリュー　129, 137, 151, 203, 239, 251, 257, 265, 313, 329, 347, 361, 397, 461, 525
螺旋骨折　9, 361
　——, 基節骨幹の　203
　——, 第 2 中手骨骨幹部の　91
　——, 第 5 中手骨骨幹部の　95
　——, 中手骨骨幹部の　83
　——, 中節の　47

れ

裂離骨折　143, 151, 266, 348
　——, IP 関節の側副靱帯の　73
　——, 基節基部の　143, 151
　——, 尺側手根伸筋腱の　99
　——, 掌側板の　277, 299
　——, 中節基部の掌側板の　19
　——, 中節背側基部からの中央索の　33
　——, 母子基節基部の　67
　——, 母子基節基部の尺側側副靱帯付着部の　67
　——, 末節掌側基部の　53
　——, 末節背側基部の伸筋腱の　57, 73
連続縫合　17

ろ

ロッキング T-プレート　171
ロッキングヘッドスクリュー　113

付録 Web 動画(英語版)の閲覧について

■ 本書付録の Web 動画は，Thieme MediaCenter にアクセスすることで閲覧が可能です．なお，Thieme MediaCenter は，原書出版社である Thieme が運営する Web サイトであり，動画は原書『Manual of Fracture Management—Hand』の付録であるため，**ユーザーサポートの対象外**とさせていただいております．ご了承ください．

■ **Thieme MediaCenter での動画閲覧の手引き**

① 下記 URL にアクセスしていただき，「**Sign Up Here！**」をクリックして，利用者登録をお済ませください．すでにアカウントをお持ちの方は，ユーザー名(username)とパスワード(password)を入力し，サインインしてください．
   URL：**MediaCenter.thieme.com**

② 「Available Titles」のページの**検索窓に筆頭著者の「Jupiter」と入力**し，リストに原書の表紙，タイトル「Manual of Fracture Management—Hand」が表示されていることを確認します．

③ リストに表示された「**UNLOCK CONTENT**」のボタンをクリックすると，アクセスコードの入力画面が表示されます．本ページに貼付されているシールをはがし，記載されている **16 文字**のアクセスコードを入力して，「Submit」をクリックしてください．

④ **コード入力後は，本書がメインメニュー(Main Menu)の「My Favorites」に表示される**ようになります．タイトルをクリックして本書のページを開き，ページ下部の「**Manual of Fracture Management: Hand video content**」**をクリック**すると，動画のページを表示することができます．

注1) 動画の動作環境，その他のテクニカルサポートにつきましては，Thieme MediaCenter のサイトにてご確認ください．
http://mediacenter.thieme.com/index.php?option=com_content&view=article&id=83

注2) 本動画の利用ライセンスは，本書1冊につき1つ，個人所有者1名に対して与えられます．第三者へのアクセスコードの提供・開示は固く禁じます．また図書館・図書施設など複数人の利用を前提とする場合には，本動画を利用することはできません．

このシールをはがすと，Thieme MediaCenter の動画閲覧に必要なアクセスコードが記載されています．

✓ ここからはがしてください．